超声扫查技术丛书

# 下肢静脉超声扫查技巧及诊断图解

〔日〕山本哲也 编著
吉林大学中日联谊医院血管外科 洪星禹 译

关注获取 免费视频

北京科学技术出版社

Authorized translation from the Japanese language edition,entitled
下肢静脈エコーの攻略法

ISBN:978-4-8404-6533-5
編著：山本哲也

Kashijoumyakuechonokouryakuhou-webdouga Mite!Manete!Izajissen
Edited by Tetsuya Yamamoto

First original Japanese edition published by MEDICUS SHUPPAN,Publishers Co., Ltd.
Chinese (in simplified character only) translation rights arranged with IMEDICUS SHUPPAN,Publishers Co., Ltd. through CREEK & RIVER Co., Ltd. and CREEK & RIVER SHANGHAI Co., Ltd.

**著作权合同登记号　图字：01-2023-4718号**

**图书在版编目（CIP）数据**

下肢静脉超声扫查技巧及诊断图解 / （日）山本哲也编著 ；洪星禹译. -- 北京 ： 北京科学技术出版社， 2023.10
ISBN 978-7-5714-3190-7

Ⅰ. ①下… Ⅱ. ①山… ②洪… Ⅲ. ①下肢－静脉疾病－超声波诊断－图解 Ⅳ. ①R543.604-64

中国国家版本馆CIP数据核字(2023)第183226号

**责任编辑：** 安致君　尤玉琢
**责任校对：** 贾　荣
**责任印制：** 吕　越
**封面设计：** 申　彪
**出 版 人：** 曾庆宇
**出版发行：** 北京科学技术出版社
**社　　址：** 北京西直门南大街16号
**邮政编码：** 100035
**电　　话：** 0086－10－66135495（总编室）　0086－10－66113227（发行部）
**网　　址：** www.bkydw.cn
**印　　刷：** 北京宝隆世纪印刷有限公司
**开　　本：** 787 mm × 1092 mm　1/16
**字　　数：** 250 千字
**印　　张：** 13
**版　　次：** 2023年11月第1版
**印　　次：** 2023年11月第1次印刷
**ISBN** 978－7－5714－3190－7

**定　　价：180.00元**

# 前 言

5 年前，我在中外医学社（东京）出版了《血管超声扫查技巧及诊断图解》一书，此书博得广大读者的喜爱，同时使许多患者从中受益，我深感欣慰。本次编写《下肢静脉超声扫查技巧及诊断图解》的原因除了下肢静脉的超声诊断相关指南被修订之外，还有医保指定诊疗点的增加、针对深静脉血栓（deep vein thrombosis，DVT）新型抗凝药物的诞生，以及静脉曲张微创治疗的普及，同时，临床上针对下肢静脉超声检查的要求也在增加。另外，考虑到目前专门讲解下肢静脉超声检查的书不多，所以我决定专门写一本此方面的书，希望能为血管外科事业的发展尽微薄之力。

超声检查被定为下肢静脉疾病检查的金标准。到目前为止，还没有其他领域把超声诊断列为金标准。此外，超声检查在该领域使用范围最为广泛，而且针对每个部位血管的准确的扫描方法、检查技术和评估方法有着更高的要求。本书绝不是一本常规的教科书，也不仅仅是介绍文献的综述类图书，而是从每天都在临床一线辛苦工作的技术人员的角度，对全身各部位血管的扫描方法及观察、评估方法，做出了相当具体的描述，并配以丰富的影像学资料和插图。书中的视频可以使读者学习到很多平时在文献中学不到的称为“工匠技术”的操作技巧。当然，本书也对比较前沿的研究和指南进行了总结，以便读者能够掌握下肢静脉超声的最新知识和技术。读者既可以系统地从头阅读本书，也可以就感兴趣的领域进行阅读。同时，我针对大家的问题进行了汇总，并将这些问题放在目录前，便于读者有效地解决临床工作中的常见问题。此外，非初学者可以通过浏览“技能教学”“简短备忘录”“要点提示”“陷阱”“注意”等栏目来进一步提高自己的技能。已经掌握静脉超声技术的从业者，可阅读“水肿的超声诊断技巧”以进一步提高技能。在第 5 章中，我希望读者浏览实际图像，就像亲自操作一样写一份检查报告。

这本书是我 25 年来辛苦获得的知识和技能的结晶。所以，希望本书能被更多的人广泛利用，从刚入行的初学者到经验丰富的医生，若能从此书中得到些许帮助，我会深感欣慰。希望这本书能成为“能够使你接诊的患者获益”的一本书。最后，我向为本书的出版付出努力的编辑部，以及配合视频拍摄的佳能医疗系统股份有限公司的各位工作人员表示衷心的感谢。

血管超声技师　山本哲也

2018 年 4 月 8 日

# 问答排行榜

自从开始从事血管超声检查，25 年来我在全国各地做过许多学术讲座。特别是在 2017 年，有关下肢静脉超声的讲座超过了 130 场，在讲座过程中我收到了很多同行提出的问题。

我针对过去所收到的问题进行了汇总并排名，列出了此问答排行榜。希望大家通过查看参考页面，解决相应的疑问。

## N0.1～10

**No.1** 髂静脉区域显影差的情况（孕妇、肥胖患者、肠气等）如何处理？

◆ 第 47 页技能教学“短时间内使髂静脉简单、清晰地显影的秘诀”

◆ 第 48 页技能教学“针对显影差的对策”

**No.2** 小腿深静脉的扫描方法是什么？

◆ 第 60 页“小腿深静脉”

**No.3** 看到云雾状回声，要在超声报告里进行描述吗？

◆ 第 135 页要点提示“‘云雾状回声’是否写进超声报告”

**No.4** 看不到瓣膜功能不全的交通静脉！ 寻找瓣膜功能不全的交通静脉的技巧有哪些？

◆ 第 111 页技能教学“交通静脉的寻找方法”

◆ 第 113 页要点提示“看不到瓣膜功能不全的交通静脉”

**No.5** 超声检查静脉曲张时如何区分主干和分支？

◆ 第 103 页要点提示“终于明白隐静脉主干与分支的区别”

**No.6** 如果膝关节不能屈曲，如何扫描腘静脉？

◆ 第 58 页技能教学“不屈曲膝关节的腘静脉扫描”

**No.7** 在进行静脉曲张检查时，欲排除继发性静脉曲张，深静脉应该观察到什么程度？

◆ 第 114 页“确认血栓”

**No.8** 超声报告中应选取什么样的图像？

◆ 第 175 页要点提示“应该记录的图像”

**No.9** 无法扫描出小腿深静脉！有什么诀窍吗？

◆ 第 63 页技能教学“识别小腿深静脉的最后手段”

**No.10** 股静脉远端不清晰，难以观察！扫描此段有哪些技巧？

◆ 第 55 页技能教学“扫描出股静脉远端的技巧”

## N0.11～20（排名不分先后）

**No.11** 使深静脉清晰显影的秘诀是什么?

- 第 20 页简短备忘录“获得清晰图像的技巧”
- 第 66 页技能教学“获得更清晰图像的诀窍（声窗的使用）”

**No.12** 从背侧检查时正确的扫描方法是什么?

- 第 19 页“图像显示方式”

**No.13** 髂静脉检测不到血流信号时，扫描有哪些技巧?

- 第 50 页技能教学“增强髂静脉血流信号的技巧”

**No.14** 进行静脉曲张检查时，挤压肢体比较困难，有什么诀窍?

- 第 107 页技能教学“挤压肢体时的操作要点与注意事项”

**No.15** 深静脉瓣功能不全的评估方法是什么?

- 第 89 页“慢性 DVT”
- 第 104 页“静脉瓣功能不全的诊断标准”

**No.16** 无法明确比目鱼肌静脉的内侧支、外侧支及中央支时，如何书写超声报告单?

- 第 61 页简短备忘录“比目鱼肌静脉的三个主要属支”

**No.17** 老年人和长期卧床患者小腿深静脉的最佳检查方法是什么?

- 第 57 页要点提示“下肢瘫痪患者的检查方法”
- 第 68 页技能教学“针对高龄或长期卧床患者的静脉压迫法”

**No.18** 存在水肿时，超声报告里是否要体现出来?

- 第 152 页陷阱“超声报告中如何记录水肿”

**No.19** 冠状动脉搭桥术（coronary artery bypass graft，CABG）术前大隐静脉的评估重点是什么?

- 第 143 页“冠状动脉搭桥术（CABG）”

**No.20** 腹股沟韧带和收肌腱裂孔在超声下的影像是什么样的?

- 第 57 页简短备忘录“超声检查时腹股沟韧带的位置”
- 第 59 页简短备忘录“收肌腱裂孔”

# 目录

# 第 1 章
# 静脉超声检查的基础知识

# 下肢静脉的解剖与生理

下肢静脉分为三种类型，分别是在深筋膜下走行的深静脉，走行于皮下、在浅筋膜上方或下方的浅静脉，以及将深、浅静脉连接起来的交通静脉（穿通静脉）。正常静脉血流由浅入深、由外周向心回流，静脉腔内通常有维持血液正常流动，防止血液倒流的单向开放的、多呈双瓣形的静脉瓣。

## 下肢静脉的解剖[1]

### 深静脉[2, 3]（图1.1～1.3）

下肢深静脉由接受来自足底血液的胫前静脉、胫后静脉和腓静脉，穿过肌肉的腓肠静脉和比目鱼肌静脉，以及收集这些血液的腘静脉组成。在腘窝的远心端，有两根同名静脉位于动脉的两侧，但自腘静脉开始成为一根，并连续为股浅静脉。股浅静脉与来自后方的股深静脉汇合为股静脉，并于腹股沟韧带下缘移行为髂外静脉。髂外静脉沿盆侧壁斜向上，于骶髂关节前方与髂内静脉汇合成髂总静脉。

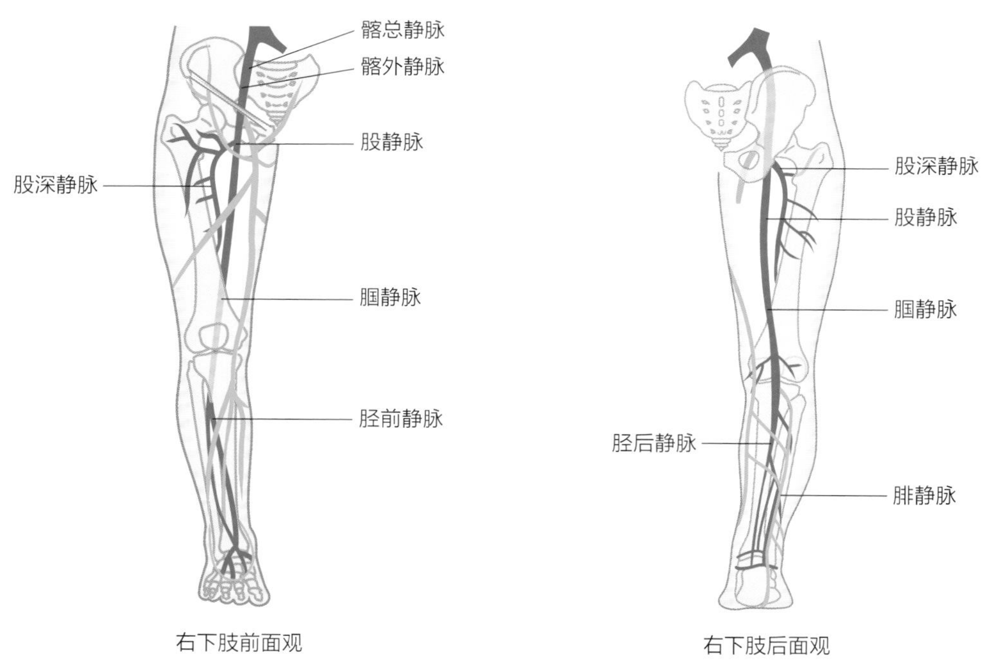


图1.1　右下肢深静脉的解剖

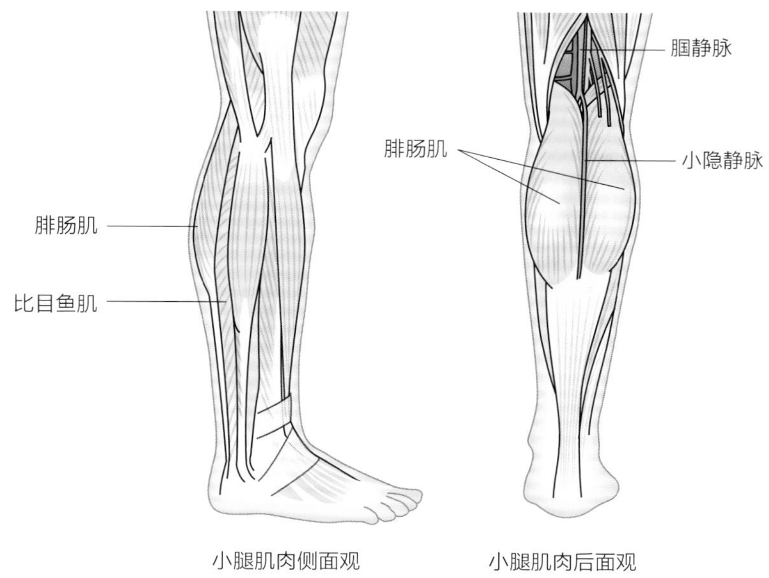


图1.2　腓肠肌与比目鱼肌的位置关系

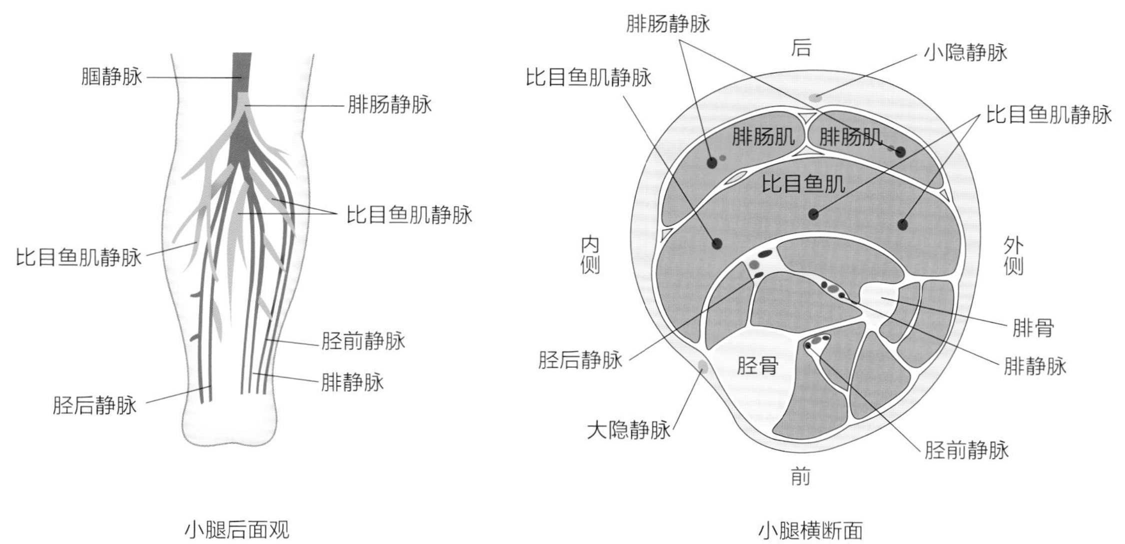


图1.3　小腿深静脉的解剖

因有很多血管走行于小腿，故在进行检查之前必须熟悉小腿的解剖。在检查时将骨骼（胫骨和腓骨）、肌肉（腓肠肌和比目鱼肌）、动脉（胫后动脉、胫前动脉和腓动脉）作为参照物则比较容易定位静脉

学习解剖时，不仅要记住静脉的名称，而且要充分了解其与骨骼、肌肉、动脉之间的位置关系，充分掌握每条静脉的走行情况。

## 简短备忘录

超声科医生和一些血管外科医生曾将股静脉（femoral vein）称为股浅静脉（superficial femoral vein），但将深静脉称为股浅静脉有被误认为是浅静脉的风险，而且，由于国际上称为股静脉，故现在统一称为股静脉。

## 简短备忘录

### 髂静脉压迫综合征（iliac vein compression syndrome）（图 1.4）

因左髂总静脉在走行过程中受脊柱和右髂总动脉的前后夹击，故左髂总静脉容易出现血流淤滞，也成为血栓的好发部位。左髂总静脉的解剖学特性导致了左下肢深静脉血栓（deep vein thrombosis，DVT）的发生率高于右下肢。左髂总静脉受压形成的血栓因不易向近心端进展，所以脱落的风险相对较低。

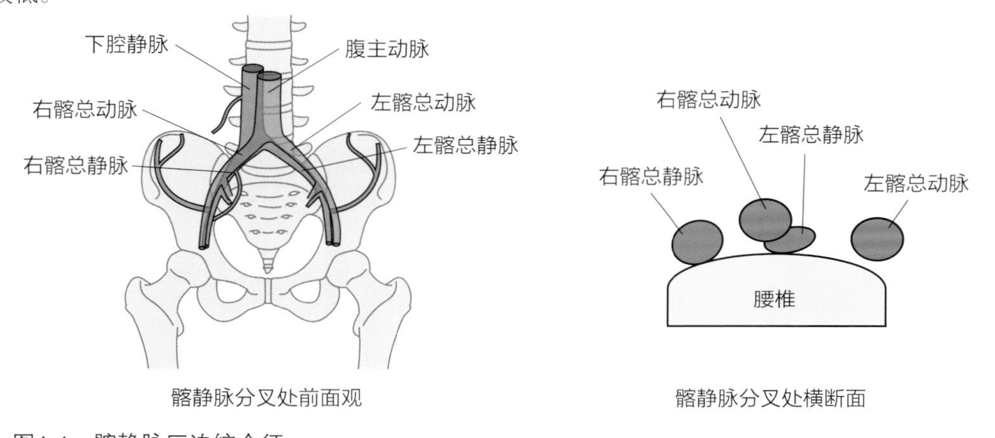


图1.4　髂静脉压迫综合征

## 简短备忘录

### 周围型（小腿型）深静脉血栓与肺血栓栓塞症（pulmonary thromboembolism，PTE）之间的关系[4]（图 1.5 ~ 1.7）

一般来说，腘窝处起始的深静脉是一条主干血管，向近心端延伸。该深静脉根据所处位置的不同也有不同的名称。当血栓阻塞膝上深静脉主干血管时，下肢会出现明显的症状，患者较容易察觉。另外，小腿深静脉主干有三个分支成对走行，再加上静脉之间存在很多交通静脉，因此，即使小腿存在大面积血栓，也很少出现因血液循环障碍引起的肢体肿胀、明显疼痛等临床症状，患者不易察觉。

也就是说，小腿深静脉血栓出现时，临床症状很少（轻微），所以往往会在患者无法察觉的情况下进展，从而无法及时做出诊断。另外，因髂静脉受压而产生的血栓很少向近心端且是向远心端进展，但比目鱼肌静脉等小腿深静脉的血栓有向近心端进展的倾向。膝关节的活动或者肌肉的压迫会导致向近心端进展的血栓脱落，从而引起肺血栓栓塞症（PTE）。简而言之，在发生肺栓塞后立即进行的超声检查过程中，要重点观察小腿深静脉中脱落后残留的血栓。从这些特征可以看出，在寻找肺栓塞栓子来源时，观察小腿是非常重要的。

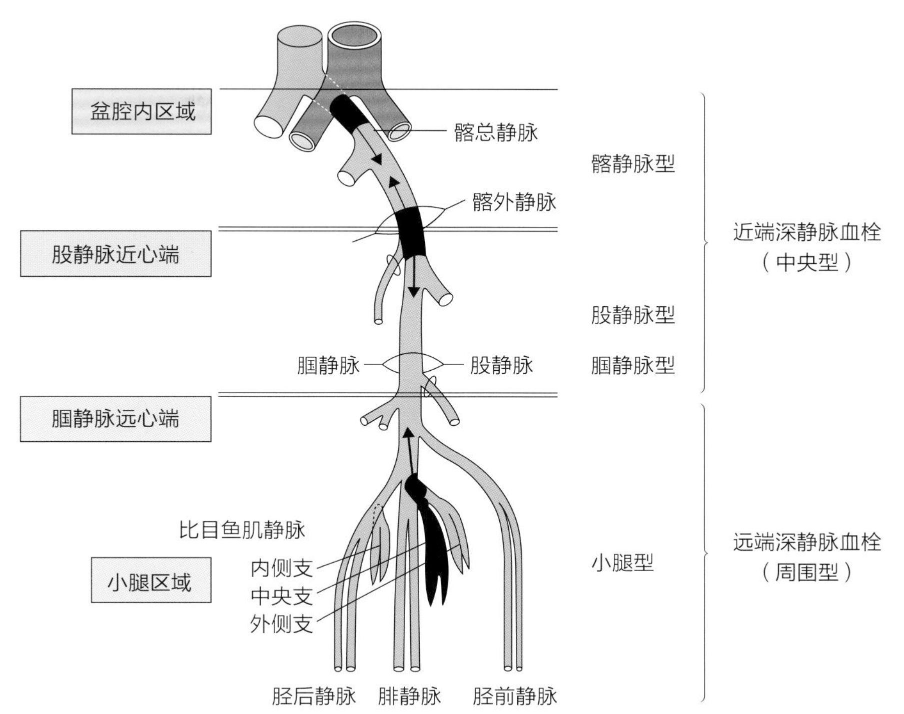


图1.5　血栓的好发部位

深静脉血栓根据血栓形成的解剖部位分为近端深静脉血栓（中央型：髂静脉型、股静脉型及腘静脉型）和远端深静脉血栓（周围型：小腿型）

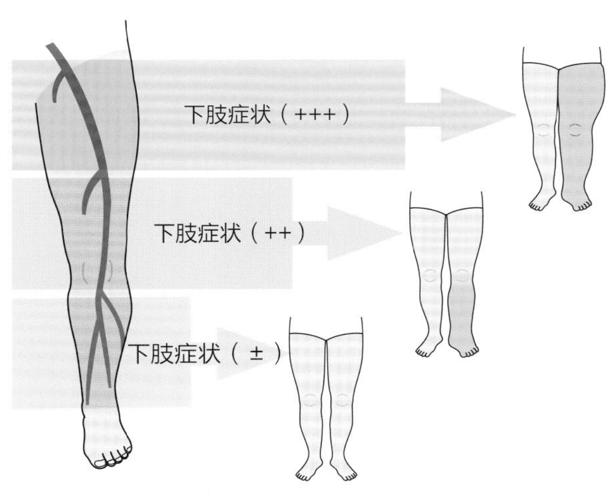


图1.6　闭塞部位与下肢症状之间的关联

一般来说，腘窝处起始的深静脉是一条主干血管，向近心端延伸。该深静脉根据所处位置的不同也有不同的名称。当血栓阻塞膝上深静脉主干血管时，下肢会出现明显的症状。另外，小腿深静脉主干有三个分支成对走行，再加上静脉之间存在很多交通静脉，故即使小腿存在大面积血栓，也很少出现明显的临床症状

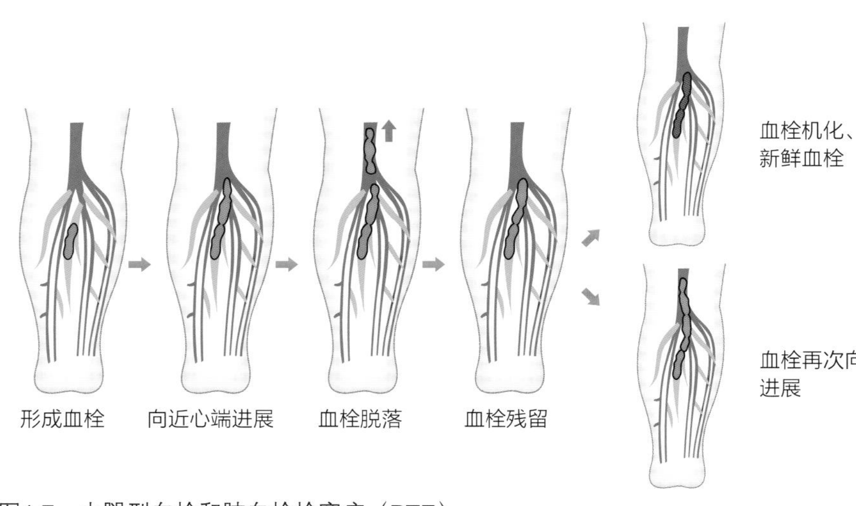


图1.7 小腿型血栓和肺血栓栓塞症（PTE）
比目鱼肌静脉等小腿深静脉的血栓有向近心端进展的倾向。膝关节的活动或者肌肉的压迫会导致向近心端进展的血栓脱落，从而引起肺血栓栓塞症（PTE）。残留在小腿中的血栓可能会再次向近心端进展，或者可能机化后成为血栓再发的部位。因此，及早发现比目鱼肌静脉血栓对预防肺栓塞有重要意义

## 浅静脉[5,6]（图1.8）

浅静脉走行于皮肤和深筋膜之间，大致分为大隐静脉系统和小隐静脉系统，两者之间有侧支静脉相交通。隐静脉主干走行于浅筋膜深层，侧支静脉走行于浅筋膜浅层。此外，与深静脉不同，浅静脉不与动脉伴行。

> **简短备忘录**
>
> **可作为旁路移植物的大隐静脉**
>
> 大隐静脉含有大量平滑肌，是体内最粗的浅静脉。大隐静脉离体表比较近，走行路线大致呈直线，而且位置比较恒定。大隐静脉的利用价值高，是冠状动脉及下肢动脉疾病重要的旁路移植物。

### 大隐静脉（great saphenous vein，GSV）

大隐静脉起自足背静脉网的内侧，经内踝前方沿小腿和大腿内侧上行，在腹股沟韧带下穿过隐静脉裂孔汇入股静脉。在走行于小腿下方的过程中，前弓静脉与后弓静脉大约在同一平面汇入大隐静脉主干，此外有分支与小隐静脉相交通。在大腿段有股内侧浅静脉与股外侧浅静脉汇入大隐静脉，汇入股静脉前有内侧的阴部外静脉、内上方的腹壁浅静脉及外上方的旋髂浅静脉汇入大隐静脉。

### 小隐静脉（small saphenous vein，SSV）

小隐静脉起自足背静脉网外侧，逐渐转至小腿背侧中线，于小腿上 2/3 穿入深筋膜，于膝关节上方约 5 cm 处汇入腘静脉。小隐静脉的汇入方式存在着诸多变异，不仅汇入腘静脉的方式五花八门，而且还有不汇入腘静脉的情况[7]（表 1.1，图 1.9）。

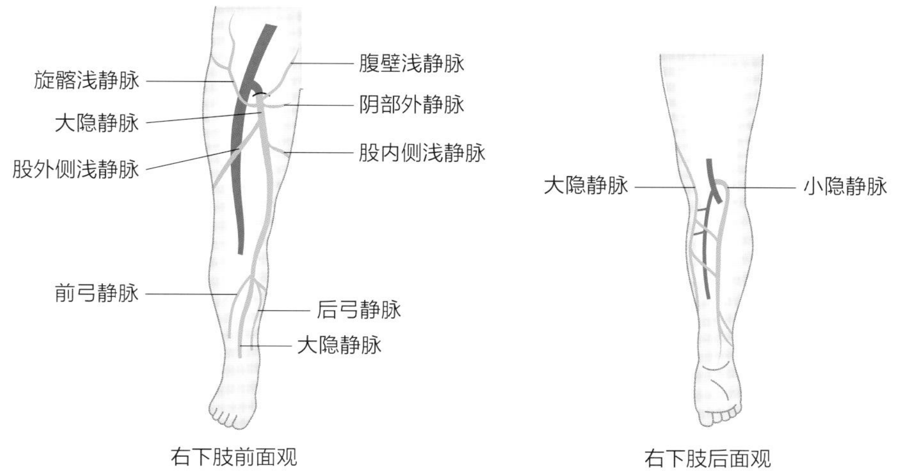


图1.8 下肢浅静脉的解剖

表 1.1 小隐静脉的汇入方式

| 类型 | 百分率 | 汇入部位 | 汇入血管 |
|---|---|---|---|
| 正常型 | 约 60% | 腘窝 | 腘静脉<br>分成 2 支分别汇入腘静脉和股内侧浅静脉 |
| 高位型 | 约 30% | 大腿中段 | 深静脉<br>大隐静脉<br>分成 2 支，分别汇入深静脉和大隐静脉 |
| 低位型 | 约 10% | 膝关节远心端 | 大隐静脉<br>腓肠静脉 |

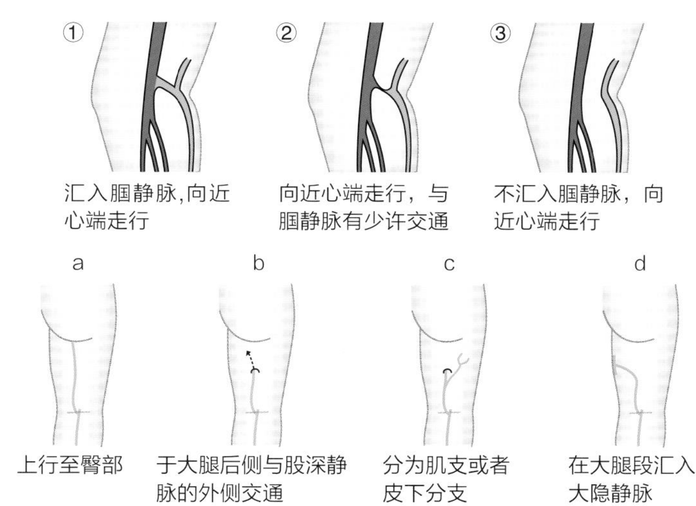


图1.9 小隐静脉汇入形式与走行方式类型
小隐静脉不汇入腘静脉，而走行于股二头肌和半膜肌之间，汇入大腿和臀部的交通静脉，称为大腿延伸（thigh extension）或者是小隐静脉过度伸长。小隐静脉汇入形式分为3种：①大腿延伸或者是与隐间静脉交通，并汇入腘静脉；②大腿延伸或者是与隐间静脉交通，并通过小静脉与腘静脉连接；③不汇入腘静脉，大腿延伸或者是走行至隐静脉。小隐静脉走行方式有上行至臀部、汇入大隐静脉等几种类型

## 要点提示

**筋膜的重要性**

大隐静脉在走行过程中有一段是在两层筋膜的包绕中。这个被筋膜包围的空间被称为隐室，其超声图像被称为“埃及人之眼”（图 1.10）。

一般来说，筋膜是一层坚硬的膜，因此起着与弹力袜相同的作用。也就是说，在被筋膜包围的部分即使存在反流也难以发生扩张和曲张，扩张或者曲张往往发生在没有筋膜包绕的部位。所以，在区分主干和分支时，筋膜是重要的鉴别点。

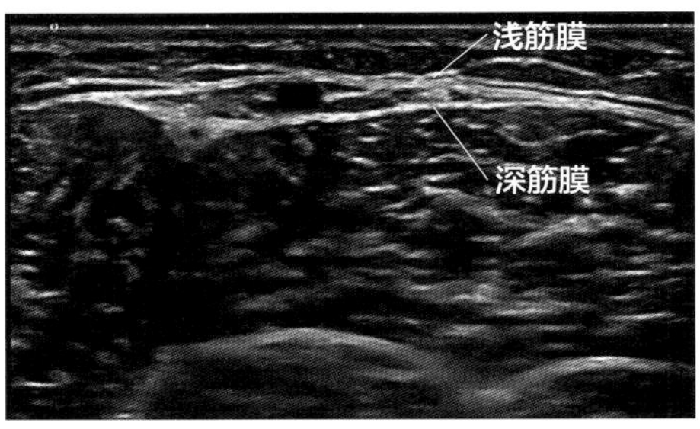

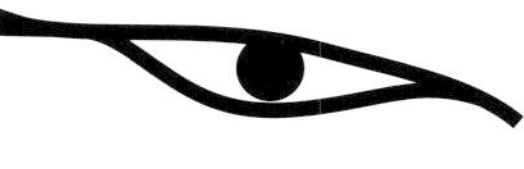

图1.10　隐室

## 交通静脉（perforating/communicating vein）（图1.11）

每条下肢有 100 条以上的连接深静脉和浅静脉的交通静脉（端坐位下直径 3 mm 以下）。交通静脉又分为直接连接深静脉和浅静脉的直接型（direct perforator）及通过肌肉内静脉连接两者的间接型（indirect perforator）。其中直接型的临床意义较大。最具代表性的有位于大腿内侧的 Dodd 交通静脉、位于腘窝的 Boyd 交通静脉、位于小腿远端的 Cockett 交通静脉（图 1.12）。

### 内侧的交通静脉

（1）Dodd 交通静脉。于大腿中下段的大隐静脉或其分支汇入股静脉。

（2）Boyd 交通静脉。于小腿近心端的大隐静脉或其分支汇入胫后静脉。

（3）Cockett 交通静脉。小腿内侧踝关节上方 15 cm 区域有 3 组 Cockett 交通静脉，从底部开始被称为 Cockett Ⅰ、Ⅱ和Ⅲ，并且由远到近管径变粗[8]。Cockett 交通静脉连接着大隐静脉的主要分支：后弓静脉和胫后静脉。

### 背侧的交通静脉

经常从小隐静脉或其分支连接到腓静脉，或通过腓肠静脉建立连接。

**简短备忘录**

**交通静脉**

以前，连接浅静脉之间或者深静脉之间的静脉被称为交通静脉，而连接深、浅静脉的静脉被称为穿通静脉，但现在这两个词汇在临床上已通用[7]。此外，根据 2006 年召开的国际静脉学会的共识，以人名命名的 Dodd（Hunter）、Boyd 和 Cockett 交通静脉重新被命名为大腿交通静脉、膝关节交通静脉和小腿交通静脉[9]。

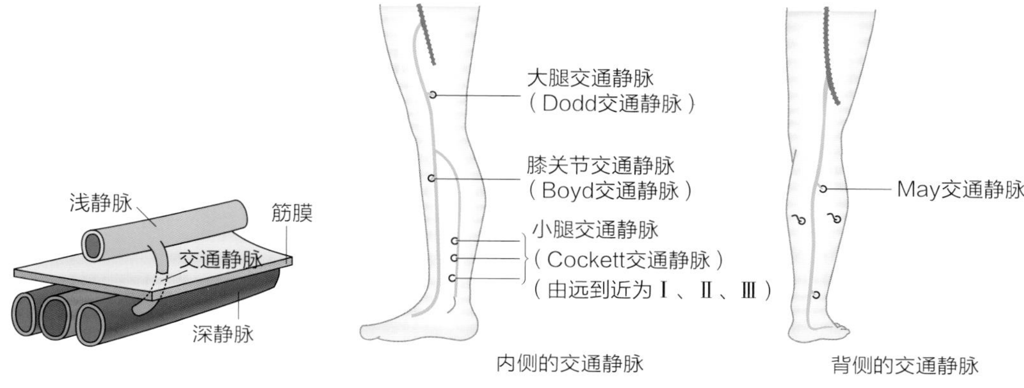


图1.11　交通静脉
连接深、浅静脉的小静脉被称为交通静脉，双下肢存在200条以上的交通静脉

图1.12　交通静脉的分类

## 下肢静脉的生理

### 静脉回流[2,10]

动脉血流主要通过心脏的搏动和动脉壁的弹性来维持。静脉血流通过小腿肌肉泵的收缩作用、胸腔吸气和心脏舒张期产生的负压作用及身体或者肢体活动时的重力作用来维持。静脉瓣的单向开放功能是维持静脉血有效回心的重要的解剖学基础。这些四肢静脉回流的决定因素被归纳到了表 1.2 中。

表 1.2　四肢静脉回流的决定因素

| |
|---|
| · 四肢肌肉泵的收缩作用 |
| · 呼吸——右心房舒张末压、腹压 |
| · 四肢的高度（体位） |
| · 流入的动脉血压力 |
| · 静脉瓣的单向开放功能 |
| · 物理压迫 |

#### 肌肉泵的收缩作用（图 1.13）

静脉走行于肌肉周围和肌肉内部，所以肌肉收缩时静脉受压，给静脉血的流动提供了动力；而肌肉处于松弛状态时，肌肉周围和肌肉内部的静脉血会滞留。所以肌肉泵的收缩作用是静脉回流的重要动力。长期卧床或长时间保持一个姿势会使肌肉泵无法发挥有效作用，静脉血容易在局部滞留，从而增加了血栓风险。换句话说，保持肌肉泵的良好作用可以有效预防下肢深静脉血栓。

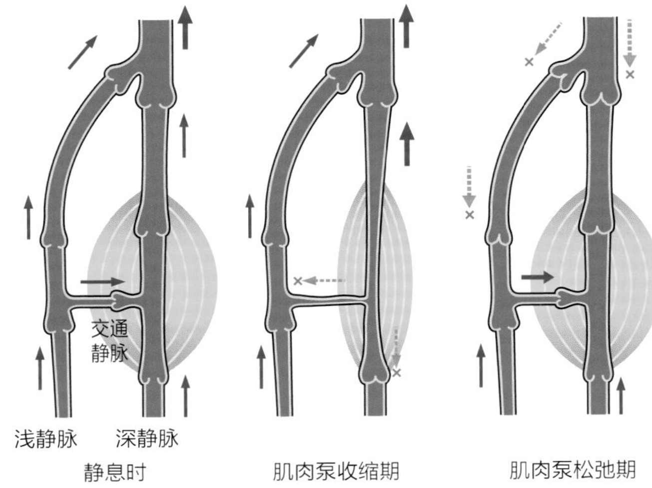


图1.13 肌肉泵的收缩作用：正常肢体的静脉回流血流动力学
静息状态时静脉血随着呼吸向心回流，肌肉收缩时肌肉近心端的静脉瓣开放，使静脉血向心回流；而肌肉松弛时肌肉近心端的静脉瓣关闭，防止血液逆流。同时肌肉远心端的静脉或者交通静脉的瓣膜开放，使血液回流

### 呼吸的吸引作用（图 1.14）

吸气时，胸腔扩张，胸腔内压下降，静脉血被吸入右心房。也就是说，吸气促进静脉回流，呼气减少静脉回流。但是，在深吸气状态下，腹压增高，下肢的静脉回流停止；呼气时腹压释放，下肢静脉血迅速向心回流。

### 体位和肢位变化引起的重力作用

血液也会在重力作用下向低处流动。例如，从卧位到立位，心脏下方的静脉血会因重力作用回流减少。同理，从立位到卧位，静脉血回流增加。卧位时抬高四肢将会增加回心血量。

通常，在卧位时，静脉与右心房之间的压力差约为 10 mmHg。立位时，颈部静脉压会降至接近 0 mmHg，足部静脉压会增至 80 ～ 100 mmHg。下肢静脉压上升时通过静脉瓣及肌肉泵的作用使足部静脉压下降。

**简短备忘录**

**用“第二心脏”提高基础代谢率**

肌肉泵的收缩在维持正常静脉回流中起着重要作用，尤其是离心脏最远的部位——下半身的血液循环中。能将静脉血向心脏输送的肌肉泵作用最强的小腿肌肉（小腿三头肌）被称为“第二心脏”。为了使全身的血液加速循环，有效地提高基础代谢率，不仅要依靠心脏的泵血能力，还要把“第二心脏”有效调动起来。

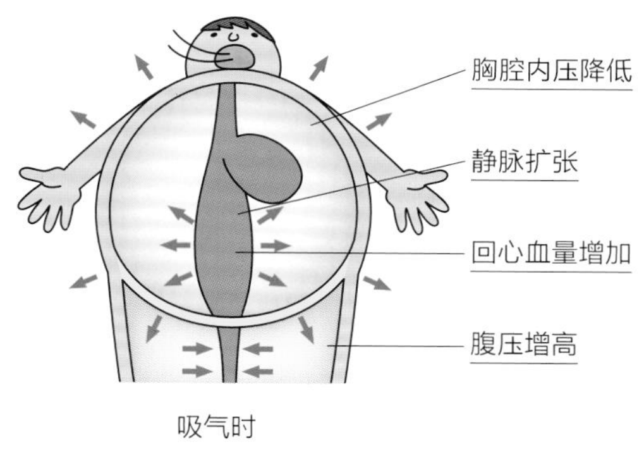


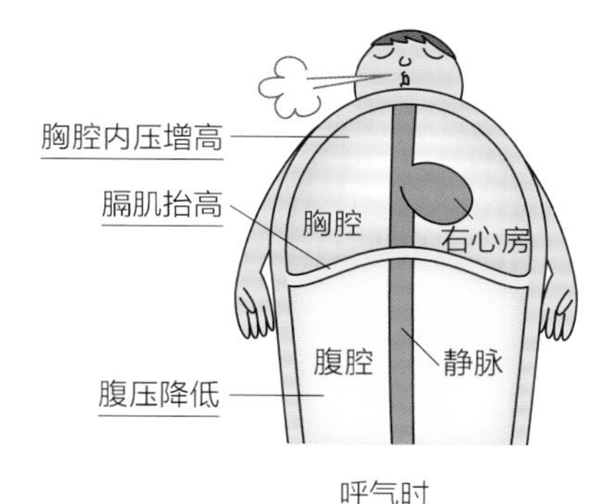


图1.14　呼吸的吸引作用

### 静脉瓣的防止逆流作用（图 1.15）

静脉瓣除了具有防止血液逆流的作用外，还负责将静脉血从外周输送到近心端。静脉瓣由两层内皮细胞折叠而成，多呈双叶瓣，但在直径细的静脉中也有单叶瓣结构。此外，静脉瓣存在于直径 2 mm 以上的静脉中（表 1.3），且其数量在近心端少，而在远心端多。但位于小腿的比目鱼肌静脉则有着静脉瓣少、容易扩张的解剖学特征。交通静脉有瓣膜，但是髂总静脉近心端的静脉则没有瓣膜。

> **简短备忘录**
>
> **静脉瓣的观察**
>
> 通常在浅静脉中每隔 2 ～ 4 cm 会有静脉瓣。静脉瓣在超声下显影为薄的线状回声。识别瓣膜困难时，可以将汇流部远端的膨隆处作为标记。此时，稍微改变探头方向也很重要。同时，通过引导患者深呼吸或挤压观察部位远心端来确认瓣膜的开放及关闭，则更加容易识别瓣膜。

视频1.1

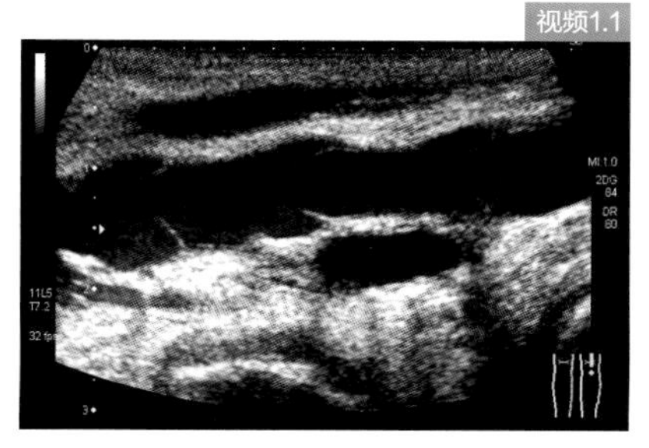

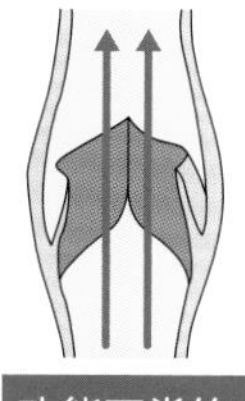


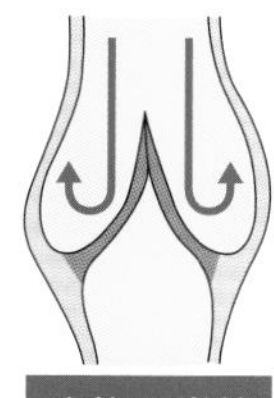


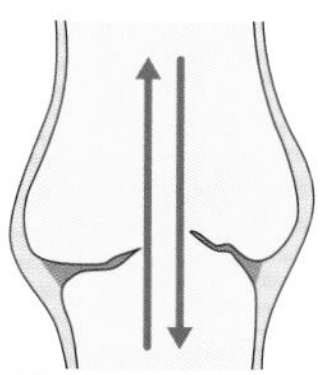


图1.15　静脉瓣的防止逆流作用

静脉瓣除了具有防止血液逆流的作用外，还负责将静脉血从外周输送到近心端。 静脉瓣功能不全分为瓣叶异常、瓣环扩张、瓣叶异常合并瓣环扩张3种类型

表 1.3　下肢静脉瓣的数量 [2]

| 下肢静脉 | 静脉瓣数量 | 下肢静脉 | 静脉瓣数量 |
|---|---|---|---|
| 下腔静脉 | 无瓣膜 | 胫前静脉 | 约 9 个 |
| 髂总静脉 | 有瓣膜占 1% ～ 7% | 胫后静脉 | 约 9 个 |
| 髂外静脉 | 有瓣膜占 24% | 腓静脉 | 约 7 个 |
| 股静脉 | 3 ～ 6 个 | 大隐静脉、小隐静脉 | 各 7 ～ 12 个 |
| 腘静脉 | 1 ~ 4 个 | | |

# 参考文献


[1] 山本哲也．“下肢静脈”．めざせ！血管エコー職人．東京，中外医学社，2013，150-92.

[2] 平井正文．“静脈系の解剖と生理”．静脈およびリンパ疾患と外科．東京，日本アクセル・シュプリンガー出版，1997，3-8.

[3] 呂彩子ほか．“下腿静脈の特殊性”．血管無侵襲診断テキスト．東京，南江堂，2007，45-8.

[4] 應儀成二ほか．肺塞栓と深部静脈血栓症の超音波診断．超音波医学．31，2004，337-46.

[5] 平井正文ほか．臨床静脈学．阪口周吉編．東京，中山書店，1993，222p.

[6] 坂井建雄ほか．人体の正常構造と機能Ⅱ循環器．東京，日本医事新報社，2000，38-61.

[7] 松尾汎ほか．超音波による深部静脈血栓症・下肢静脈瘤の標準的評価法．日本超音波医学会．2017．http://www.jsum.or.jp/committee/diagnostic/pdf/deep_vein_thrombosis.pdf（2018 年 3 月閲覧）

[8] van Limborgh, J. et al. The systemic anatomy of the perforating veins in the leg, especially Cockett's veins. phlebologie. 35, 1982, 19-28.

[9] Cavezzi, A. et al. Duplex ultrasound investigation of the veins in chronic venous disease of the lower limbs：UIP consensus document-Parte Ⅱ：anatomy. Rev Port Cir Cardiotorac Vasc. 14, 2007, 99-108.

[10] 松尾汎ほか．“動脈・静脈の解剖と生理”．下肢動静脈エコー実践テキスト．東京，南江堂，2008，2-12.

# 检查前需要掌握的基础知识

## 检查目的及对象

下肢静脉疾病是由静脉回流功能受损导致的，其中血栓引起静脉闭塞及静脉瓣功能不全而导致的反流占半数以上。静脉超声检查的目的就是确认这些疾病的具体病情 [1]。表 1.4 中具体列举了超声检查针对的疾病。本书将深静脉血栓和静脉曲张作为重点进行具体叙述。

## 关于下肢静脉疾病的知识

### 深静脉血栓（deep vein thrombosis，DVT）

#### DVT 的定义

发生于深筋膜深层静脉的静脉血栓称为 DVT[2]。Virchow 三要素目前广泛被认为是深静脉血栓发生的主要病因。

#### DVT 的分类

深静脉血栓可以广泛发生于盆腔、大腿、腘窝、小腿及肌肉内等部位。

一般将腘静脉近心端发生的血栓称为近端深静脉血栓（中央型：髂静脉型、股静脉型和腘静脉型），发生在其远心端的血栓称为远端深静脉血栓（周围型：小腿型）（参见图 1.5）。近心端深静脉血栓在急性期会出现肿胀、疼痛及下肢颜色变化等症状，但远心端深静脉血栓及慢性期大多无明显症状。随着病情的进展，会出现大面积的深静脉血栓，以及肺栓塞（pulmonary embolism，PE）、脑栓塞等严重并发症，所以应积极预防，及早进行治疗。

#### 超声的观察重点

相较于动脉，静脉管腔内压力低，所以受压时更容易被压缩。利用此特点，在超声检查中，可以在用探头反复压迫的同时进行扫描，要是管腔被完全压缩就可以排除血栓的存在，要是不能被完全压缩就可以高度怀疑血栓形成。所以，在 B 超模式下，可以直接检查出血栓影像。而在彩色多普勒超声检查中不仅可以确认血栓存在与否，还可以根据血栓范围进行远心端 DVT 和近心端 DVT 的分类，同时通过汇总其性质和形态、回声强度、与血管壁的关系及血流等各种信息推测出疾病所处的阶段，对疾病的风险进行准确的把握（表 1.4）。

表 1.4　超声检查针对的疾病

| 闭塞性病变（确认血栓） | 反流性病变（确认瓣膜功能不全） | 其他（确认动静脉瘘、畸形及压迫性病变） |
|---|---|---|
| · 深静脉血栓<br>· 血栓性静脉炎<br>· 下腔静脉闭塞<br>· 巴德－基亚里综合征 | · 原发性静脉曲张<br>· 先天性瓣膜发育不全<br>· 原发性深静脉瓣功能不全<br>· 继发性深静脉瓣功能不全<br>· 血栓后遗症 * | · 扩张性病变<br>· 静脉性血管瘤、静脉外膜囊肿<br>· 发育不全<br>· 走行异常、血管瘤<br>· 静脉压迫<br>· 髂静脉压迫综合征、腘静脉压迫综合征等<br>· 癌栓 |

* 同时发生闭塞性病变和反流性病变。

## 下肢静脉曲张（varix，varicose vein）

### 静脉曲张的定义

静脉曲张是指站立位时下肢浅静脉呈迂曲、扩张的状态。由于静脉瓣功能障碍引起反流，随着静脉压力升高，出现静脉管腔扩张。静脉曲张多发生于下肢，是目前最常见的血管性疾病。患者就诊的原因从美观问题到血流淤滞症状（疲劳感、沉重感、水肿等）、瘙痒和肌肉痉挛（腿抽筋）等不一而足。病史长的患者可能会出现皮肤色素沉着甚至是顽固性溃疡。

### 下肢静脉曲张的分类

下肢静脉曲张分为原发性静脉曲张、继发性静脉曲张及特殊类型的静脉曲张（表 1.5），其中最常见的是原发性静脉曲张。下肢静脉曲张很早就被分为 4 种类型（隐静脉曲张、侧支静脉曲张、网状静脉曲张、蛛网状静脉曲张），各类型的发生部位也不同（图 1.16）。也有各种混合型和过渡型，不能明确分类，但以上分类在选择检查部位和治疗方案时是有所帮助的（图 1.17）。近年来，能够精准把握和准确诊断慢性下肢静脉疾病病情的 CEAP 分类（表 1.6）被广泛使用。

表 1.5　静脉曲张的种类

| 原发性静脉曲张 | 没有明确原因的静脉曲张 |
|---|---|
| 继发性静脉曲张 | 有明确原因的静脉曲张<br>（DVT、动静脉瘘、深静脉瓣功能不全、盆腔肿瘤等） |
| **特殊类型静脉曲张** | |
| · 阴部静脉曲张：因髂内静脉系统反流，导致外阴部出现静脉曲张<br>· 血管发育不良、血管畸形等：多数是先天性的，有由血管发育异常导致的先天性静脉畸性肢体肥大综合征等 | |
| **静脉曲张的大体分类** | |
| · 隐静脉曲张（saphenous type）：隐静脉主干及主要分支部分扩张<br>· 侧支静脉曲张（segmental type）：仅在隐静脉分支处存在反流的一种孤立性静脉曲张<br>· 网状静脉曲张（reticular type）：直径 2 ～ 3 mm 以下的扩张的皮下小静脉，多呈蓝色<br>· 蛛网状静脉曲张（web type）：皮肤间聚集的直径小于 1 mm 的微静脉扩张，多呈紫红色 | |

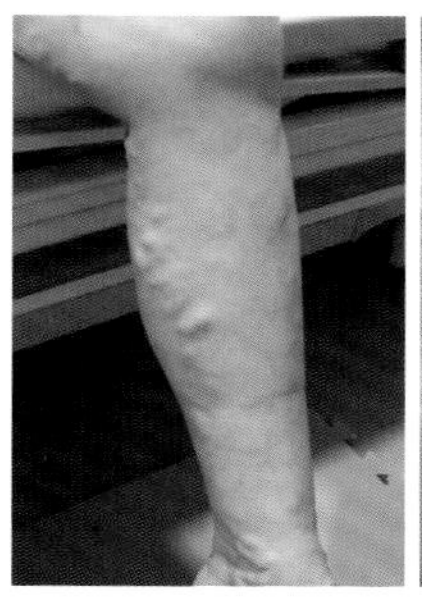
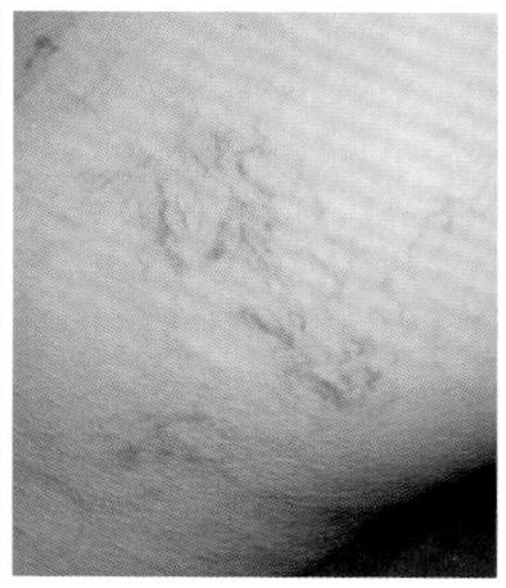
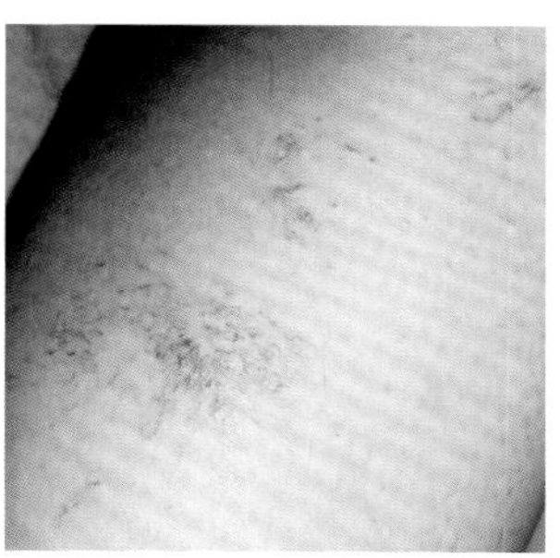

隐静脉曲张　侧支静脉曲张　网状静脉曲张　蛛网状静脉曲张

图1.16　静脉曲张的大体分类

表 1.6　CEAP 分类

| | 分类 | 内容 |
|---|---|---|
| C | 临床表现分类 | C0：没有明显或者可触及的静脉疾病迹象<br>C1：毛细血管扩张或者网状静脉扩张<br>C2：静脉曲张<br>C3：合并水肿<br>C4：C4a，色素沉着或者湿疹；C4b，皮下脂肪硬化症或者白色萎缩症<br>C5：愈合期溃疡<br>C6：活动性溃疡<br>S为有症状；A为无症状 |
| E | 病原学分类 | Ec：先天性<br>Ep：原发性<br>Es：继发性<br>En：无明确血管病因 |
| A | 解剖学表现分类 | As：浅静脉<br>Ad：深静脉<br>Ap：交通静脉<br>An：无明确血管位置 |
| P | 病理生理学表现分类 | Pr：反流<br>Po：阻塞、血栓<br>Pr,o：反流和阻塞<br>Pn：无静脉病理生理学改变 |

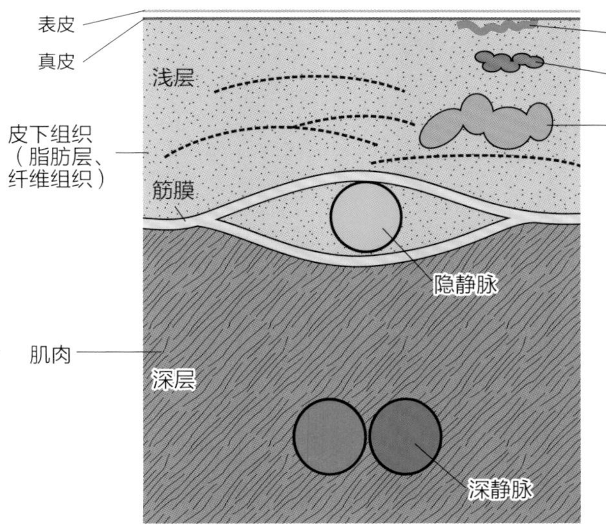


不同类型的静脉曲张由不同血管的病变导致。深静脉的病变会导致继发性静脉曲张，小静脉及毛细静脉的病变会导致网状和蛛网状静脉曲张，隐静脉和侧支静脉的病变会导致隐静脉曲张，单纯侧支静脉病变导致的静脉曲张则被归类为侧支静脉曲张

图1.17　静脉曲张分类的依据

### 超声的观察重点

目前的超声仪器可清楚地显示下肢静脉的瓣膜。但下肢静脉存在很多瓣膜，逐一评估每个瓣膜的功能，无论是在时间上还是在精力上都是不现实的。所以在诊断瓣膜功能不全时，首先要选择扩张静脉，并向其附近的瓣膜施加血流负荷来确认瓣膜的反流情况。超声检查时应优先检查静脉瓣功能不全的好发血管（大隐静脉、小隐静脉及交通静脉），才能精准掌握各种静脉曲张的病情。

# 检查前的基础技术知识

## 超声设备及探头的选择[3,4]

### 超声设备的选择

下肢静脉超声不需要高端机型，一般机型和小型便携式机型就可以充分满足检查需求，但前提是必须可以连接线阵型探头和凸阵型探头。

### 探头和频率的选择

根据目标血管的深度选择探头及频率。通常，针对大腿及小腿的深静脉可以选择 5 ~ 12 MHz 的高频线阵型探头，在腹部及髂血管处多选择观察范围更大的 3.5 ~ 5 MHz 的凸阵型探头（图 1.18）。还有，针对浅静脉多使用 7 ~ 18 MHz 的线阵型探头。对于重度肥胖的患者，在深静脉的交汇处使用 5 MHz 的凸阵型探头比较容易观察。

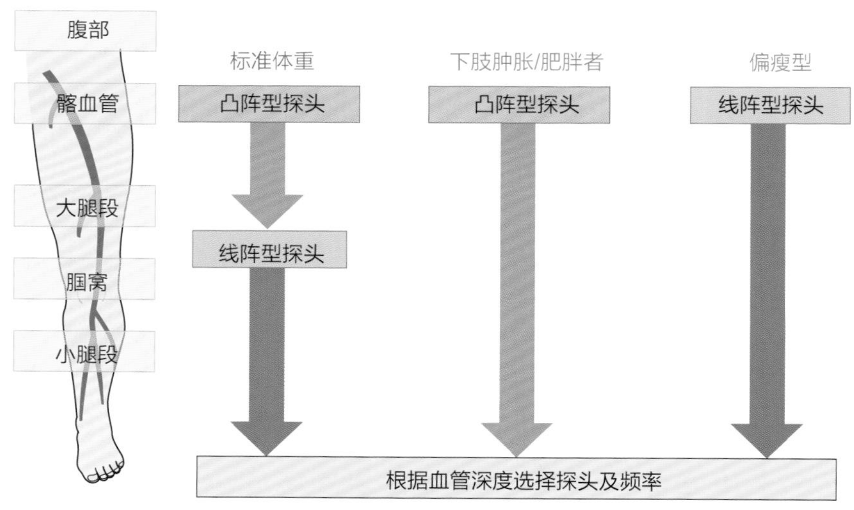


图1.18　探头的选择（深静脉）

## 简短备忘录

### 超宽带探头

近年来，各家公司纷纷推出超宽带探头。该探头可以从低频到高频自由切换，不论是深层还是浅层，都可以观察到同样质量的图像。换句话说，可以用一个探头来完成以前两个探头的工作。超宽带探头减少了因身材原因导致的检查难度，无论是在时间上还是在经济上都大大提高了效率。

## 简短备忘录

### 指示标记（index mark）

探头的一侧都有一个凸起或凹陷的缺口，这就是超声波声束射入的方向。此标记与屏幕图像上方的指示标记是对应的（图 1.19）。还有检查时指引方向的重要功能。

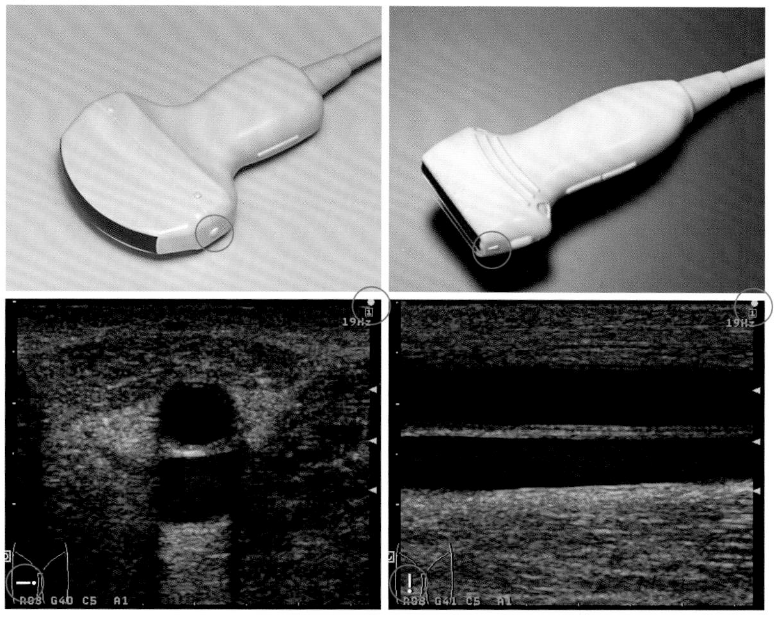

图1.19　指示标记

## 探头标记和体位标志

有别于计算机断层扫描（computer tomography，CT）和磁共振成像（magnetic resonance imaging，MRI），超声检查单纯通过一个画面能得到的信息比较少。从哪个方向开始、扫描的是哪个部位等常常只有检查者才知道。下肢静脉超声检查中因需要观察的范围比较大，所以有必要在超声画面中显示探头标记和体位标志。

## 探头的握持方法及探头与检查目标的接触方式

从探头的握持方法就可以轻松辨别出检查者是不是初学者。一般情况下，用除小指外的四根手指轻轻握住探头。如果握住探头的上部，探头会不稳定，因此应轻轻握住探头下部。

探头接触皮肤时，为了得到稳定的图像，在探头涂上耦合剂后，应将手的侧面及小指紧贴患者的皮肤（图 1.20）。

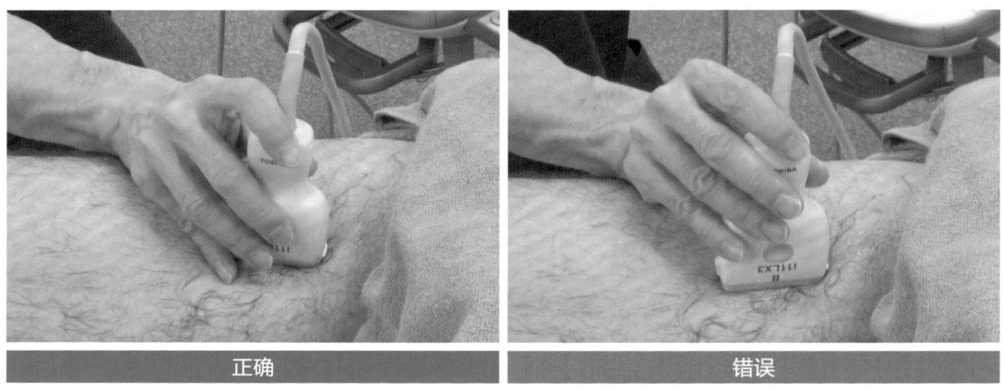


图1.20　探头的握持方法及接触方式

正确：握住探头下方，将手的侧面及小指紧贴于患者的皮肤

错误：握住探头上部，这样会使探头变得不稳定

### 技能教学

**切换断面，提高效率**

超声检查中经常有频繁切换横断面及纵断面的时候。此时，为了得到稳定而清晰的画面，切换断面时应将小指和手掌侧面紧贴于患者的皮肤，用其他四指旋转探头（图1.21）。

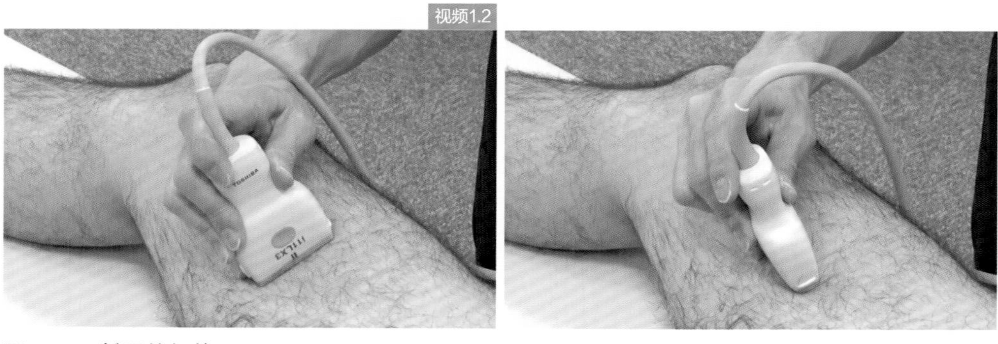


图1.21　断面的切换

切换横断面及纵断面的操作要领是，将小指和手掌侧面紧贴于患者的皮肤，用其他四指旋转探头

## 技能教学

**怎样在使用扇形探头时减少疼痛？**

在施加相同压力时，比起使用凸阵型探头，使用扇形探头时患者会有更加明显的痛感，因为扇形探头的面积比凸阵型探头更小。所以，在使用扇形探头时应握住探头下方，尽量增加探头与皮肤表面的接触面积（图1.22），此时患者能感觉到较强的压迫感，但疼痛感不会很明显。当用扇形探头检查，患者感到疼痛时可以尝试一下此方法。

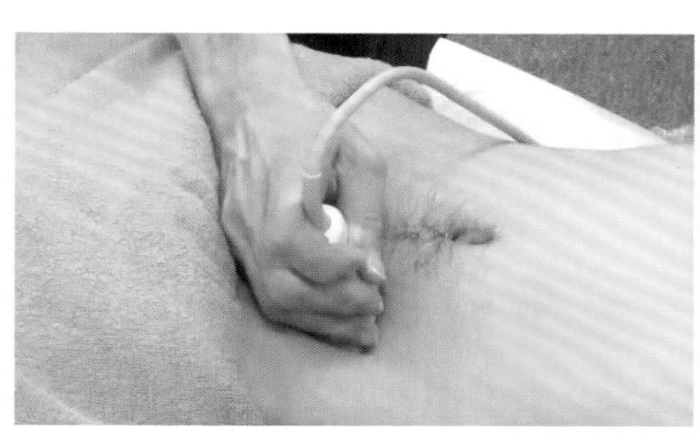

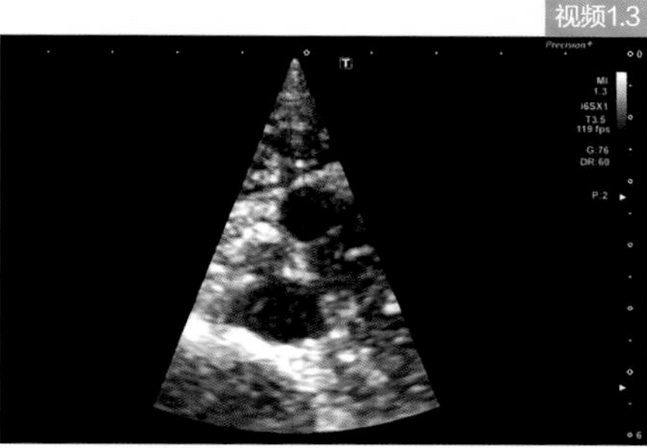


图1.22　扇形探头的使用方法

握住探头下方，尽量增加探头与皮肤表面的接触面积，此时患者能感觉到较强的压迫感，但疼痛感不会很明显

## 图像显示方式

在纵断面图像中，画面的左侧是近心端，右侧是远心端，所以，静脉血流方向是从右向左。而在横断面图像中，画面的左侧是患者的右侧，显示为从患者的足底向近心端观察的画面（图 1.23）。所以在手持探头时应将探头上的小凸起或者是小凹陷，在纵断面时朝向患者的远心端，在横断面时朝向患者的左侧。从患者背侧检查时方法同上（图 1.24）。

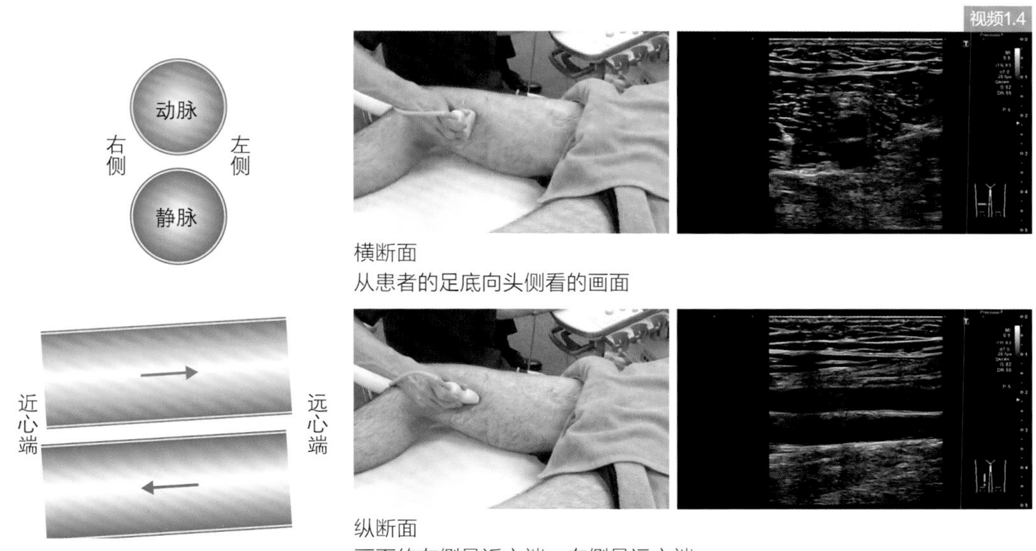


图1.23　图像显示方式

探头上的小凸起或者是小凹陷，在横断面时朝向患者的左侧，在纵断面时朝向患者的远心端

视频1.5

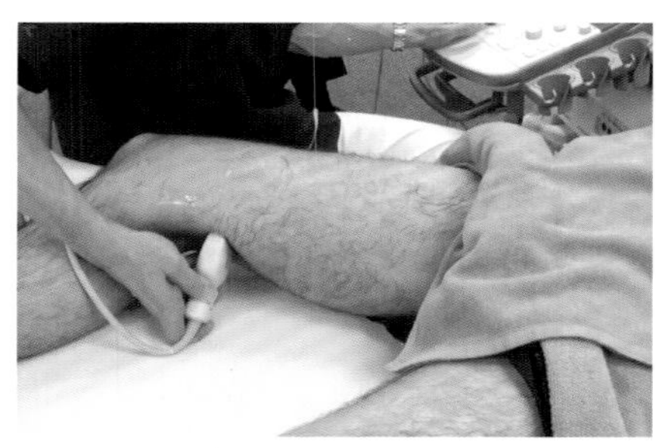

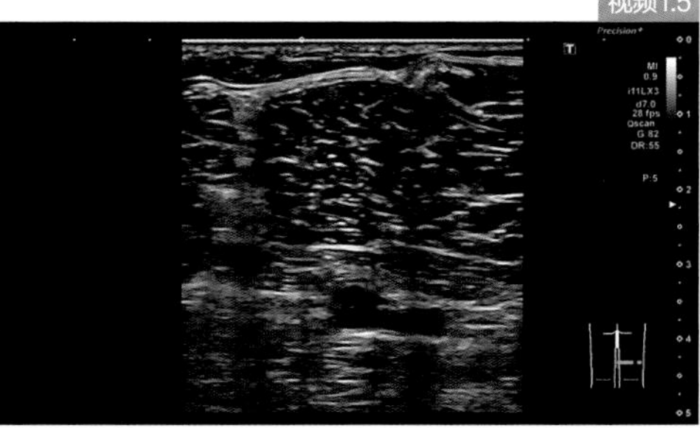

图1.24　图像显示方式

从背侧检查时方法同上

## 简短备忘录

### 获得清晰图像的技巧

血管检查时想获得清晰图像，在 B 超模式下应将超声波声束垂直射入，在多普勒模式下应斜行射入。应该认识到，B 超模式和多普勒模式的最佳观察角度不同（图 1.25）。在被检动脉不变形的前提下向探头适当施压，会使血管更加接近探头，可以获得更加清晰的图像。此外，扫描静脉时，如在动脉后方扫描出静脉，能获得更加清晰的静脉画面（图 1.26）。

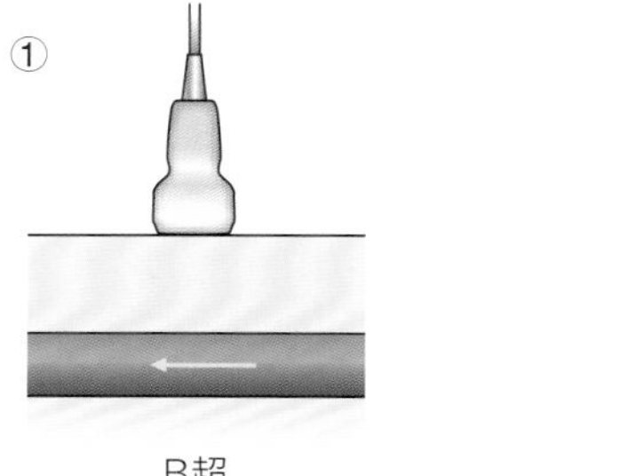


②

多普勒

①B超模式下应将超声波声束垂直射入；②多普勒模式下应斜行射入

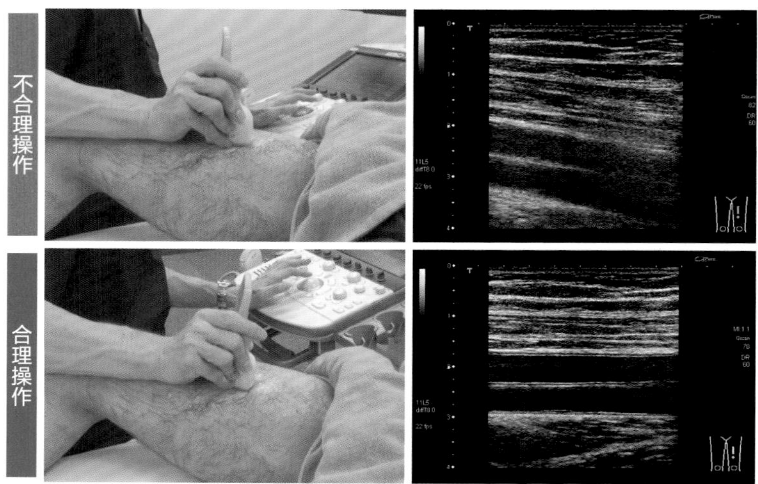


B超模式下若将超声波声束垂直射入会得到清晰图像

图1.25　不同的最佳观察角度

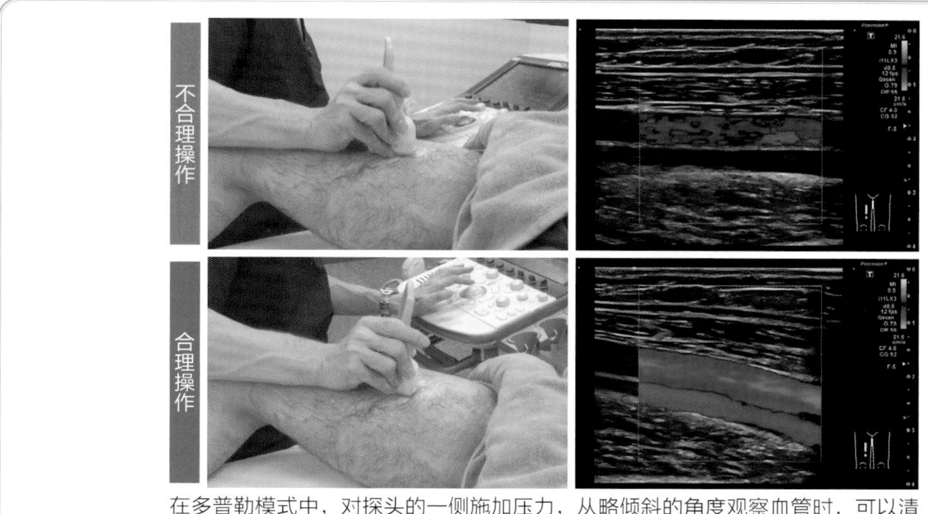


在多普勒模式中，对探头的一侧施加压力，从略倾斜的角度观察血管时，可以清楚地看到血流信号

图1.25（续）　不同的最佳观察角度

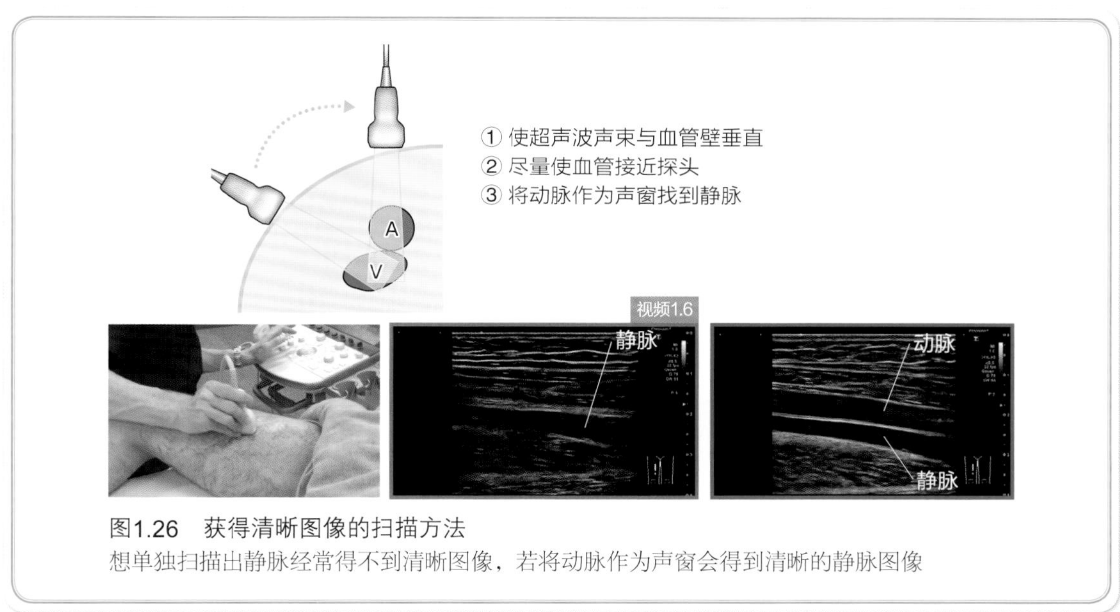


图1.26　获得清晰图像的扫描方法

想单独扫描出静脉经常得不到清晰图像，若将动脉作为声窗会得到清晰的静脉图像

## 设备条件的调整方法

获得的图像质量会因设备条件设置的不同有很大区别。重要的是要养成在相同条件下观察的习惯，并记录客观的图像。

### B 超影像

在超声检查中应根据每个病例的每个部位具体调整焦点、增益、动态范围及血管深度。具体调整方法是，将焦点调整到目标血管的深度，增益略高，将动态范围调整至较宽范围，至静脉管腔内可见流动回声（移动的、细小的点状回声）[3,4]（图 1.27）。表 1.7 中详细叙述了扫描出流动回声的方法。

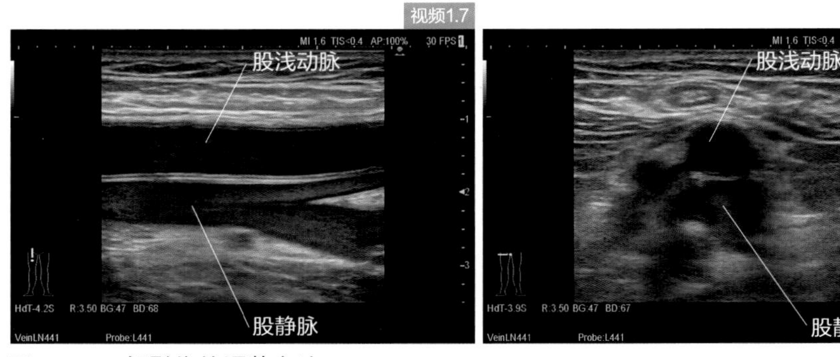


图1.27　B超影像的调整方法
将焦点调整到目标血管的深度，增益略高，将动态范围调整至较宽范围，至静脉管腔内可见流动回声（移动的、细小的点状回声）

表 1.7　扫描出流动回声的方法

- 提高 image frequency：提高分辨率，更容易看到微小的东西。
- 提高 flame rate：提高实时成像性，更容易观察动态图像。
- focus 和目标血管匹配：将超声波声束集中到观察区域，得到清晰图像。
- 上调 gain：稍微调高回声亮度，不漏诊低回声斑块及血栓。
- dynamic range 调节至较宽范围：减少弱信号与强信号的回声差异。
- 使用 tissue harmonic imaging：减少伪影，增加对比度分辨率。

### 彩色多普勒

将 B 超模式的增益逐渐调低，并将彩色增益调高至血管以外的噪声恰好消失的程度。另外，因静脉血流速相对缓慢，应将流速范围及滤波调整至较低，并调整相控阵偏转角度，使超声波声束斜行射入血管（图 1.28）。相控阵偏转角度的不同，所显示的颜色也会有相应改变（图 1.29）。若流速范围设定为最大血流速度的 1/2 左右（10 ~ 20 cm/s），减少短轴的流速范围，比较容易扫描出血流信号。

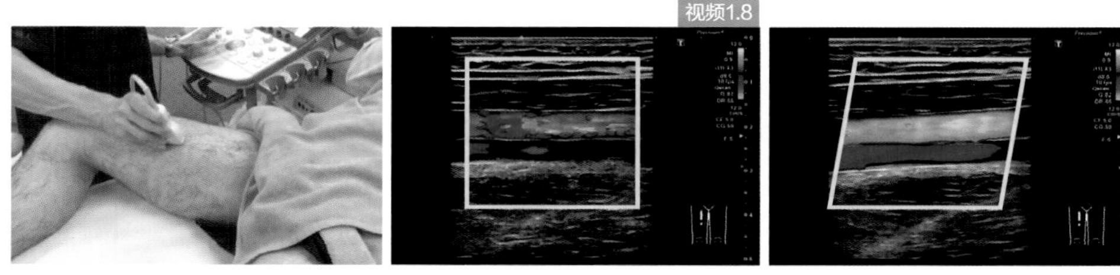


图1.28　相控阵偏转角度的调整
超声波声束垂直射入血管时，血流信号不明显。调整相控阵偏转角度，使超声波声束以一定的角度射入血管，血流信号会更加清晰

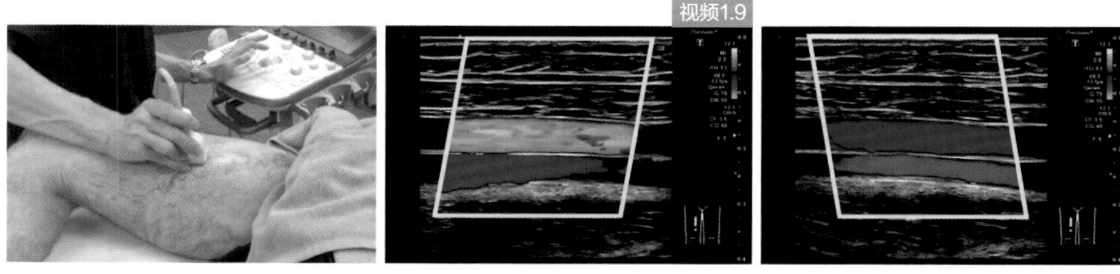


图1.29　改变相控阵偏转角度，血流颜色也会发生改变
改变相控阵偏转角度，动静脉的血流显示方向反转，显示的颜色发生变化

## 陷　阱

**相控阵偏转角度**

一般来讲，因超声探头的特性，探头正下方的超声波声束最强且敏感度最高，偏转角度增加可能会降低敏感度。如果过分依赖偏转角度可能会因探头敏感度下降而难以探测到血流信号。虽然这样更加方便，还是建议使用探头时不要偏转太大角度。

## 陷　阱

**图像色彩根据探头的倾斜而改变**

若将超声波声束垂直射入血管，则无法明确血流方向，血流信号也就不明显。所以稍微倾斜探头（就像对角切割血管一样），使超声波声束和血管成一定角度，不仅可以明确血流方向，也可以扫描出清晰的血流信号。但是，和相控阵偏转角度一样，根据探头倾斜的方向，动静脉中的血流显示方向会发生反转（图 1.30）。

视频1.10

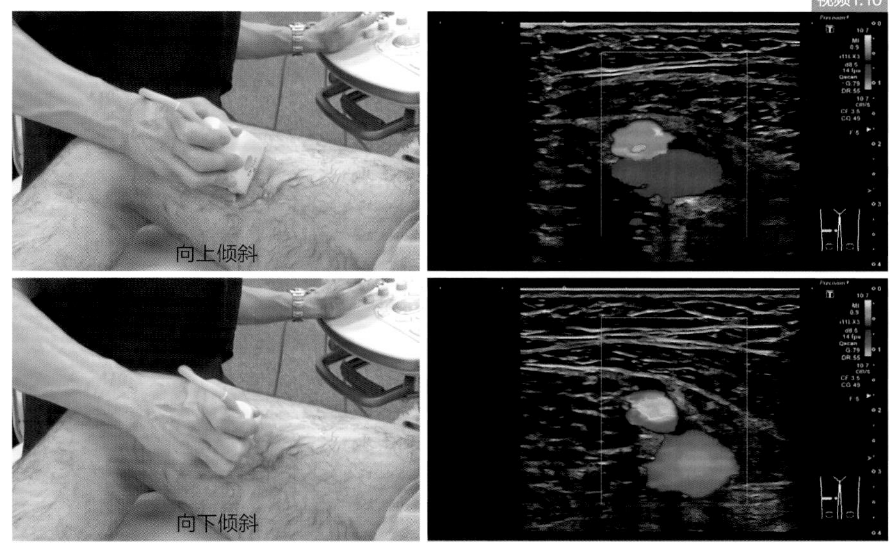


图1.30　探头的倾斜改变颜色

根据探头倾斜的方向，动静脉中的血流显示方向会发生反转，颜色也会发生改变

### 脉冲多普勒

为了准确测量血流速度的呼吸性波动和瓣膜的反流时间，要准确设置多普勒滤波器和多普勒增益，以便检测到低速血流信号。另外，将扫描速度（sweep speed）延迟设定为一个画面记录 5 秒时，比较容易测量（图 1.31）。

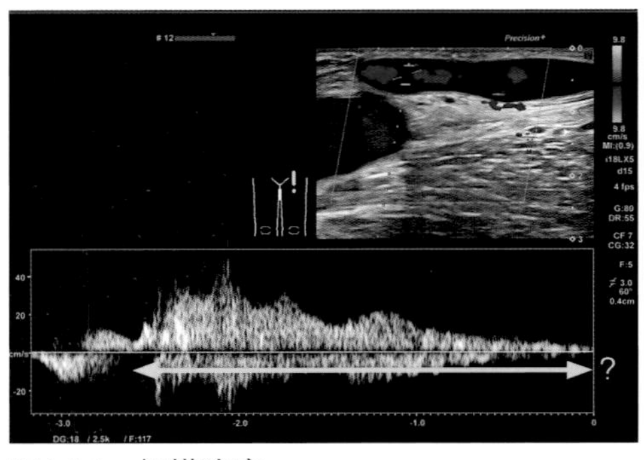
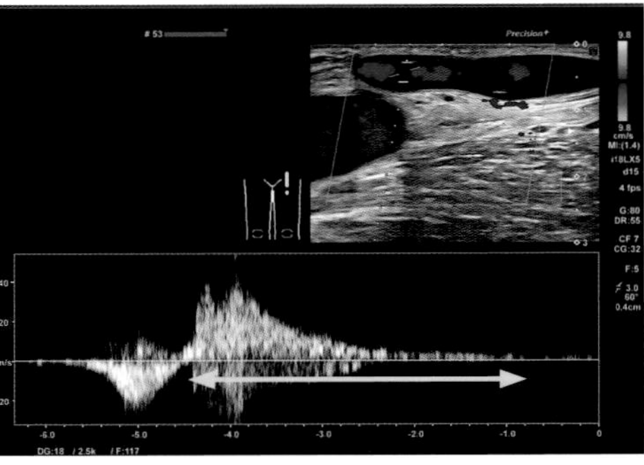

图1.31　扫描速度
将扫描速度延迟设定为一个画面记录5秒时，比较容易测量

## 要点提示

### 角度校正

多普勒射入角度对准确测定血流速度非常重要。但是，如果测定的目的仅限于反流时间，那么它就不那么重要了。也就是说，不要花太多时间调整多普勒入射角，应专注于短时间内侧量。想要准确测量反流时间，应延迟设定扫描速度，并调整流速范围和多普勒滤波器以准确测量低速血流。

## 要点提示

### 超微血管成像（superb microvascular imaging，SMI）

在以往的多普勒成像中，当检测低速血流时，由血流以外的物体产生的不必要的多普勒信号的运动伪影是影响血流信号的重要原因。SMI 可以分析运动伪影的特征，增强了去除伪影的能力，能更灵敏地捕捉低速血流信号，是一种新的血流成像方法。通过使用此功能，可以准确确定血管的通畅情况（图 1.32）。

SMI 的优势如下。

（1）减少低流量范围内的运动伪影。

（2）以高灵敏度捕捉微细血流。

（3）以高分辨率观察微细血流。

（4）以高帧率观察血流。

视频1.11

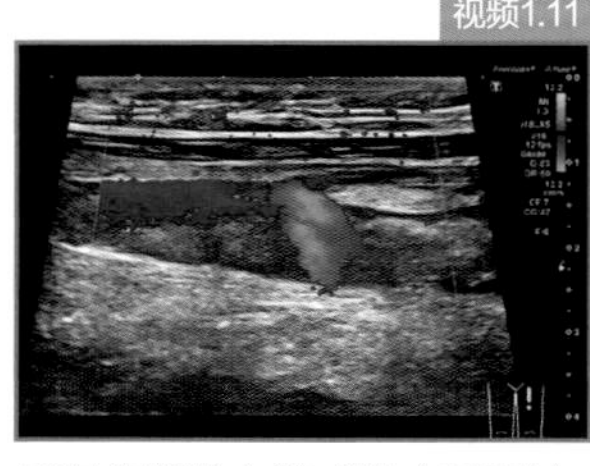
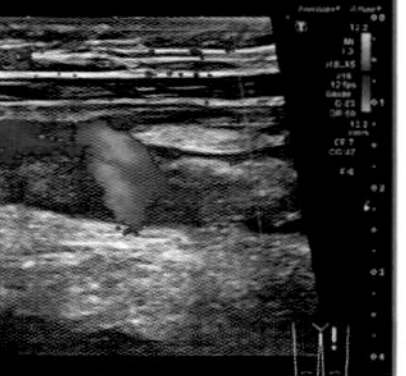
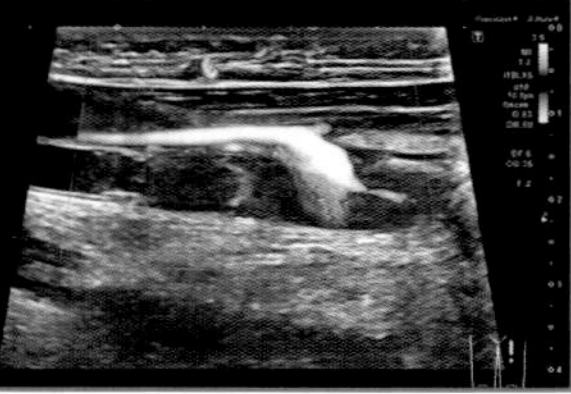
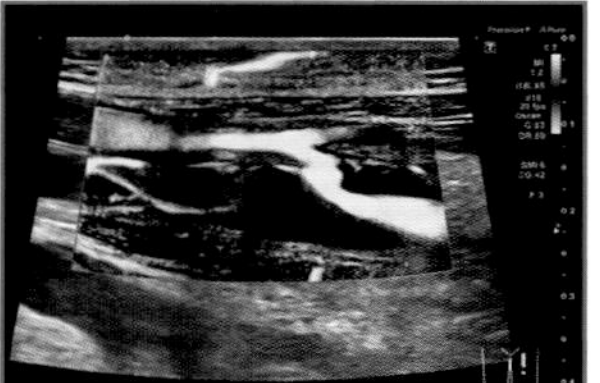

彩色多普勒血流成像（CDFI）　高级动态血流成像（ADF）　超微血管成像（SMI）

图1.32　SMI
以往的检查中股静脉内未检测到血流信号，显示为完全闭塞。使用SMI，可以看出是部分通畅，所以SMI是评估血管通畅性的有效手段

## 检查前处置和患者准备

检查前无须饮食或药物的限制，无须特殊准备，但患者肢体存在大面积溃疡时，应先在患部周围敷上透声性良好的防护膜或涂上凝胶再进行检查。

检查可能需要一些时间，所以须让患者提前如厕。让患者选择一些容易暴露腹股沟的衣物。另外，耦合剂可能会沾染到患者的内衣，如果有检查服，应让患者提前换好。此外，检查前向患者详细解释相关病情也非常重要。

**注　意**

**对患者的解释与关怀**[5]

大多数静脉曲张患者来医院的目的是治疗小腿的迂曲扩张血管，不太愿意暴露除小腿以外的部位。所以，检查前需要说明从腹股沟检查的原因和目的，而且还要告知患者检查所需的大致时间（表 1.8）。检查结束后应尽快擦去患者皮肤上的耦合剂，还要注意用毛巾等覆盖患者受检区以外的皮肤，尽可能减少裸露部位，避免患者着凉（图 1.33）。

表 1.8　检查前的准备和说明

- 检查可能需要一些时间，所以需让患者提前如厕
- 检查室的温度应调节成即使皮肤暴露也不会冷的程度
- 让患者换检查服或为了方便暴露皮肤脱掉外衣
- 用毛巾覆盖受检区以外的部位，尽量减少皮肤外露
- 向患者说明为了做出准确的诊断，须完整检查双下肢
- 告知患者检查所需大致时长，尽量减少患者的焦虑情绪

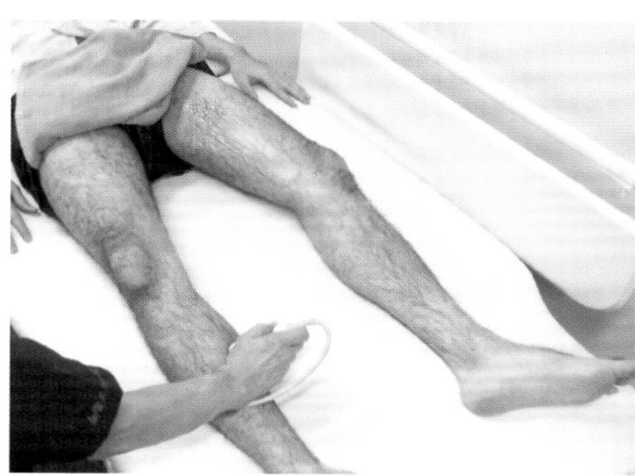
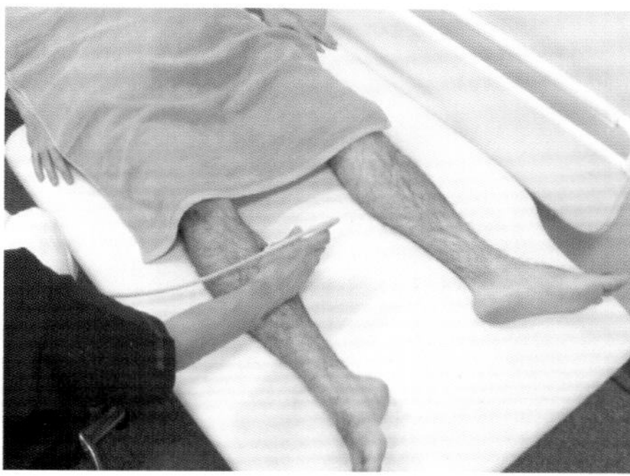

图1.33　对患者的关怀

更换检查部位时，务必将检查结束部位的耦合剂擦拭干净。还要注意用毛巾等覆盖患者受检区以外的皮肤，尽可能减少裸露部位，避免患者着凉

## 检查体位

通常根据患者的全身状况选择合适的检查体位。根据体位不同，静脉管径也会有很大的变化，扫描出的影像也会有相应的差异。患者体位有时也会影响检查结果。

### 深静脉血栓（DVT）的检查体位（图 1.34）

检查股静脉近心端时患者取仰卧位，检查远心端时患者取坐位。如果改变体位比较困

难时，全程检查可以在仰卧位完成，但若预先设计合理的肢体位置，会给检查带来便利。检查时患者上半身仅抬高一点，都可以使下肢静脉扩张，便于检查。此外，在急救运送担架或比较狭窄的床上进行检查时，在保证患者安全的前提下，小腿最好下垂于床的一侧[6]（图 1.35）。

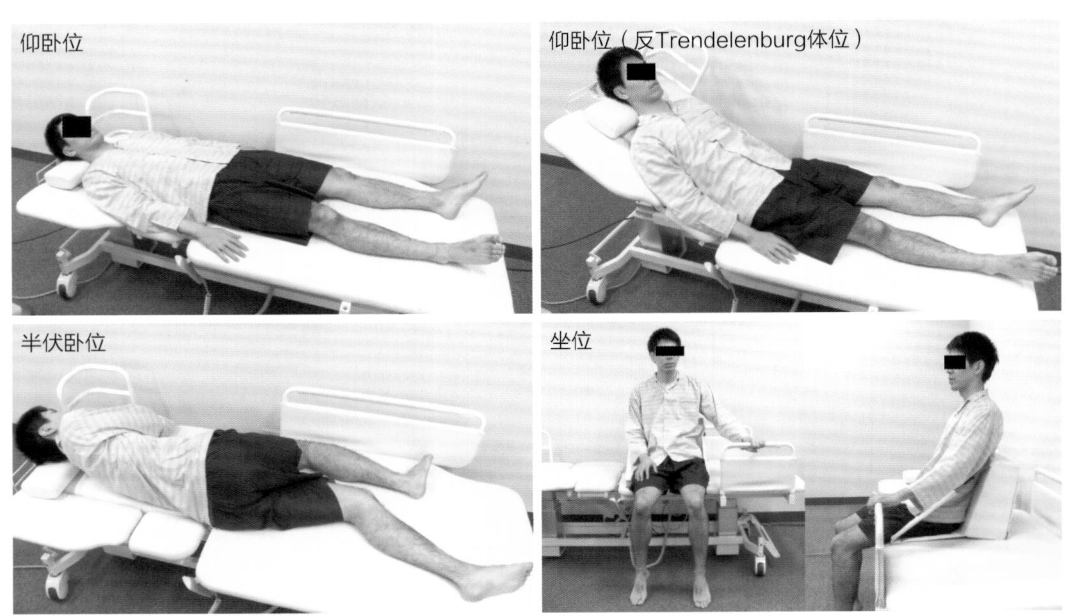


图1.34　检查体位

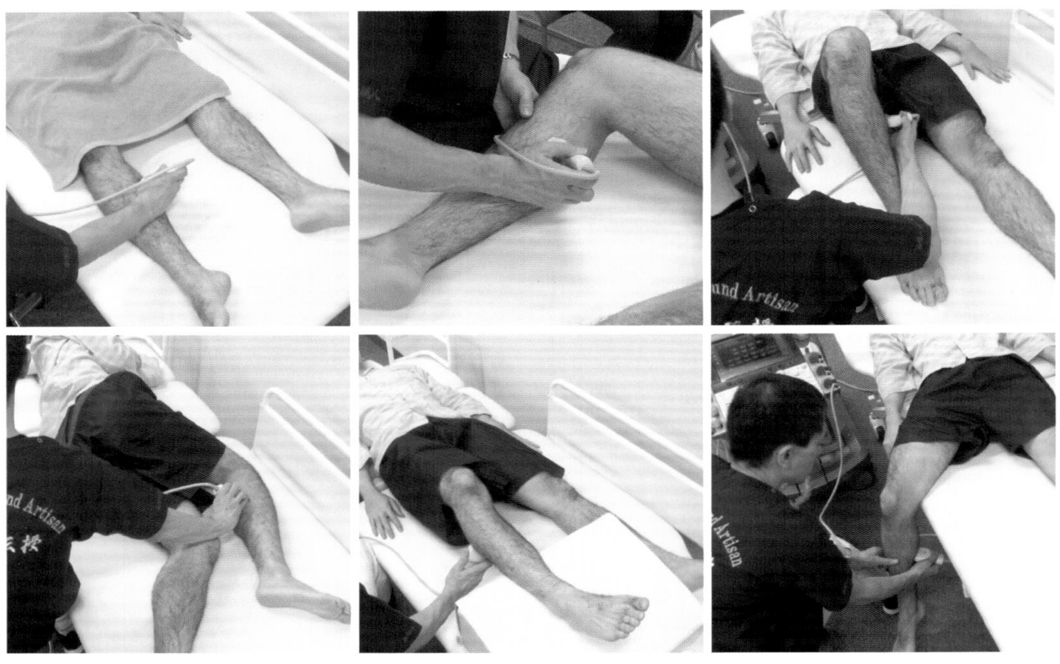

图1.35　检查时肢体位置的设计

当患者取仰卧位时，在充分考虑安全性的前提下设计合理的肢体位置，有助于检查的顺利进行

## 要点提示

**半伏卧位（图 1.36）**

半伏卧位虽然不是血管超声检查的常用体位，但对于骨科患者和不能取仰卧位的患者来说，这应该是一个有用的体位。半伏卧位被当作是孕妇比较舒适的体位而被广泛认知。患者身体略俯卧，屈曲一侧下肢，取左侧卧位或右侧卧位，然后将上方的下肢弯曲，并略向前方伸出。让患者自行选择最舒适的体位时，患者往往采取的是半伏卧位。

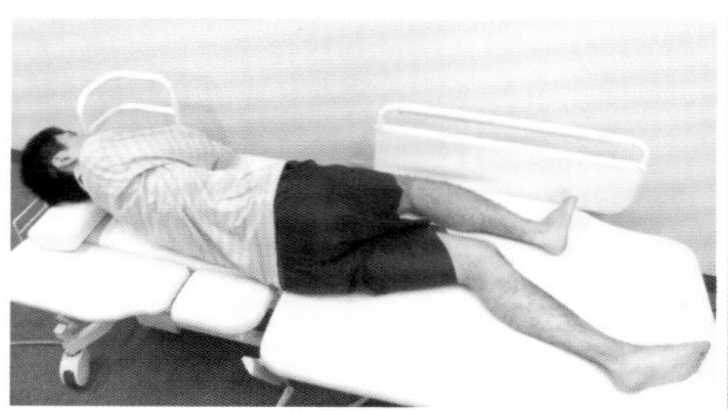

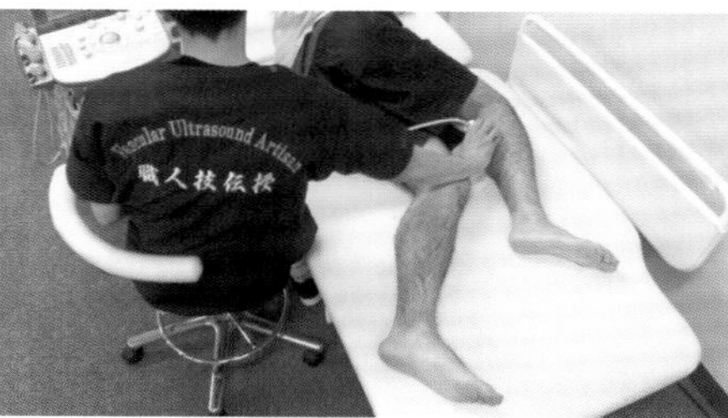

图1.36　半伏卧位
患者取舒适的左侧或者右侧卧位，然后将上方的下肢弯曲，并略向前方伸出。这个姿势比较容易检查腘窝至小腿范围

### 静脉曲张的检查体位（图 1.37、1.38）

针对静脉曲张，在检查隐股点时患者多取站立位，检查其他部位时患者多取坐位。对无法采取立位或坐位的患者，则没有必要针对静脉瓣功能不全进行诊断与治疗。这是因为长期卧床的患者下肢静脉瓣的功能不太可能有进行性退化。

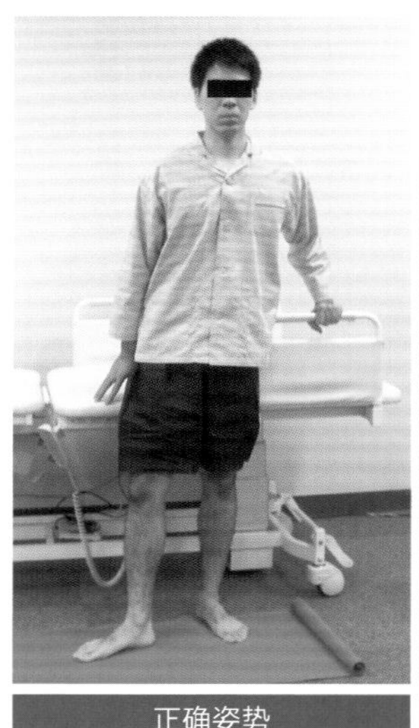

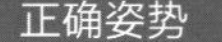


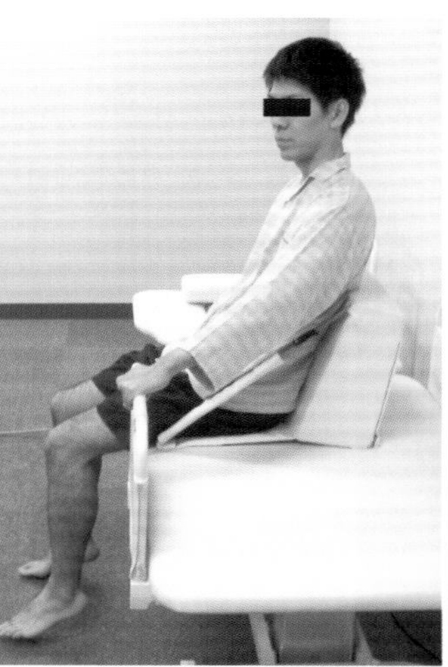


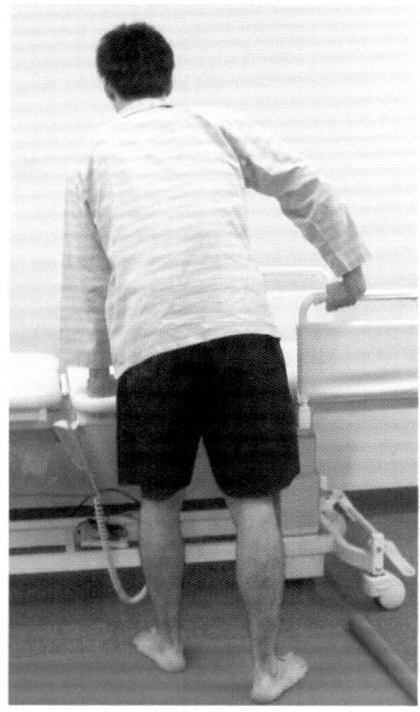


图1.37　检查体位（正确）
患者将重心置于非受检侧肢体（左下肢），受检侧肢体（右下肢）放松并向后或者向前迈半步，同时将脚尖朝向外侧，以便于观察

（1）站立位（正面）

若检查床的高度可以调节，将检查床的高度调节至患者臀部的水平，让患者靠在床边接受检查。若检查在靠近墙壁的地方进行，最好让患者靠在墙上。上述情况最好是有可以支撑身体的扶手。

指导患者将重心放在非受检侧下肢，受检侧下肢放松并保持略向前的姿势。然而，在肥胖或水肿的情况下，将重心放在受检侧下肢可能会更有效。

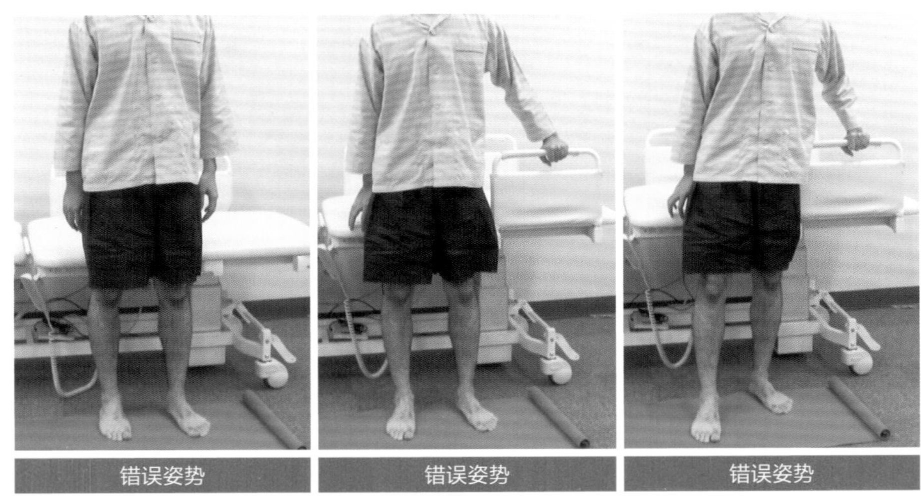


图1.38　检查体位（错误）

检查床既低又没有扶手会非常危险。重心在受检侧（右下肢），或者脚尖未朝向外侧，会给检查带来不便

（2）坐位

在坐位检查腹股沟时，患者受检肢体前伸，上半身后仰，尽可能使腹股沟部平坦。另外，检查腘窝或小腿时，最好让患者的位置尽量靠近床沿，并使下肢下垂。同时患者将脚置于检查者的膝部或椅子上，使下肢充分固定。

**注　意**

**站立位检查**

静脉曲张的检查多采取站立位或坐位。 但长时间站立会有跌倒的风险，所以站立位检查时间应控制在 5 分钟以内。在检查过程中有必要时刻注意患者的一般状态。另外，为避免重大医疗事故，尽量不要在床上进行站立位检查。

**要点提示**

**下肢静脉超声检查专用床或者座椅的临床应用（图 1.39）**

因下肢静脉超声检查多采取站立位或坐位，所以与其他超声检查相比有更高的跌倒风险。要求检查者要考虑患者的一般情况，采取更安全的方式进行检查。近年来，用于超声检查的床和椅子得到了开发并被应用于临床。为了确保患者的安全，并使患者能够安心而舒适地接受检查，希望检查者能充分使用合适的器材。

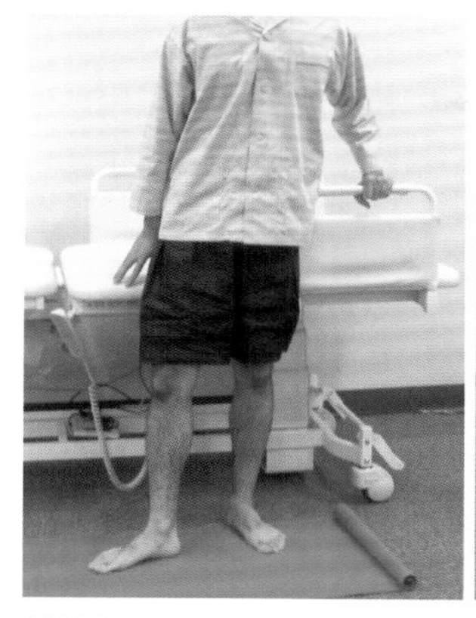

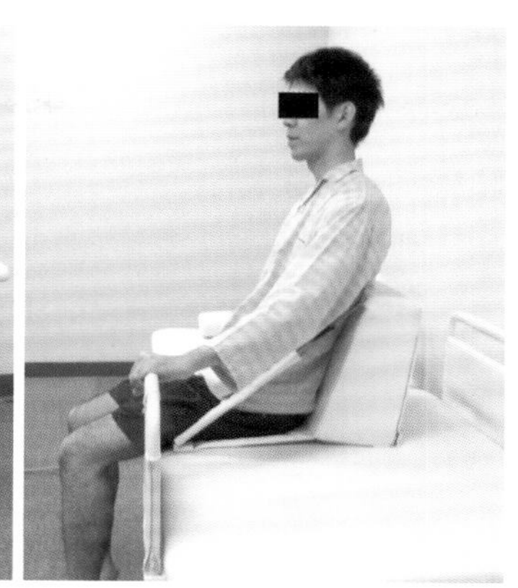

兰德尔公司制造的下肢超声垫

图1.39　安全的床和座椅的临床应用
可以根据患者的身高调整床的高度，并有便于扶握的扶手。而且通过使用靠背，可以有效防止患者倒向后侧

## 获得阳性体征

### 问诊、视诊和触诊

检查之前须提前掌握患者的现病史、既往史及凝血功能检查结果，尤其是 D- 二聚体的检查对排除血栓诊断非常重要。首先要仔细观察患者的下肢，以确认阳性体征。肿胀、疼痛、颜色改变、静脉曲张的范围、色素沉着及溃疡的有无等信息将对即将进行的检查有重要的参考作用。特别是检查浅静脉时，检查者用手指可以粗略地触诊浅静脉的走行，从而获得很多有用的信息。浅静脉血栓时很容易触及硬结。如果存在交通静脉瓣功能不全，可以在其所在部位触及圆孔样结构。

**要点提示**

**霍曼氏征（图 1.40）**

下肢伸直，将踝关节背屈时，由于腓肠肌和比目鱼肌被动拉长而刺激小腿肌肉内病变的静脉，引起小腿肌肉深部疼痛，为霍曼氏征阳性。这是诊断小腿 DVT 及血栓性静脉炎的重要临床体征之一。

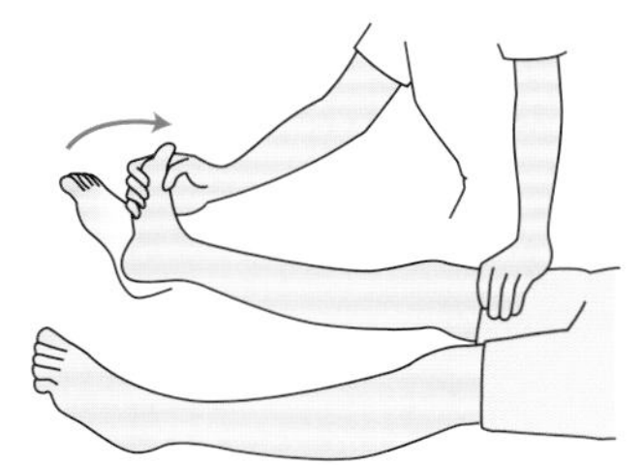

图1.40　霍曼氏征

## 简短备忘录

### D- 二聚体的临床意义

D- 二聚体水平的升高不是深静脉血栓特有的临床指标，还可见于炎症性疾病、急性主动脉夹层、动脉瘤、动脉硬化闭塞症、术后感染、弥散性血管内凝血（disseminated intravascular coagulation，DIC）、恶性肿瘤、肝硬化、外伤和衰老等[7]。所以 D- 二聚体仅作为排除 DVT 的手段。此外，停止抗凝治疗后 D- 二聚体水平的升高提示着 DVT 复发，因此 D- 二聚体可作为确定抗凝治疗持续时间和结束时间的参考[7]。

## 要点提示

### 动脉性溃疡和静脉性溃疡的区别

一般来说，发生动脉性溃疡时下肢会出现“痛、凉、无脉”的症状；而发生静脉性溃疡时，下肢肿胀，很少疼痛（偶有瘙痒），足部皮温正常，可触及脉搏（肿胀严重时难以触及），两者很容易区分。而且，动脉性或静脉性溃疡的皮色改变部位也不同。动脉性溃疡的皮肤改变从足部开始，而静脉性溃疡好发生于小腿下段（图 1.41）。

动脉性溃疡：痛、凉、无脉

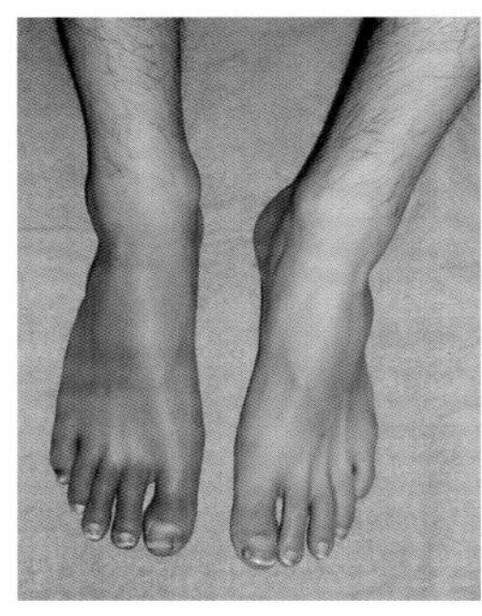
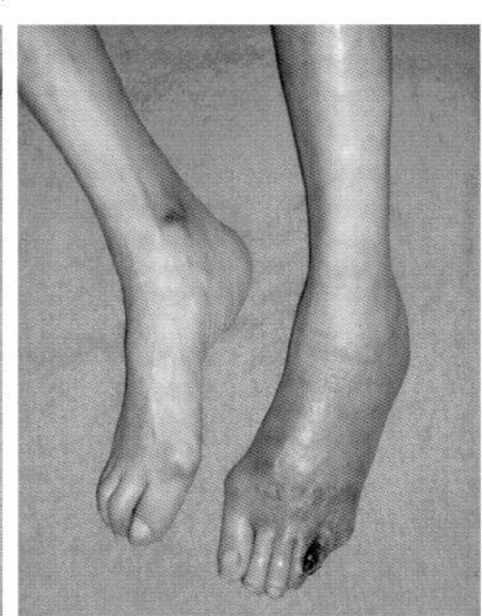
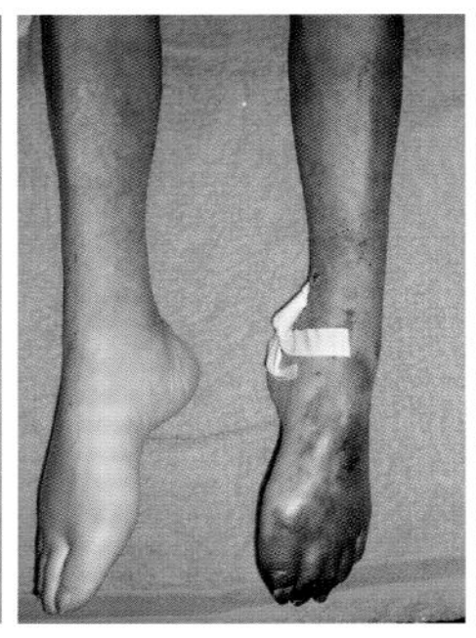
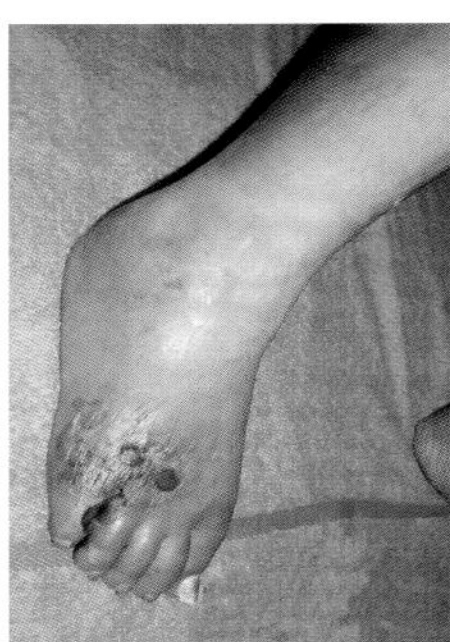

静脉性溃疡：很少疼痛（偶有瘙痒），足部皮温正常，可触及脉搏（肿胀严重时难以触及）

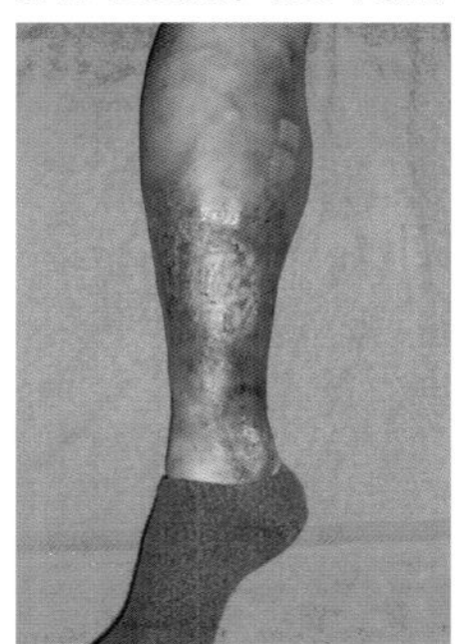
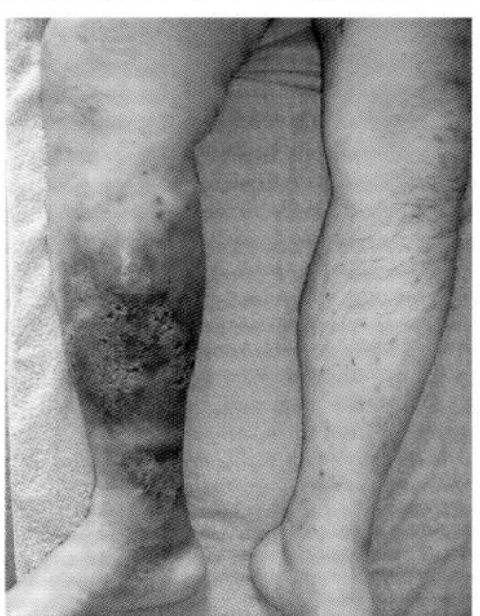
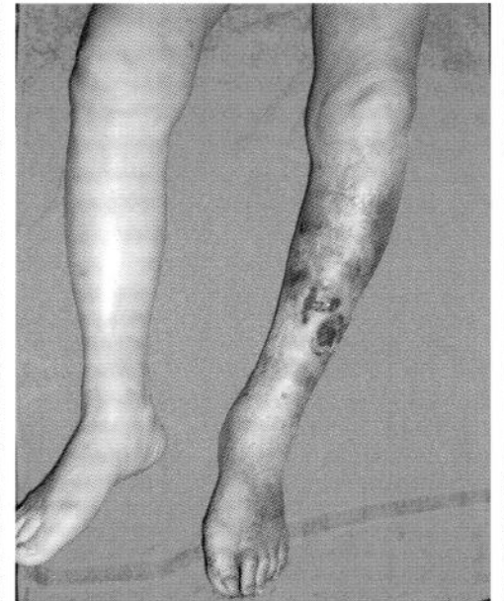
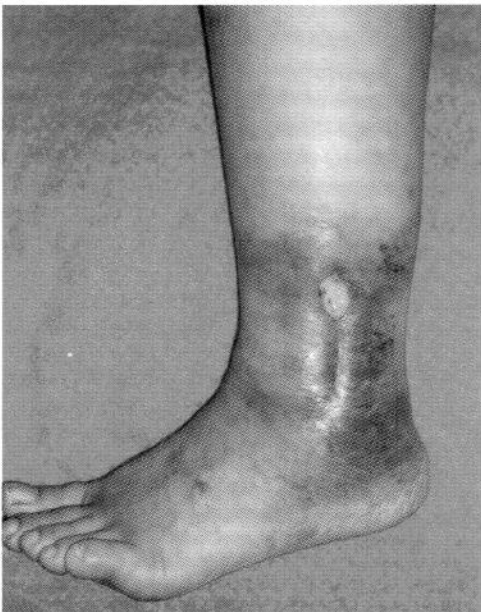

图1.41　动脉性溃疡和静脉性溃疡的区别

## DVT发生率的临床评估

在门诊或无法立即进行辅助检查时，掌握基于 DVT 临床发生率（表 1.9、1.10）[8,9] 的风险等级是非常有用的。此外，了解风险级别，可以提高检查效率。

日本超声医学会、日本静脉学会、日本脉管学会联合编制的《深静脉血栓 / 下肢静脉曲张的标准超声评估方法》[10] 中指出，若像以前单纯基于临床症状进行超声检查，不仅假阳性率高，也会增加患者的经济负担（表 1.11）[11]，所以推荐结合 D- 二聚体指标进行静脉超声检查 [10]。并建议不应局限于临床症状，应根据危险因素（图 1.42）对 DVT 发生风险进行分级，并选择适合各个风险等级的检查方法（图 1.43）[10,12]。危险等级中危以下的病例若 D- 二聚体为阴性，可基本排除 DVT 诊断，因此，首先要检查 D- 二聚体，检查结果为阳性时再进行影像学检查以获得确切诊断。高危病例即使 D- 二聚体阴性也不能完全排除 DVT，所以可以检查 D- 二聚体，同时进行影像学检查 [7]。

表 1.9　DVT 危险因素评分表（Caprini score）[8]

| 1 分 | 2 分 | 3 分 | 5 分 |
|---|---|---|---|
| · 年龄 41 ~ 61 岁<br>· 小手术<br>· 体重指数（BMI）>25<br>· 下肢肿胀<br>· 静脉曲张<br>· 妊娠或者产褥期<br>· 不明原因的习惯性流产<br>· 口服避孕药或者激素替代治疗<br>· 败血症（1 个月内）<br>· 严重的肺部疾病，含肺炎（1 个月内）<br>· 肺功能异常，慢性阻塞性肺疾病（COPD）<br>· 急性心肌梗死<br>· 充血性心力衰竭（1 个月内）<br>· 炎症性肠病史<br>· 卧床的内科患者 | · 年龄 61 ~ 74 岁<br>· 关节镜手术<br>· 开腹大手术（>45 分钟）<br>· 腹腔镜手术（>45 分钟）<br>· 恶性肿瘤（既往或现患）<br>· 卧床（>72 小时）<br>· 石膏固定<br>· 中心静脉置管 | · 年龄 75 岁以上<br>· 静脉血栓栓塞（VTE）病史<br>· VTE 家族史<br>· Vleiden 因子阳性<br>· 凝血酶原 20210A 阳性<br>· 狼疮抗凝物阳性<br>· 抗磷脂抗体阳性<br>· 血清同型半胱氨酸酶水平升高<br>· 肝素诱导的血小板减少症（HIT）<br>· 未列出的先天或后天血栓形成 | · 脑卒中（1 个月内）<br>· 择期下肢关节置管术<br>· 髋关节、骨盆或下肢骨折<br>· 急性脊髓损伤（瘫痪）（1 个月内） |

| 总分 | 危险等级 | DVT 发生率 |
|---|---|---|
| 0 ~ 1 | 低危 | ＜ 10% |
| 2 | 中危 | 10% ~ 20% |
| 3 ~ 4 | 高危 | 20% ~ 40% |
| ≥ 5 | 极高危 | 40% ~ 80%（1% ~ 5% 出现致死性肺栓塞） |

表 1.10　PTP 评分表（pretest clinical probability score）[9]

| 临床特征 | 分值 |
|---|---|
| 癌症活动期（近 6 个月内接受治疗或当前姑息治疗） | 1 |
| 偏瘫、轻瘫或近期下肢石膏固定 | 1 |
| 近期卧床 >3 天，或大手术后 4 周以内 | 1 |
| 沿深静脉走行的局限性压痛 | 1 |
| 整个下肢的肿胀 | 1 |
| 肿胀小腿周径至少大于健侧 3 cm（胫骨粗隆下 10 cm 处测量） | 1 |
| 凹陷性水肿 | 1 |
| 浅静脉侧支循环开放（非静脉曲张） | 1 |
| 至少和 DVT 相当的其他诊断 | −2 |

| DVT 患病风险 | PTP 分值 |
|---|---|
| 低危（DVT 的发生率 = 3%） | 0 |
| 中危（DVT 的发生率 = 17%） | 1 ~ 2 |
| 高危（DVT 的发生率 = 75%） | 3 以上 |

表 1.11　需要与 DVT 临床鉴别的疾病 [11]

| 分类 | 疾病种类 |
|---|---|
| 肌肉骨骼系统 | 外伤、血肿、筋膜炎、肌腱炎、腘窝囊肿、滑膜炎、骨关节炎、骨髓炎、肿瘤、骨折 |
| 神经系统 | 坐骨神经痛、下肢瘫痪 |
| 静脉性 | 静脉炎、DVT 后遗症 |
| 动脉性 | 急性动脉闭塞、动静脉畸形 |
| 全身性水肿 | 心源性、肾性、低蛋白血症 |
| 皮肤性 | 皮炎、蜂窝织炎、淋巴水肿 |
| 局限性水肿 | 妊娠、服用口服避孕药、制动 |

血流淤滞

长期卧床，肥胖，全身麻醉，下肢瘫痪，下肢石膏固定，下肢静脉曲张

| 心肺疾病（充血性心力衰竭、慢性肺心病等） | 各种手术、感染、外伤、骨折 | 脱水、妊娠、红细胞增多症 |
|---|---|---|
| 中心静脉置管<br>介入检查 / 治疗<br>并发血管炎的疾病<br>高同型半胱氨酸血症 | 烧伤<br>抗癌药物<br>恶性肿瘤<br>心肌梗死<br>抗磷脂抗体综合征<br>阵发性夜间血红蛋白尿<br>肾病综合征<br>炎性肠病 | 抗凝血酶缺乏症<br>蛋白 C 缺乏症<br>蛋白 S 缺乏症<br>纤溶酶原功能障碍<br>异常纤维蛋白原血症<br>凝血因子Ⅶ缺乏症<br>组织型纤溶酶原激活物 – 抑制剂复合物增加<br>血栓调节蛋白异常<br>活化蛋白 C 抵抗<br>凝血酶原基因突变<br>骨髓增生性疾病 |
| 血管内皮损伤 | 血液高凝状态 | |

图1.42　危险因素（Virchow三要素）

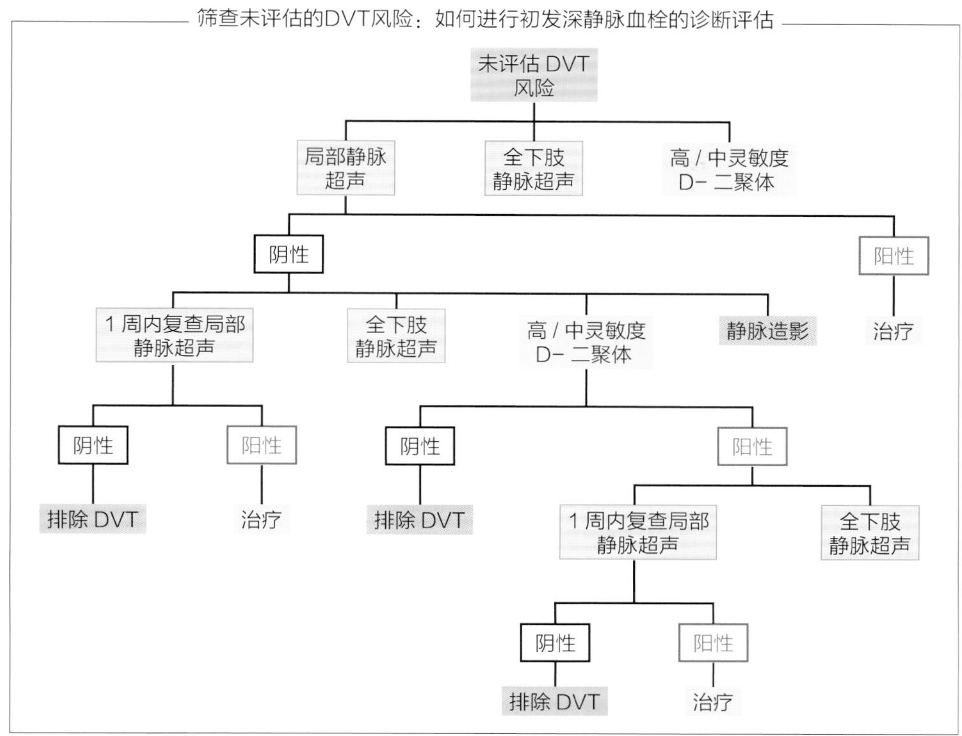


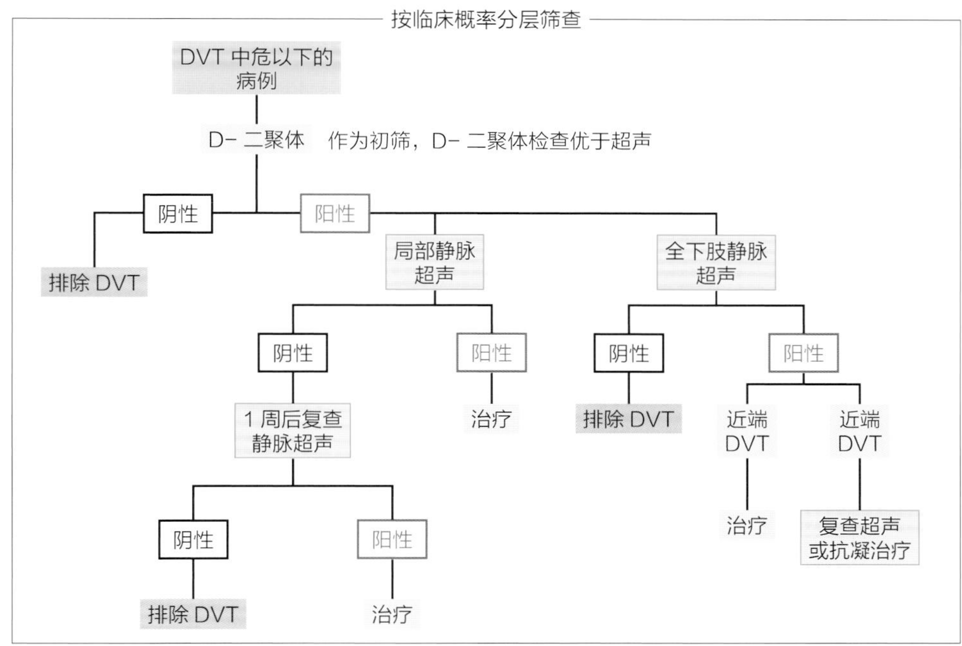


图1.43　DVT的筛查[12,13]

## CEAP分类

慢性下肢静脉疾病的诊断多采用国际上的临床分类，即 CEAP 分类（表 1.6）[14]。CEAP 分类通过临床表现（clinical manifestation）、病原学（etiologic factors）、解剖学表现（anatomic distribution of disease）及病理生理学表现（pathophysiologic findings）4 个方面来评估慢性下

肢静脉疾病。虽然有些复杂，但通过它可以精准掌握慢性下肢静脉疾病的病情，从而得到正确的诊断。

**简短备忘录**

**皮下脂肪硬化症（lipodermatosclerosis，LDS）（图1.44）**

皮下脂肪硬化症属于 CEAP 分类中的 C4b。这是一种静脉周围的脂肪组织发生炎症性硬化，并且容易形成溃疡的情况。这时曲张的静脉变得不明显，病变区触之较周围坚硬，多伴有色素沉着，踝部水肿也较多见。LDS 的急性加重会导致发红和压痛，类似于蜂窝织炎或血栓性静脉炎。发生血栓性静脉炎时可触及充满血栓的坚硬的静脉，但 LDS 中所触及的静脉是柔软的。需要注意的是，LDS 出现于隐静脉曲张的晚期，也经常发生于非长期站立工作的老年人身上[15]。

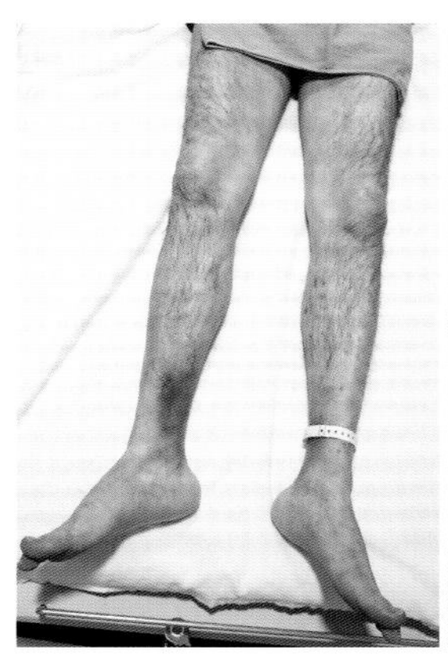

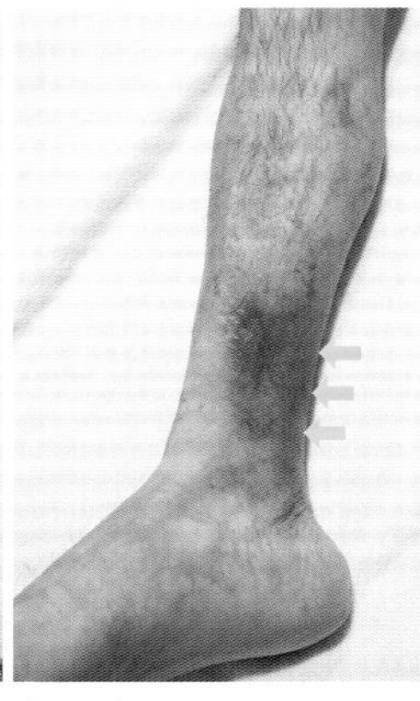

曲张的静脉变得不明显，病变区触之较周围坚硬，多伴有色素沉着，踝部水肿也较多见

图1.44　皮下脂肪硬化症（LDS）

**简短备忘录**

**腿抽筋**

由于腿抽筋的原因多种多样，准确的鉴别诊断往往很困难。它经常发生在睡眠期间，尤其是在黎明时分，并且不仅可能发生在小腿上，还可能发生在脚趾和大腿上。很多患者通常并不认为腿抽筋是静脉曲张的症状，容易忽略掉，所以最好在问诊时详细询问。静脉曲张引起的腿抽筋往往发生在静脉曲张的早期阶段，并且具有随着静脉曲张进展而消失的特征。这类患者会有“以前睡觉时经常抽筋，但最近不抽了”的主诉[15]。

## 应急医疗中的下肢静脉超声检查（图1.45）

灾区的下肢静脉超声检查往往不同于医院的检查工作。下面总结了在参加医疗支援活动之前应该提前掌握的事项。

## 检查环境

医院的检查室相对私密，可以根据检查的要求调整房间的亮度、温度及检查床的高度。但大多避难所是不具备上述条件的。所以要根据每个避难所的具体情况，对检查环境进行相应调整。

## 检查设备

在发生灾害的医疗现场，经常使用小型或便携式超声波诊断设备，一些平时不常用的设备此时不得不使用。为了提高检查效率，须提前熟练掌握这些设备的使用方法。

## 检查体位

检查体位与在医院时没有太大区别，根据患者的一般状态选择体位就可以。一般采用坐位，无法取坐位者应采用仰卧位。另外，检查者的检查姿势与在医院时的姿势有很大不同，检查通常是直接坐在地板上进行的。

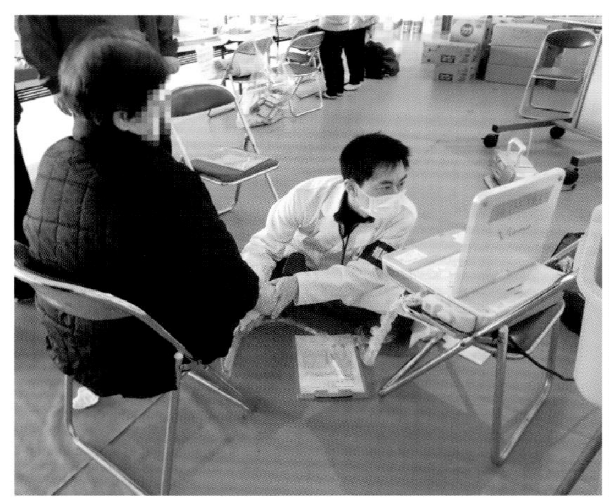
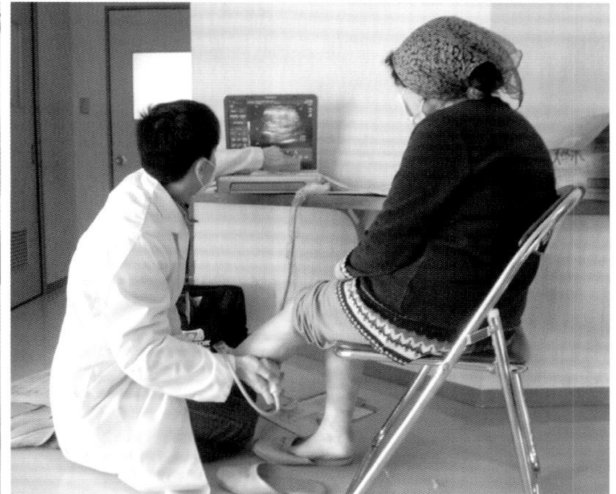

图1.45　避难所中的下肢静脉超声检查

## 检查时间和部位

在避难所进行的检查，因检查时间和地点受限，检查时间（包括写超声报告）每人限于 3 ～ 5 分钟，检查部位仅限于小腿。虽然检查时间短，但千万不能忽略对被迫生活在严酷环境中的避难者的关怀。

## 评估

与在医院进行的检查一样，评估应遵循指南进行。此时不仅要评估血栓的有无，存在血栓时还要评估血栓的性质和形态及其与血管壁的联系，没有血栓时要评估 DVT 好发部位——比目鱼肌静脉的扩张情况。

# 参考文献


[1] 山本哲也. “下肢静脈”. 血管エコー. 東京，ベクトルコア，2014，140-75.（コンパクト超音波 α シリーズ）

[2] 循環器病の診断と治療に関するガイドライン（2008 年度合同研究班報告）. 肺血栓塞栓症および深部静脈血栓症の診断，治療，予防に関するガイドライン（2009 年改訂版）. http://www.j-circ.or.jp/guideline/pdf/JCS2009_andoh_ h.pd.

[3] 山本哲也. “下肢静脈エコー”. めざせ! 血管エコー職人. 東京，中外医学社，2013，150-92.

[4] 山本哲也. 基礎理論の臨床応用技術：血管領域. 超音波基礎技術テキスト. 超音波検査技術特別号. 37（7），2012，229-50.

[5] 山本哲也ほか. 下肢静脈瘤の超音波検査法. 下肢静脈疾患と超音波検査の進め方. 2005，81-95.（Medical Technology 別冊　超音波エキスパート 6）

[6] 山本哲也ほか. 血管エコー実施時の注意点：検査手順とピットフォール. Vascular Lab. 3（4），2006，77-84.

[7] 肺血栓塞栓症および深部静脈血栓症の診断，治療，予防に関するガイドライン（2017 年改訂版）. http://www.j-circ. or.jp/guideline/pdf/JCS2017_ito_h.pdf（2018 年 3 月閲覧）.

[8] Joseph, A. et al. VTE Risk Factor Assessment Tool. CHEST. 141, 2012, 227-77s.

[9] Wells, PS. et al. Value of assessment of pretest probability of deep-vein thrombosis inclinical management. Lancet. 350, 1997, 1795-8.

[10] 松尾汎ほか. 超音波による深部静脈血栓症・下肢静脈瘤の標準的評価法. 日本超音波医学会. 2017. http://www.jsum.or.jp/committee/diagnostic/pdf/deep_vein_thrombosis.pdf（2018 年 3 月閲覧）.

[11] Prandoni, P. et al. Deep vein thrombosis of the lower limbs：diagnosis and management. Baillieres Best Pract Res Clin Haematol. 12, 1999, 533-54.

[12] Guyatt, GH. et al. Introduction to the ninth edition: antithrombotic therapy and prevention of thrombosis, 9th ed：American college of chest physicians evidence-based clinical practice guidelines. Chest. 141（2 Suppl）, 2012, 48S-52S.

[13] Bates, SM. et al. Diagnosis of DVT: antithrombotic therapy and prevention of thrombosis, 9th ed：american college of chest physicians evidence-based clinical practice guidelines. Chest. 141（2 Suppl）, 2012, 351S-418S.

[14] Eklof, B. et al. Revision of the CEAP classification for chronic venous disorders：consensus statement. J Vasc Surg. 40, 2004, 1248-52.

[15] 広川雅之. “静脈瘤の初期に起こる足のつり”. これでわかった下肢静脈瘤診療. 東京，日本医事新報社，2009，18.

# 第 2 章

# 下肢静脉疾病的超声诊断技巧

# 深静脉血栓的超声诊断技巧

## 超声扫描方法与正常图像

### 下腔静脉

嘱患者取仰卧位，放松腹部肌肉。进行横断面扫描时，将探头置于上腹正中（剑突下），可以看到搏动的腹主动脉。检查前首先要排除腹主动脉瘤的存在（图 2.1）。在屏幕上可以看到位于腹主动脉左侧的下腔静脉（图 2.2）。如果血管的识别比较困难，可以结合彩色多普勒。一般来讲腹主动脉的横断面显影为正圆形，下腔静脉的横断面显影则为扁平的类椭圆形（图 2.3），但如果静脉压升高时，也可以呈正圆形。将探头向近心端倾斜时，可观察到下腔静脉流入右心房的流入部位。将探头向远心端移动时可以看到汇入的左、右肾静脉。进一步向远心端扫描，可以观察到脐附近左、右髂总静脉的分叉处。

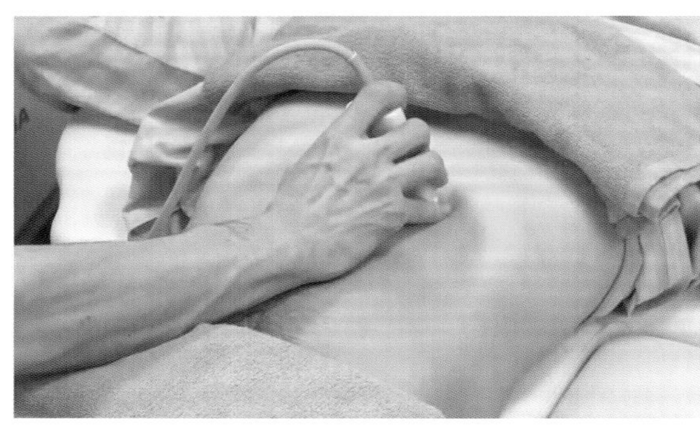

视频2.1

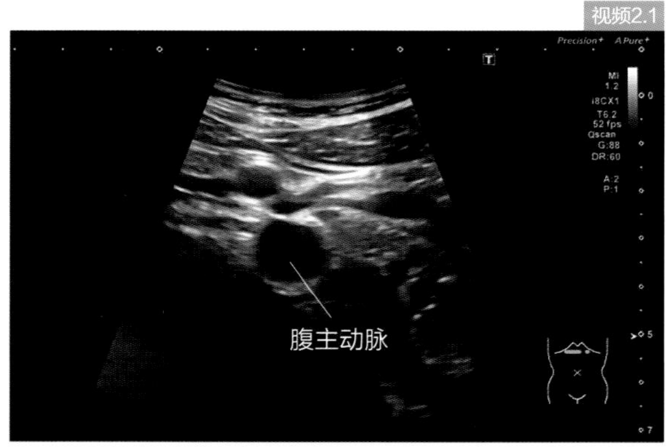


图2.1　下腔静脉的扫描方法
扫描下腔静脉，可将腹主动脉作为参照物，在检查之前首先要排除腹主动脉瘤的存在

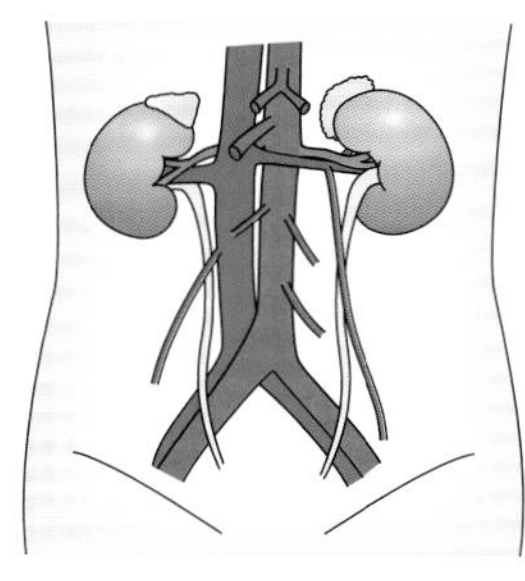

a. 扫描出腹主动脉
b. 将探头移向患者右侧时，下腔静脉显影
c. 将探头顺时针旋转 90°，可以看到下腔静脉的纵断面影像
d. 将探头略移向患者左侧，可以看到腹主动脉纵断面影像

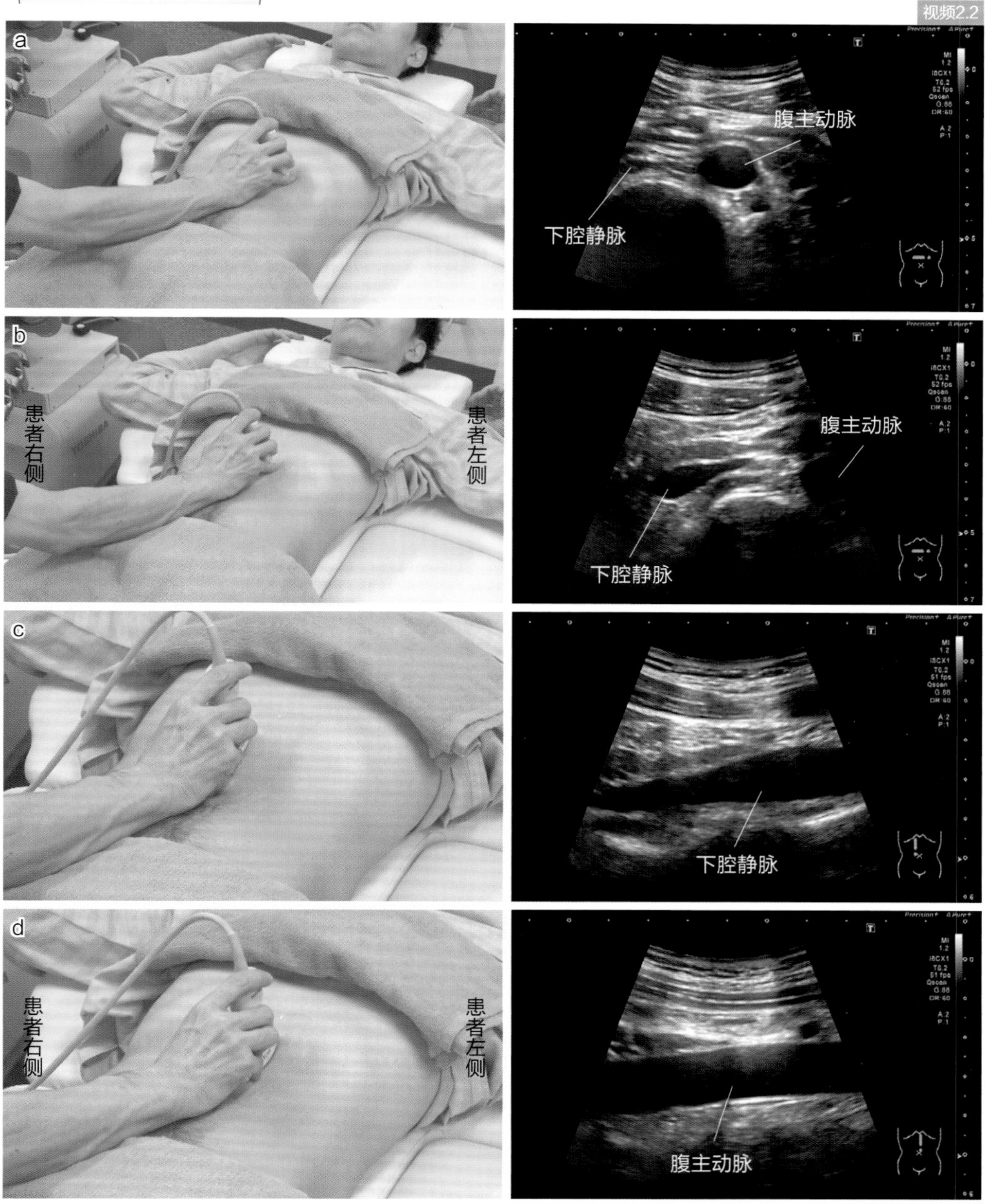

视频2.2

图2.2　下腔静脉和腹主动脉的位置关系

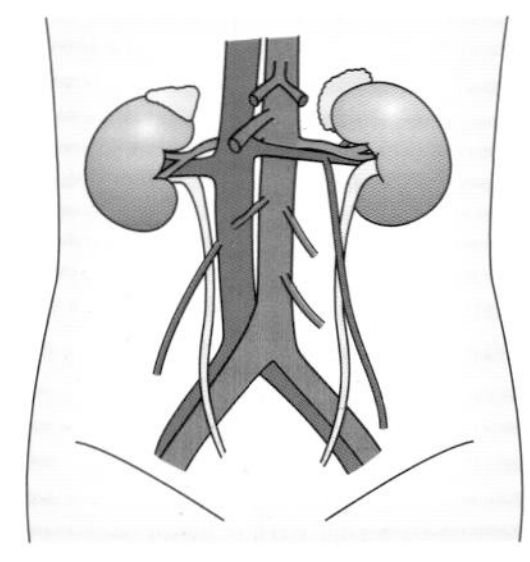

a. 扫描出腹主动脉，识别血管比较困难时，可以结合彩色多普勒
b. 将探头移向患者右侧时，下腔静脉横断面显影
c. 确认下腔静脉后向远心端扫描，通常腹主动脉横断面显影为正圆形，下腔静脉横断面显影则为扁平的类椭圆形

视频2.3

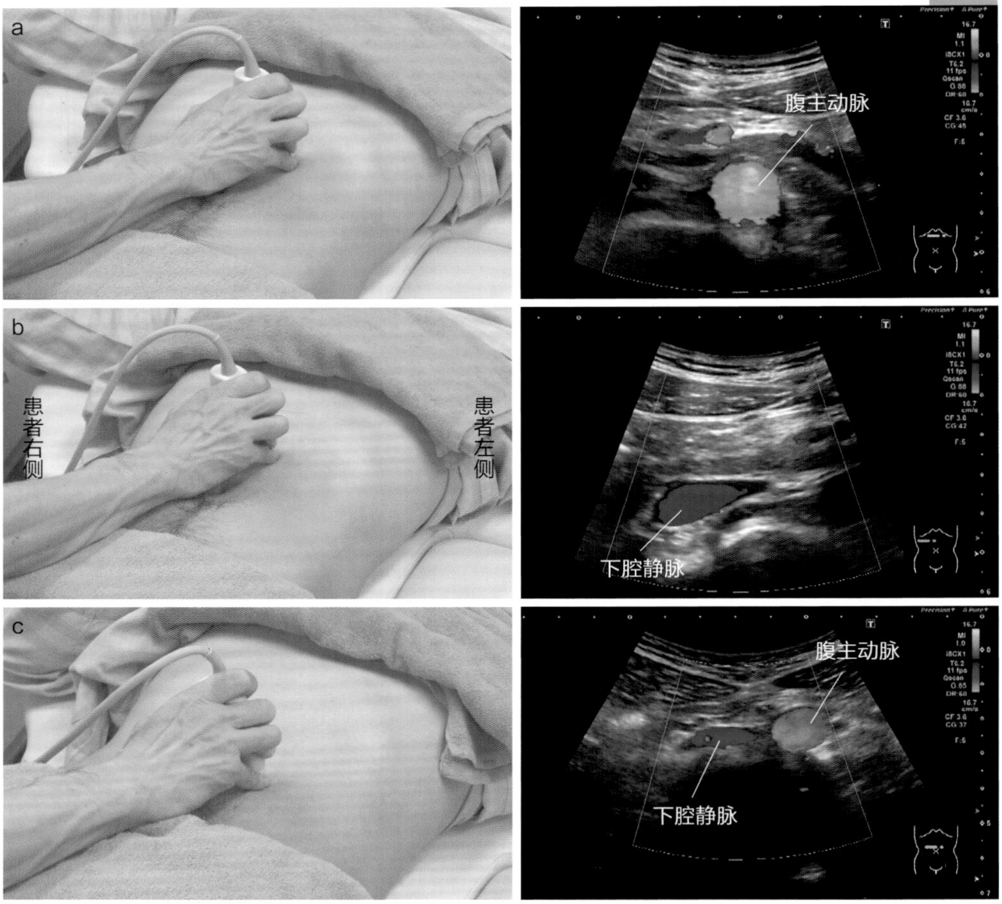

图2.3　下腔静脉的扫描

## 技能教学

### 调整呼吸（图 2.4）

静脉压不高的患者的下腔静脉因显影较扁平，所以有时不易被捕捉到。特别是那些肥胖患者，因血管位置比较深，这种现象尤为明显。即使通过彩色多普勒确认血流，在B超模式下也难以详细观察血管管腔。

一般情况下，吸气时胸腔内压降低，导致回心血量增加。然而，吸气时屏住呼吸（Valsalva 负荷）会增加胸腔内压并减少回心血量。此时下腔静脉扩张，再加上呼吸波动消失，可以得到稳定的图像。此外，在吸气期间，肺部扩张，膈肌下移，将肝脏压向下方。通过将下移的肝脏作为声窗，可以获得清晰的图像。

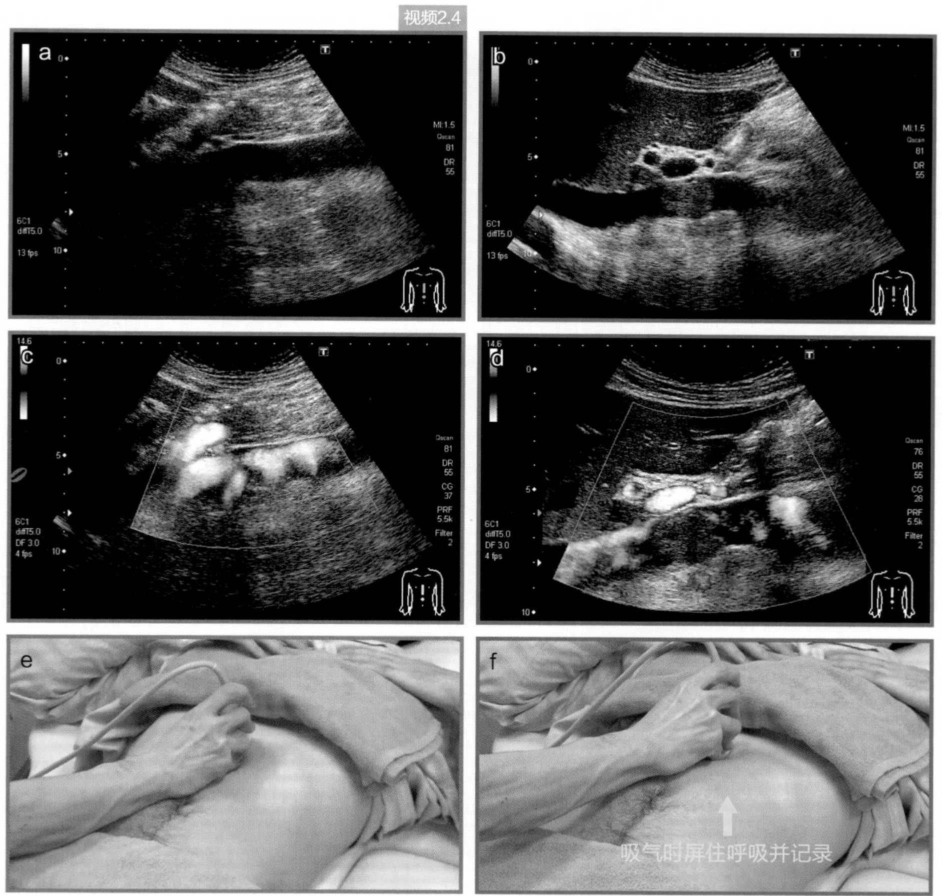


图2.4　调整呼吸

同一患者同一天的相同部位的影像。红色框内的图像是不合理的扫描方法，蓝色框内的图像是正确的扫描方法。

a图中未扫描出下腔静脉的异常，但在b图可观察到肿物样病变。c图中可见下腔静脉整个管腔内充满血流信号，但d图可见绕过肿物的血流。红色框内是未调整呼吸的图像，而蓝色框内是吸气时屏住呼吸，以肝脏为声窗的图像。单纯通过调整呼吸就可以得到不同的图像。请反复观察并注意：不同于红框内的图像，蓝框内的图像是不受呼吸干扰的稳定图像。此外，将肝脏作为声窗时，虽然血管显影位置比较深，但超声的穿透性良好

## 技能教学

### 取侧卧位从侧面观察（图 2.5）

在腹部比较饱满的情况下，取仰卧位从正面检查会因血管位置比较深，经常导致下腔静脉不清晰。在这种情况下，通过取左侧卧位略偏右侧进行扫描，可以在腹主动脉前方看到下腔静脉，从而缩短诊断距离。

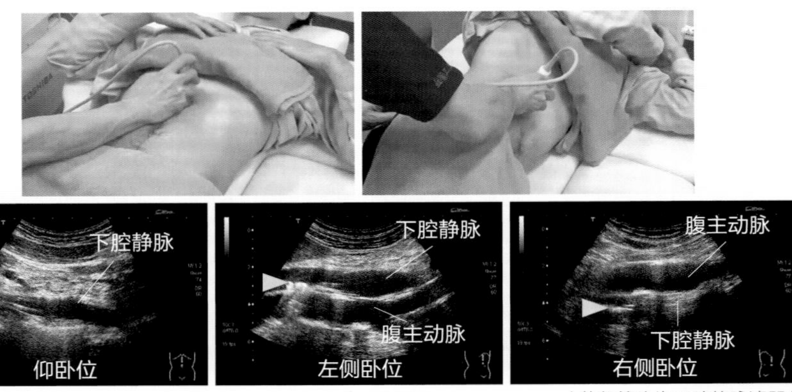


（黄色箭头为下腔静脉滤器）

图2.5　取侧卧位从略偏侧面观察

## 简短备忘录

### 确认下腔静脉管腔内部（图 2.6）

单纯用 B 超模式评估下腔静脉管腔内情况比较困难，所以结合彩色多普勒或者是新近开发利用的高分辨率彩超会得到满意的效果。当遇到血流充盈缺损时，应高度怀疑血栓，应将 B 超模式的设备条件调整至最佳。有时可以使用线阵探头，能获得意想不到的效果。

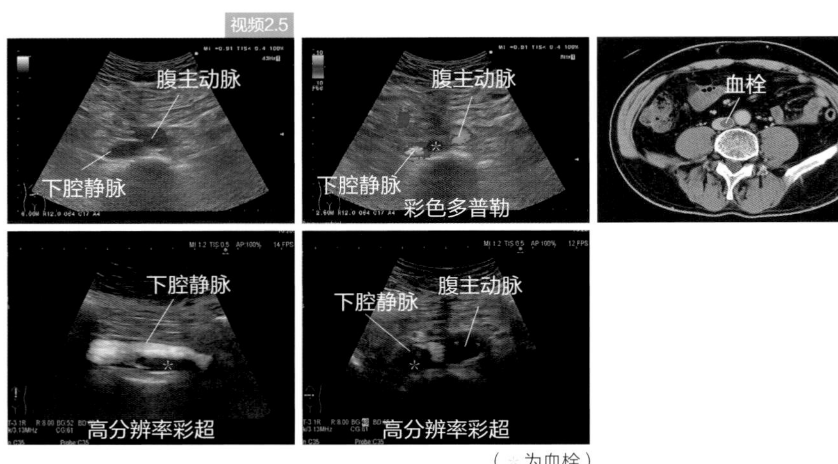


（☆为血栓）

图2.6　确认下腔静脉管腔内部

## 陷　阱

### 左位下腔静脉和双下腔静脉（图 2.7）

走行于腹主动脉左侧的左位下腔静脉和走行于腹主动脉两侧的双下腔静脉是下腔静脉的常见畸形。在观察下腔静脉时，要通过扫描断面来确认其与腹主动脉的位置关系。左位下腔静脉多在肾静脉水平横跨腹主动脉前方，且横跨部位易引起器质性狭窄，所以须仔细观察。此外，合并髂静脉压迫综合征（iliac compression syndrome）时，左髂总静脉因狭窄而成为血栓的好发部位。还有，当发现左位下腔静脉时，应取右侧卧位，从左侧进行检查。

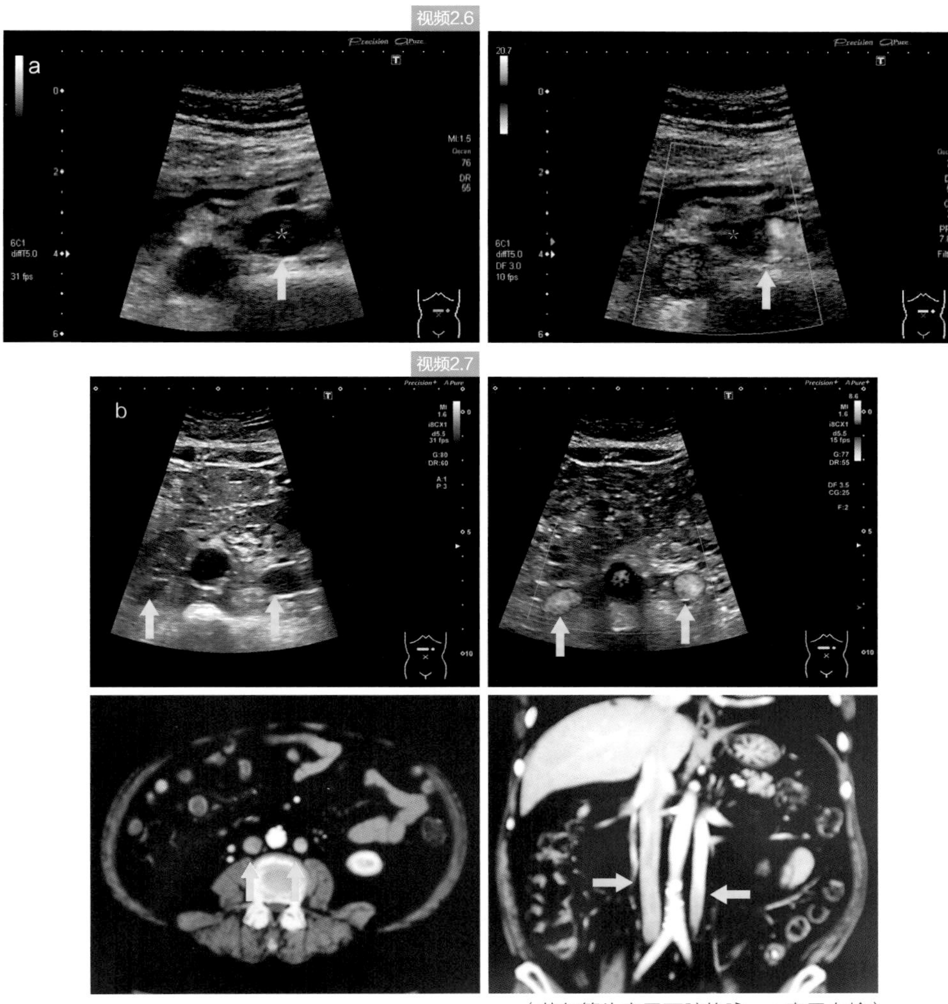


（黄色箭头表示下腔静脉，* 表示血栓）

图2.7　左位下腔静脉和双下腔静脉

a. 左位下腔静脉，下腔静脉走行于腹主动脉左侧

b. 双下腔静脉，下腔静脉走行于腹主动脉两侧

## 髂静脉

基本体位与下腔静脉一样，取仰卧位。

### 从近心端观察（图 2.8、2.9）

从脐部稍上方进行横断面扫描，画面显示右侧为腹主动脉，左侧为下腔静脉。这时结合彩色多普勒，比较容易识别[1]。将探头向远心端慢慢移动，可以看到腹主动脉分为左、右髂总动脉。再向远心端稍微移动探头，可见左、右髂总静脉汇合为下腔静脉。位置较深的髂内静脉与位置相对表浅的髂外静脉汇合为髂总静脉。通常情况下，髂静脉走行于髂动脉的背侧，因此，如果将动脉作为参照物，则更容易观察到髂静脉[1,2]。

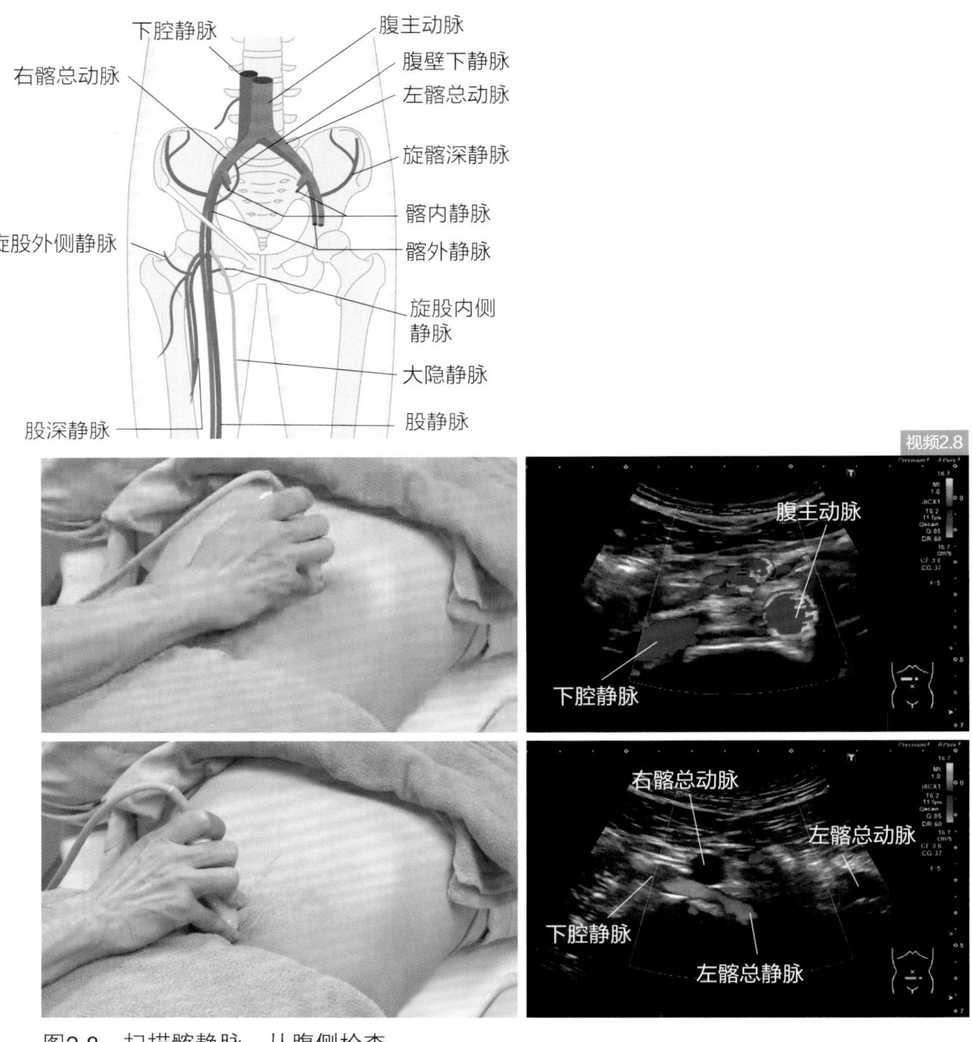


图2.8　扫描髂静脉：从腹侧检查

画面显示右侧为腹主动脉，左侧为下腔静脉。将探头向远心端移动，可以看到约在脐水平腹主动脉分为左、右髂总动脉。再向远心端稍微移动探头，可见左、右髂总静脉汇合为下腔静脉

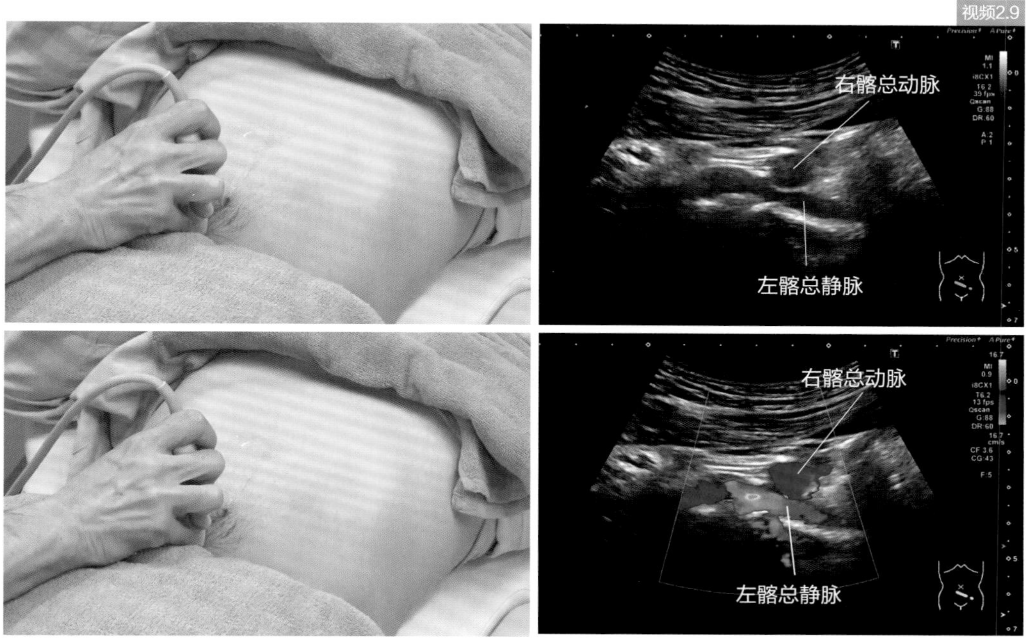


图2.9　扫描髂静脉：从腹侧检查
自横断面顺时针旋转探头约45°，可以看到走行于右髂总动脉与腰椎之间的左髂总静脉纵断面影像。结合彩色多普勒，可以看到清晰的血流信号

## 技能教学

**灵活运用假性髂静脉压迫综合征（pseudo iliac compression syndrome）（图 2.10）**

一般来说，检查髂静脉时应注意探头过度压迫引起的假性髂静脉压迫综合征。但可以利用这种假性髂静脉压迫综合征来确认左髂总静脉的血流。在左髂总静脉血流显示困难时，如果有意中断左髂总静脉的血流，然后慢慢放松，就可以清楚地看到左髂总静脉在右髂总动脉和腰椎之间的血流。当患者取左侧卧位并将受检侧的膝关节屈曲时也可以有效观察左髂总静脉的血流。

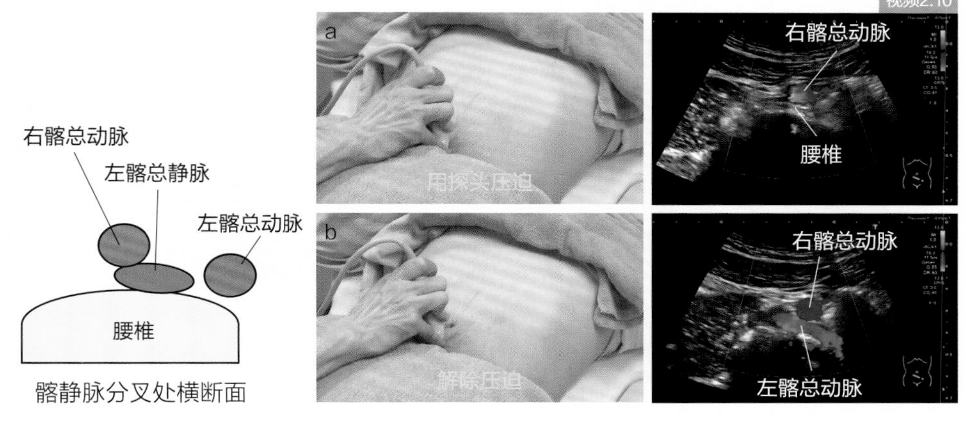


图2.10　灵活运用假性髂静脉压迫综合征
a. 用探头压迫时，右髂总动脉与腰椎之间的左髂总静脉受压，血流中断
b. 解除压迫时，左髂总静脉的血流清晰显影

从远心端观察

（1）从腹股沟韧带处检查（图 2.11）

若无法明确定位髂总静脉，建议从髂外静脉位置比较表浅的腹股沟韧带处开始扫描。在此处充分利用凸阵型探头的弓形，纵断面扫描髂外静脉并移向近心端，就可以找到髂总静脉。操作要点是扫描时要向髂外静脉施加一定压力。结合彩色多普勒时，患者应进行轻微的腹式呼吸，这样吸气时静脉扩张，呼气时血流信号清晰显影。应注意，腹式呼吸过深会导致血流信号显影困难。

（2）以髂腰肌作为参照检查（图 2.12）

如果从腹股沟韧带处检查比较困难，建议以髂骨前方的髂腰肌为参照物来定位血管。在横断面将血管深度标尺稍微调深，就可以扫描到髂腰肌，并可以看到紧邻髂腰肌侧方走行的动、静脉。还有在纵断面扫描出髂腰肌时，将超声波声束稍向内侧倾斜也可以定位动、静脉。

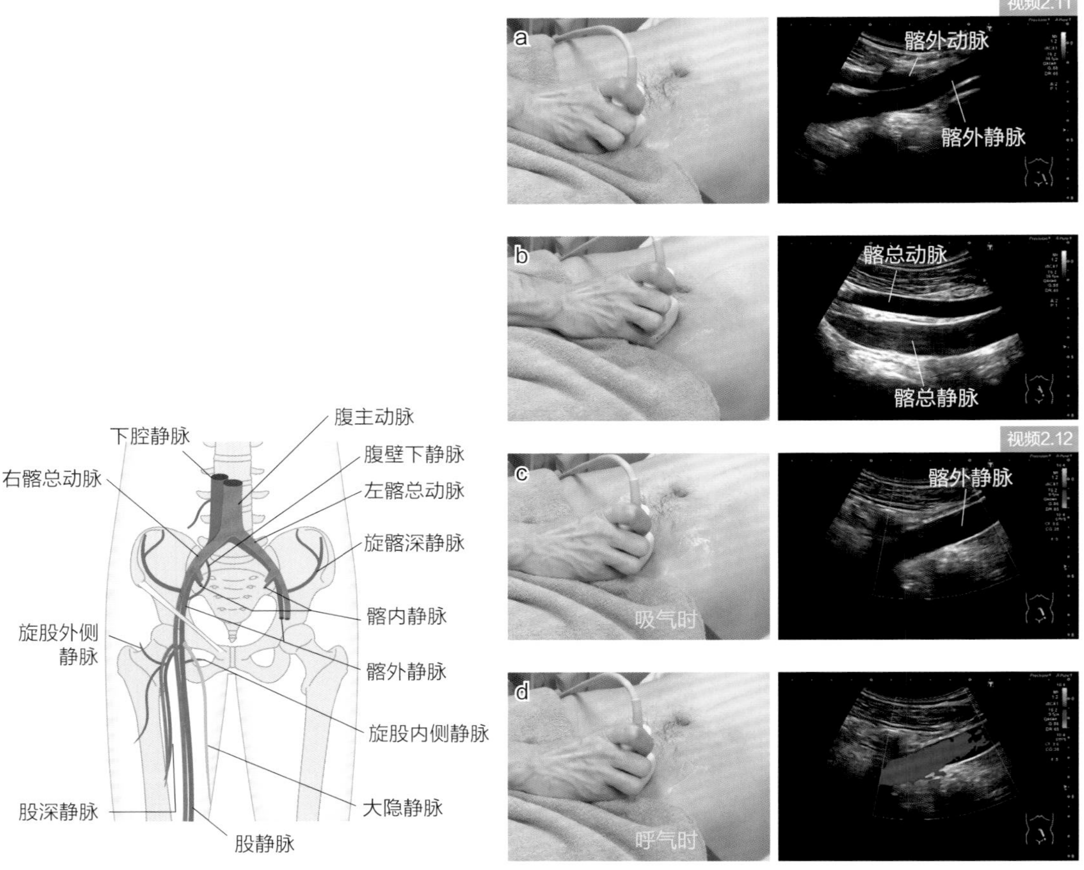


图2.11　扫描髂静脉，从腹股沟韧带处检查

a. 自腹股沟韧带处以纵断面进行扫描。b. 充分利用凸阵型探头的弓形，向近心端扫描，直到看到髂总静脉；操作要点是要在动脉深面寻找静脉，且扫描时向髂静脉施加一定压力。c. 结合彩色多普勒时，患者应尽量进行轻微的腹式呼吸；吸气时血流信号虽然消失，但静脉管腔得到扩张。d. 呼气时可以扫描出清晰的血流信号

视频2.13

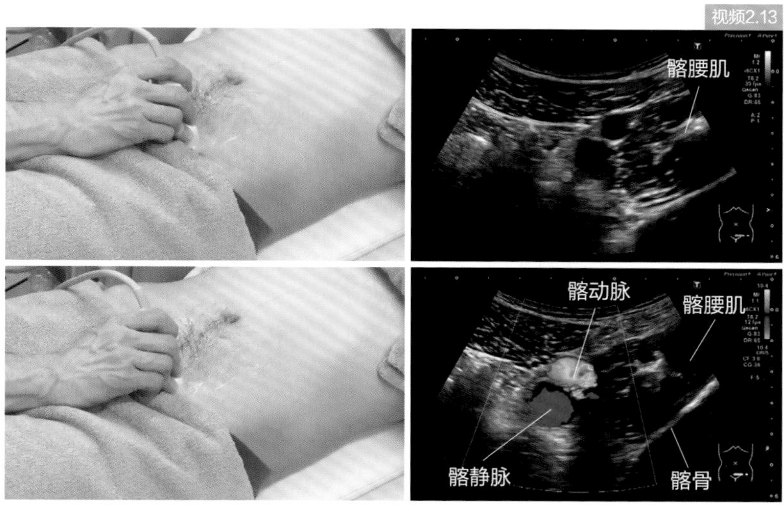


图2.12　扫描髂静脉，以髂腰肌作为参照检查

以髂骨前方的髂腰肌为参照物来定位血管。在横断面将血管深度标尺稍微调深，就可以扫描到髂腰肌，并可以看到紧邻髂腰肌侧方走行的动、静脉

## 技能教学

**短时间内使髂静脉简单、清晰地显影的秘诀**

不少检查者不擅长扫描髂静脉。然而，最近的超声诊断设备具备的优越性能使扫描髂静脉变得轻松。观察髂静脉，不能从刚开始就依赖CT，要养成先用超声观察的习惯。

对解剖结构的充分掌握非常重要。一般来讲超声医生是从解剖结构正面观开始学习的。然而，在超声检查中，除了了解正面图像，侧面图像也很重要（图2.13）。通过从不同角度了解特定部位的解剖特征，可以掌握超声检查的要点，并且可以在短时间内轻松扫描出清晰的图像。换句话说，得到提高的捷径是熟悉解剖结构，并以解剖结构为基础进行检查。表2.1中详细叙述了髂静脉的解剖学特征和超声检查要点。

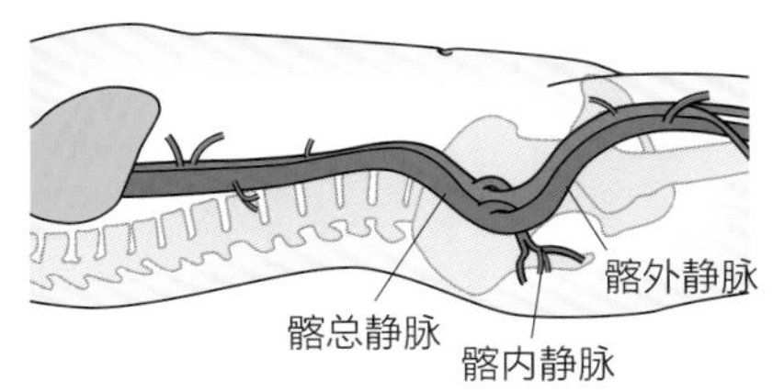


图2.13　解剖图侧面观

- 动、静脉并行
- 静脉走行于动脉背侧
- 动、静脉的前方有胃肠道
- 斜行走行至深面
- 先向深面走行，后向浅面走行

表 2.1　髂静脉的解剖学特征与超声检查要点

| 解剖学特征 | 超声检查要点 |
|---|---|
| 动、静脉并行 | 将动脉作为参照物寻找静脉 |
| 静脉走行于动脉背侧 | 将动脉作为声窗扫描出静脉 |
| 动、静脉的前方有胃肠道 | 为了避免来自胃肠道的干扰，从外侧进行检查。尽量缩短探头与动脉之间的距离 |
| 斜行走行于深面 | 因走行位置比较深，不适合使用压迫法。但因斜行走行，适合使用彩色多普勒 |
| 先向深面走行，后向浅面走行 | 应从比较表浅的一侧进行扫描。此时，在 B 超模式下压迫探头的一侧，使血管走行的显影轨迹尽量变直 |

## 技能教学

**针对显影差的对策**[2,3]

针对血管位置深的应对策略（图2.14）

因动、静脉并行，所以将走行于前方的动脉作为声窗，可以明确扫描出髂静脉。此时，于动脉深面寻找到静脉，尽量缩短探头与动脉之间的距离，并在向静脉施加一定压力（静脉不被压瘪的程度）的同时进行扫描。在B超模式下压迫探头的一侧，使血管走行的显影轨迹尽量变直，可以得到清晰图像。

针对胃肠道积气的应对策略（图2.14）

因胃肠道积气的干扰导致显影差时，检查不是从下腹正中开始，而是从下腹侧方开始。此时，用探头对下腹部施加一定压力，像将积气推向近心端一样进行检查会减少来自胃肠道积气的干扰。检查刚开始时，即使看到很多胃肠道积气，只要保持探头施压状态，有时画面也会逐渐变得清晰。不管怎么尝试都无法获得满意图像时，可先检查其他部位，然后回过头来再检查，有时也会扫描出目标血管。针对肠道积气的应对方法，归根结底是不轻易放弃，耐心地坚持。

存在巨大肿瘤时的应对策略（图2.15）

临床上经常会遇到因巨大的卵巢肿瘤或子宫肌瘤而导致检查难度增加的情况。遇到这种情况，

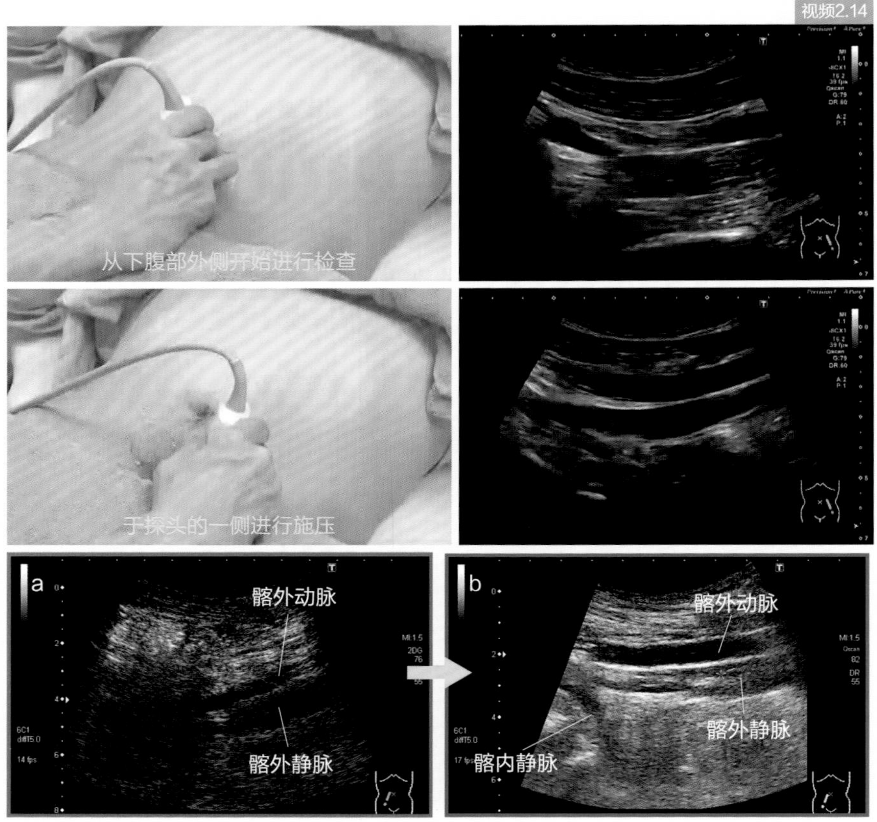


图2.14　针对显影差的对策

因胃肠道积气的干扰导致显影差时，检查不是从下腹正中开始，而是从下腹侧方开始。此时应：以动脉作为声窗扫描静脉；探头尽量靠近血管；扫描时应使超声波声束与血管壁垂直。做到了以上几点画面会从a（红色框）变成b（蓝色框），并可以扫描出血栓影像（*为血栓）

应从腹股沟开始进行检查。避开肿瘤部位，应充分利用探头的弓形，尽量从外侧向近心端扫描。当肿瘤回声接近无回声时，使用一些声窗也是有效的。此方法同样适用于孕妇。

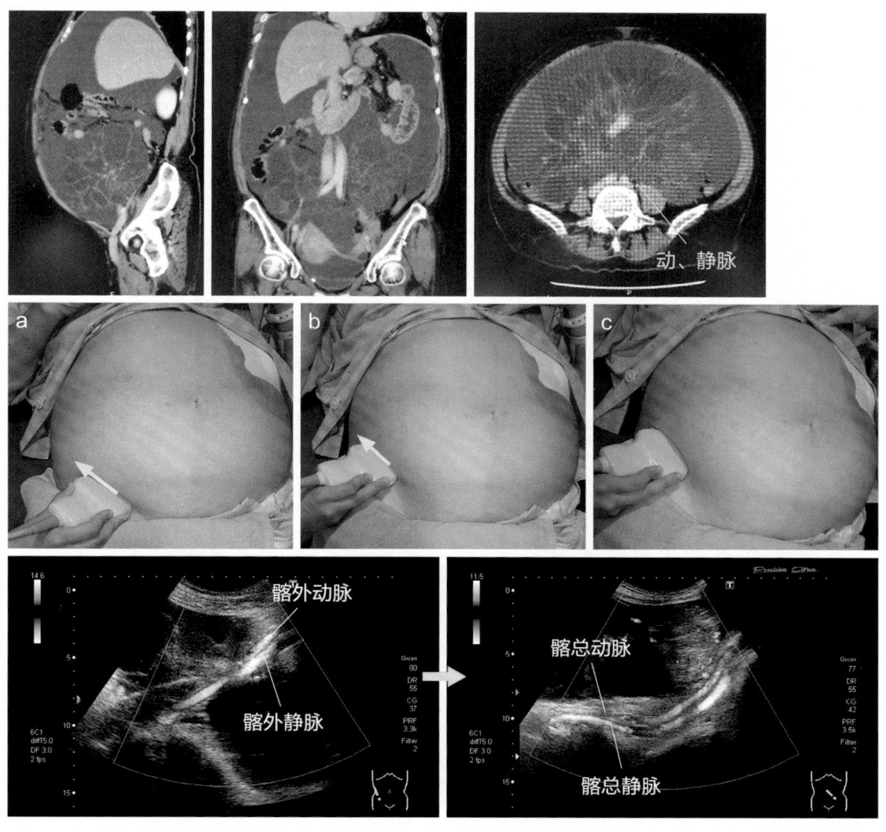


图2.15　针对巨大卵巢肿瘤的应对策略（同样适用于孕妇）

a. 自腹股沟韧带向近心端扫描。b. 从腹侧开始进行检查。 c. 利用低回声声窗

## 注　意

### 扩大检查范围以减少漏诊（图 2.16）

建议下肢静脉超声检查的观察范围不应仅限于下肢，而应尽可能增加检查范围。在检查下肢肿胀原因时常会发现意想不到的疾病，如经常会检查出腹主动脉瘤或主动脉夹层。此外，经常会遇到下肢肿胀伴有癌栓的情况，因此建议应从肾静脉水平的近心端开始观察。特别是肾细胞癌经常会侵犯下腔静脉，所以千万不能掉以轻心。

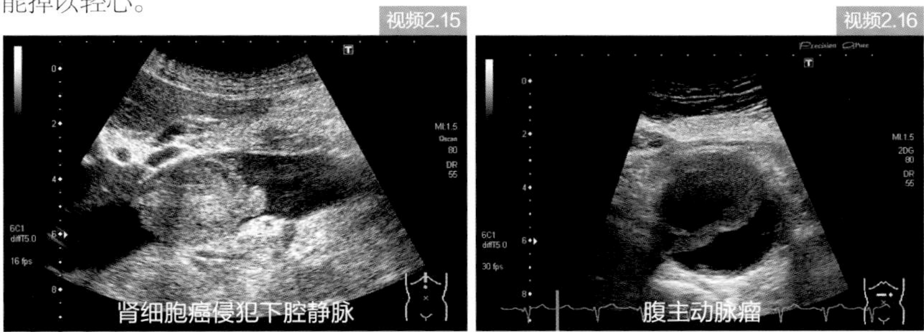


图2.16　扩大检查范围以减少漏诊

从肾静脉水平的近心端开始检查，经常会发现意想不到的疾病

## 技能教学

**增强髂静脉血流信号的技巧[2]（图 2.17）**

静脉回流与胸廓的运动、小腿肌肉泵的作用、动脉的推动、下肢的高度及静脉瓣有关。虽然下腔静脉和髂静脉几乎没有瓣膜，但是理解这些作用机制，并尝试多种增强血流的方法是非常重要的。

目前，经常使用的改变血流的方法有：呼吸负荷法、远端挤压法、腹部压迫法及体位改变法等。但未熟练掌握这些技巧就达不到满意效果。这时使受检下肢膝关节屈曲或者进行踝关节的屈曲运动，可以起到明显增加髂静脉血流的效果。使用这些方法时，如果患者能够配合，检查者只需保持探头位置，无须担心扫描平面移位。即使是对于初学者也没有什么难度，所以希望大家尝试一下（表2.2）。

在静息状态下很难扫描出血流信号

视频2.17

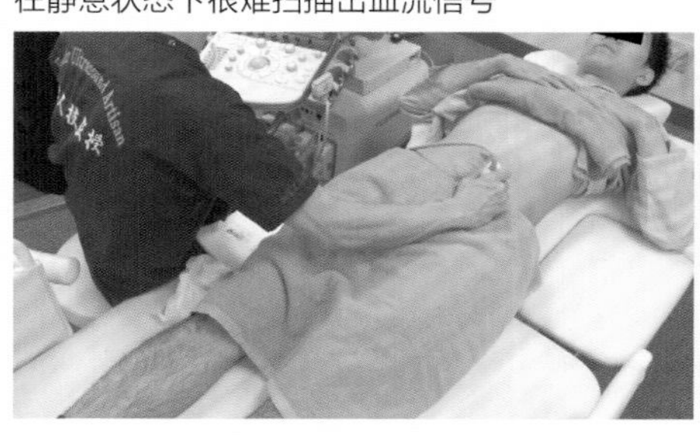

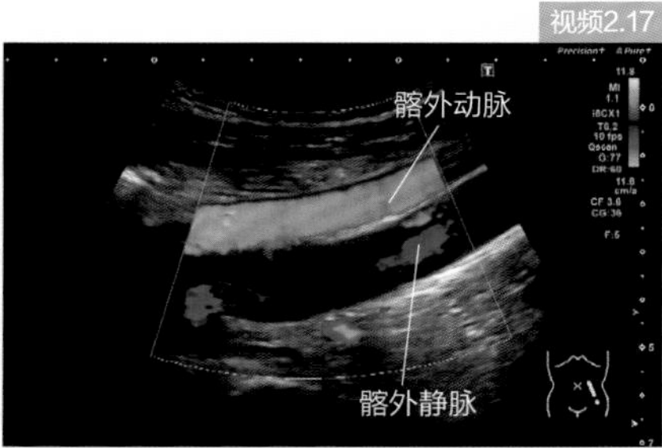


①嘱患者进行缓慢深呼吸

吸气时静脉血流被阻断，静脉管腔扩张

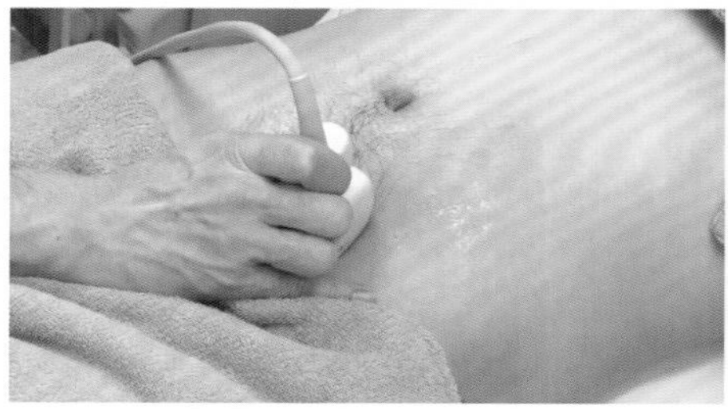

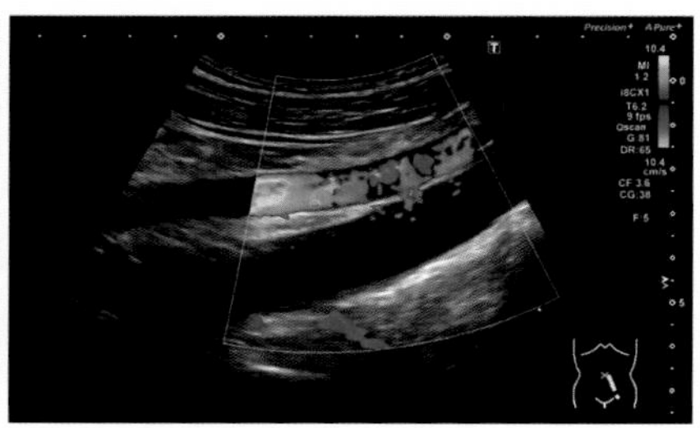

呼气时静脉血流清晰可见

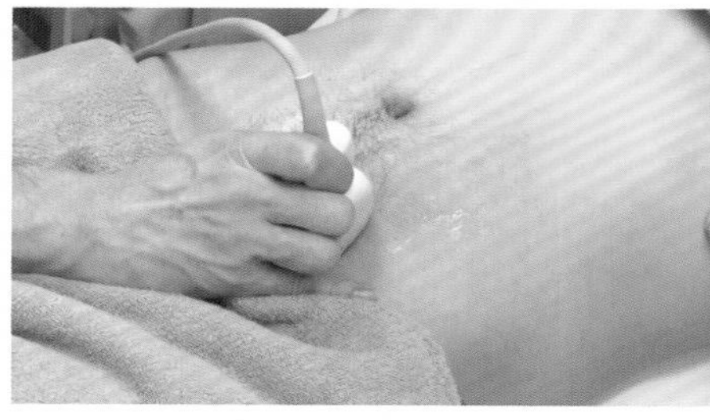

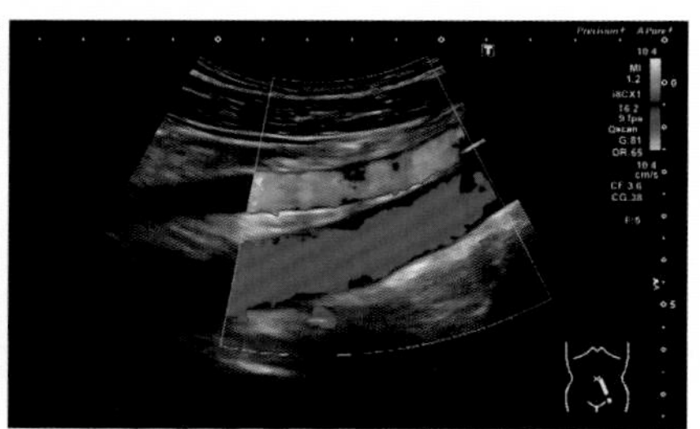

②轻轻压迫上腹部

轻压上腹部时，静脉血流会被阻断

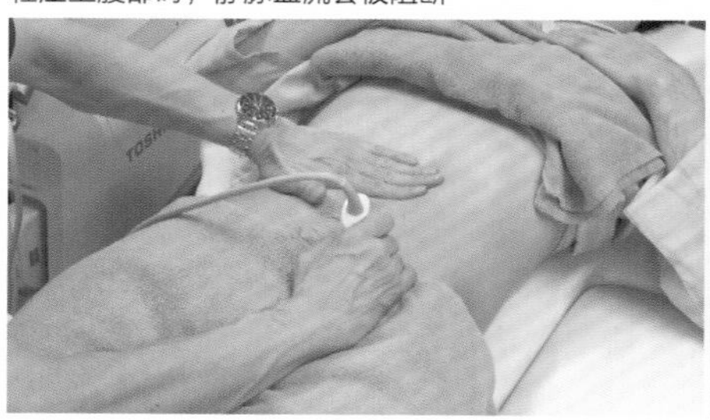

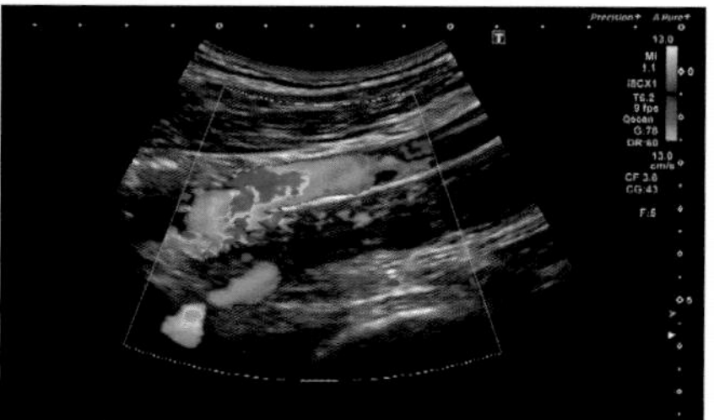

图2.17　增强髂静脉血流信号的技巧

解除压迫时静脉血流清晰可见

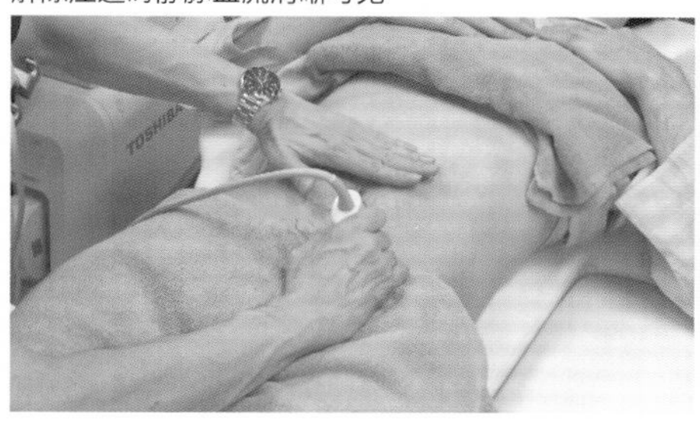

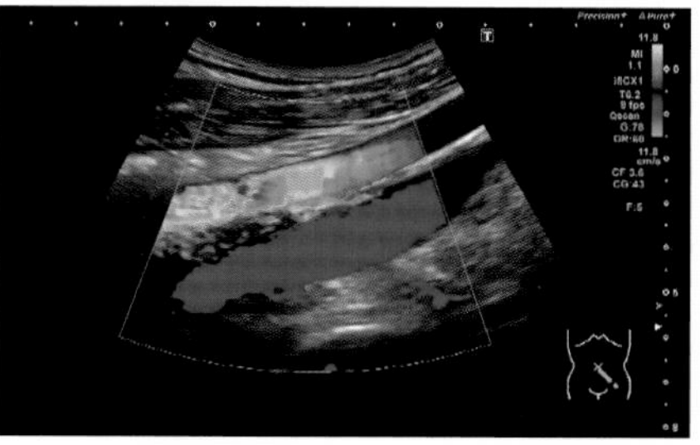

③压迫大腿段

即使压迫大腿段，血流信号也不清晰

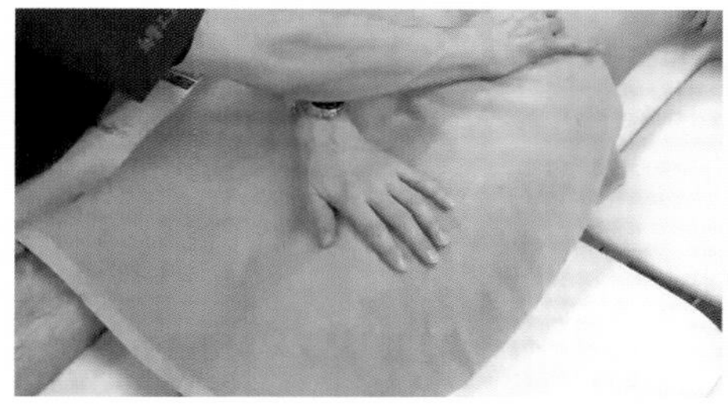

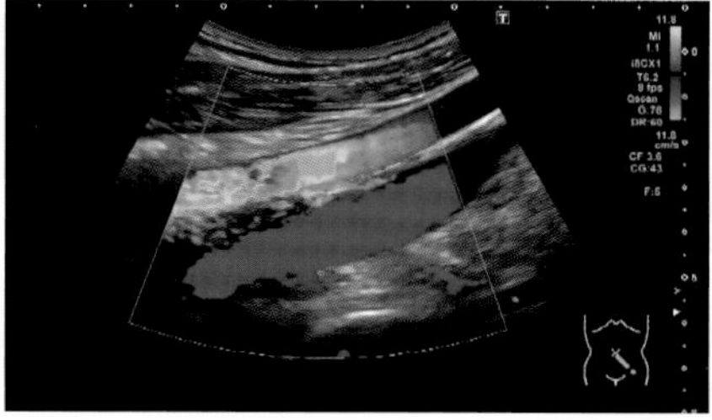

④受检侧膝关节屈曲

静息状态下无法扫描到血流信号

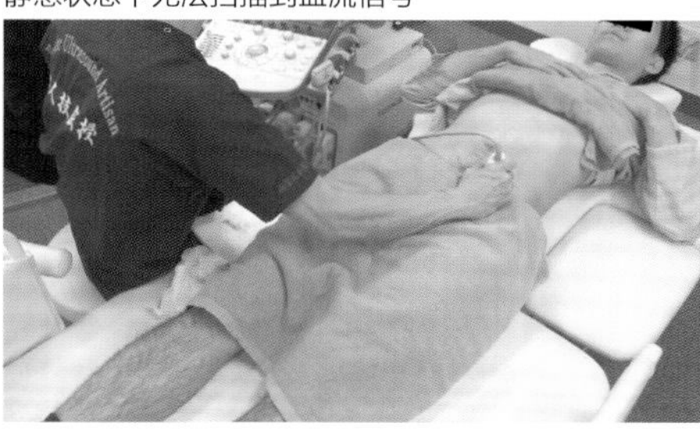

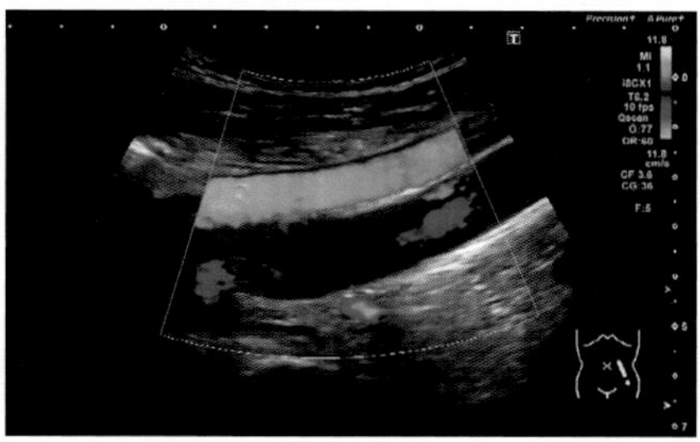

受检侧膝关节屈曲，可以扫描出清晰的静脉血流信号

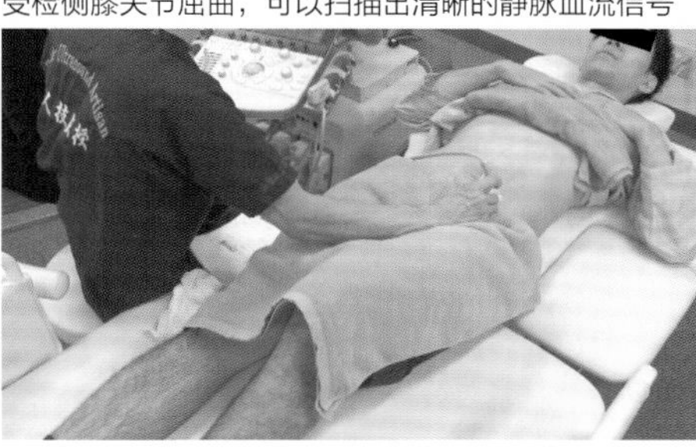

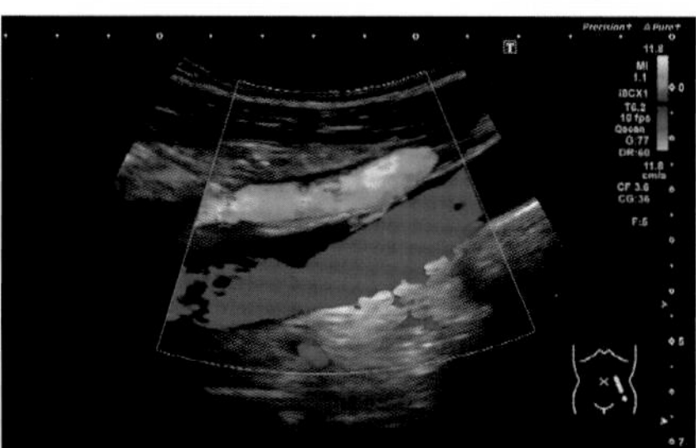

图2.17（续）　增强髂静脉血流信号的技巧

⑤受检侧踝关节的屈曲运动

静息状态下无法扫描到血流信号

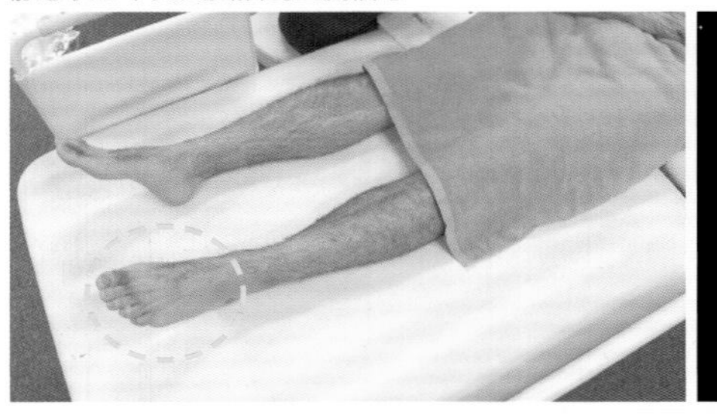

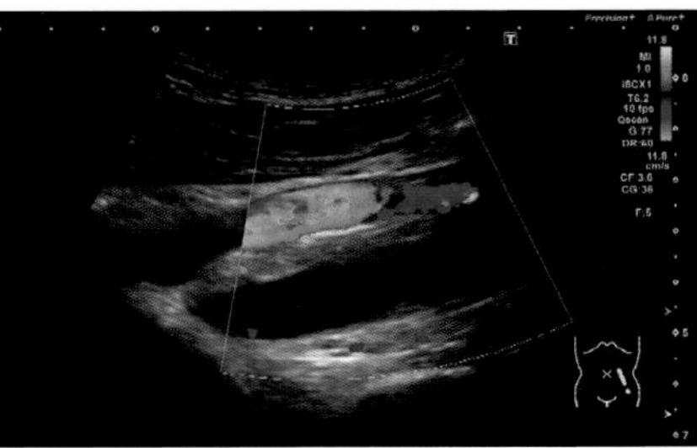

缓慢背屈踝关节时，可见清晰的静脉血流信号

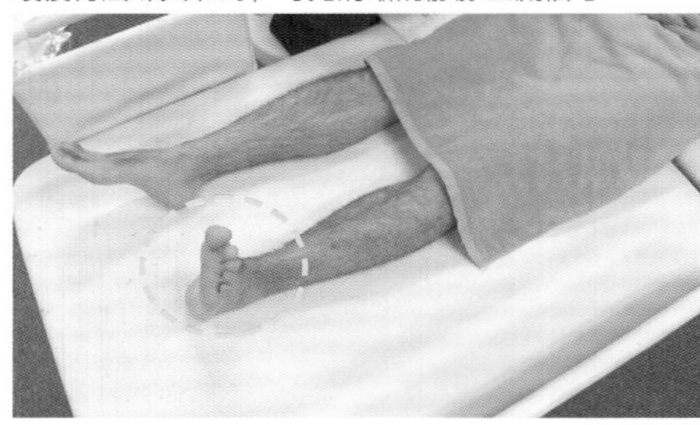

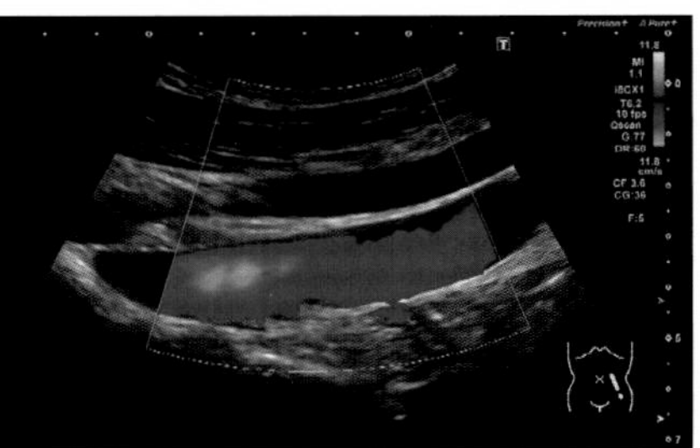

图2.17（续） 增强髂静脉血流信号的技巧

表 2.2 增强髂静脉血流的操作要领

· 挤压髂静脉远心端肢体
· 压迫髂静脉近心端肢体
· 嘱患者进行缓慢的深呼吸
· 屈曲受检侧膝关节
· 进行踝关节屈曲运动
· 仰卧位效果不满意时，可以取侧卧位

※ 注意：存在深静脉血栓时，以上方法易导致血栓脱落，所以操作时要注意。

## 股静脉（图2.18、2.19）

大多采取仰卧位，但是在患者可以变换体位的情况下，除腹股沟韧带附近外，取坐位时更加容易观察扩张的静脉。从腹股沟韧带附近开始，行横断面扫描可以看到并行的股动、静脉。将探头从腹股沟稍移向远心端，就可以看到股动脉分叉处附近的隐股点。再向远心端移动探头可以看到股静脉与股深静脉的汇合处。此处的血管走行位置比较表浅，所以比较容易被观察到。初学者一定不要用力按压探头，因为静脉管腔内的压力比较低，所以静脉受压时容易塌陷。无法识别深静脉时，可以先扫描动脉周围。此外，针对下肢肿胀等超声穿透性比较差的患者，建议使用凸阵型探头。

从腹股沟韧带附近开始，行横断面扫描，可以看到并行的股动、静脉

视频2.18

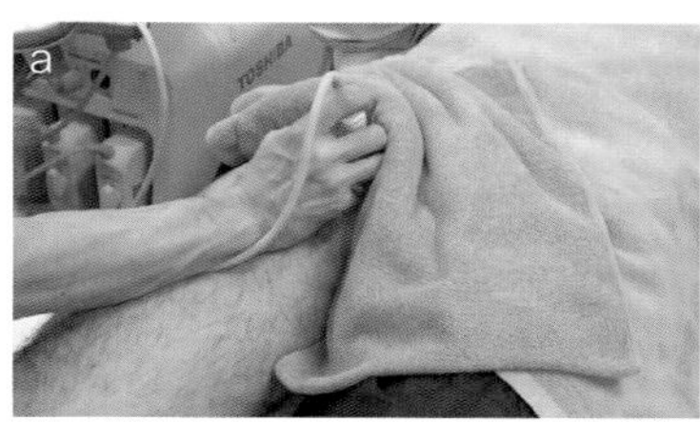


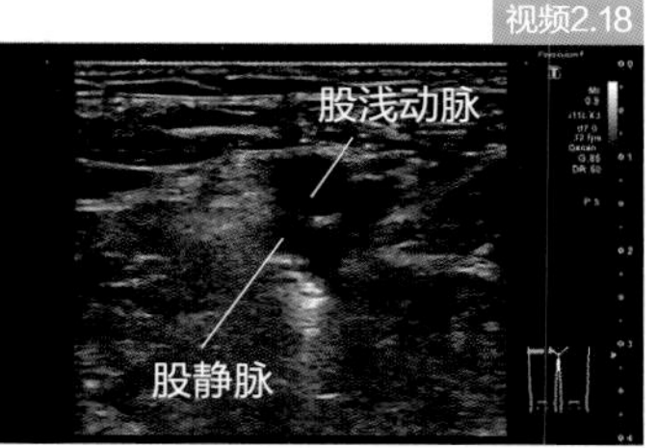


股静脉走行于大腿内侧，以股浅动脉为参照物进行扫描

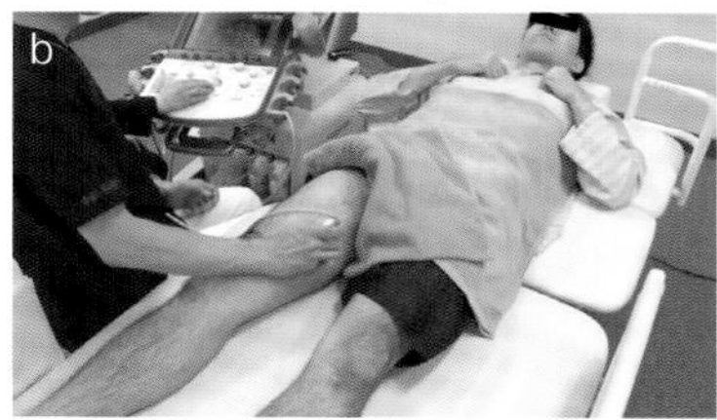


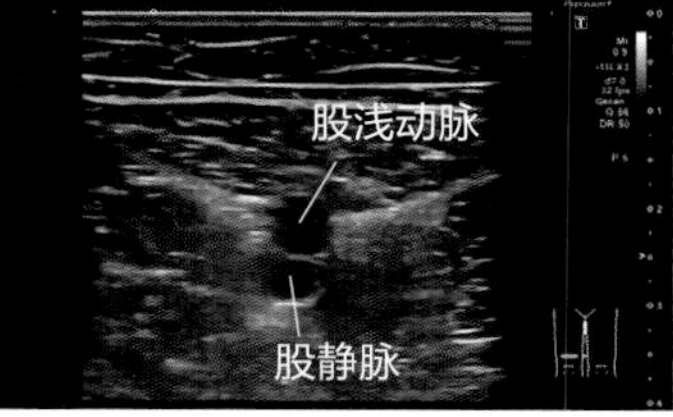


将探头顺时针旋转90°，就可以扫描出纵断面图像

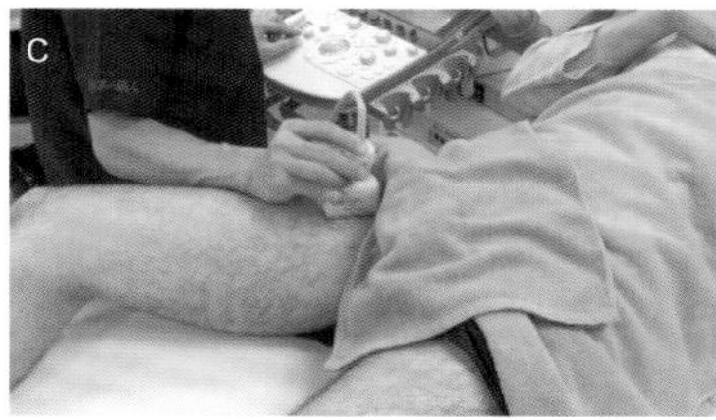


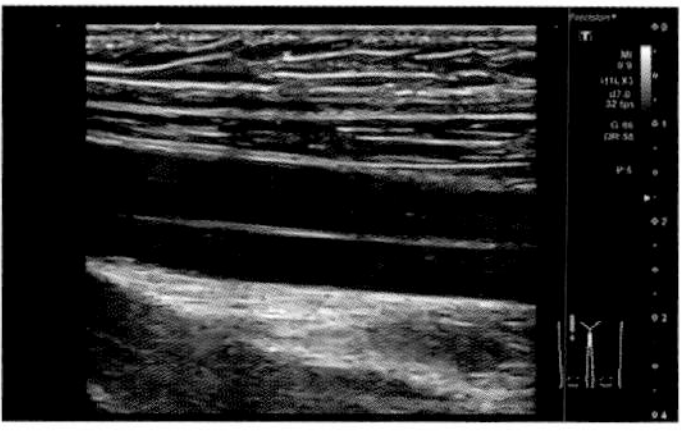

在大腿近心端，股静脉与股深静脉汇合

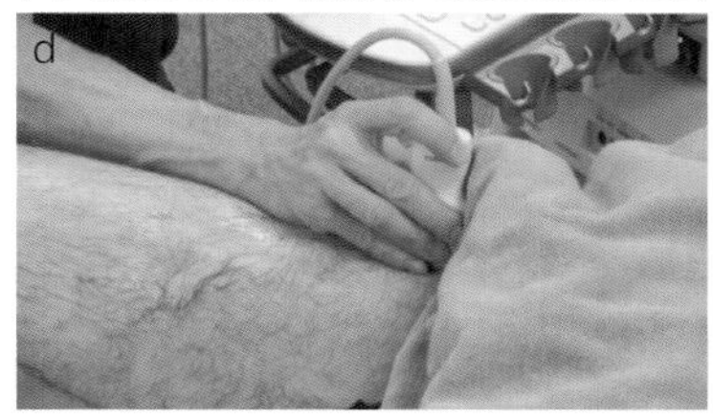


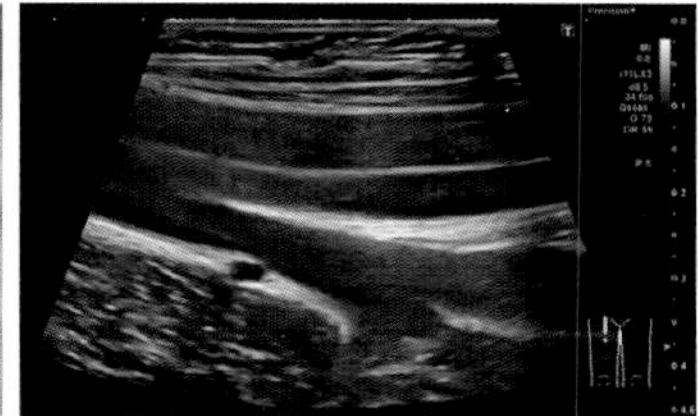

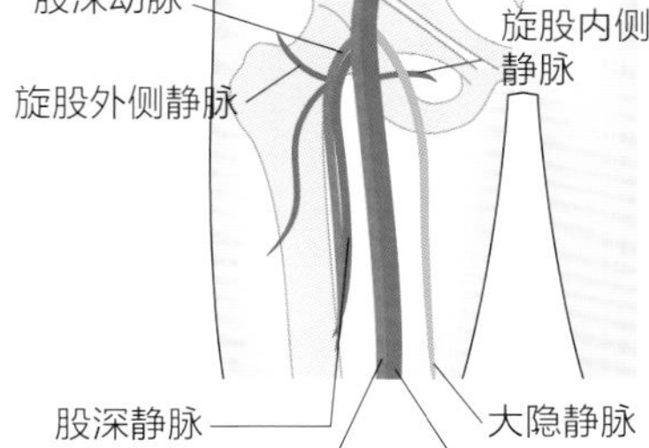


使用彩色多普勒，比较容易观察

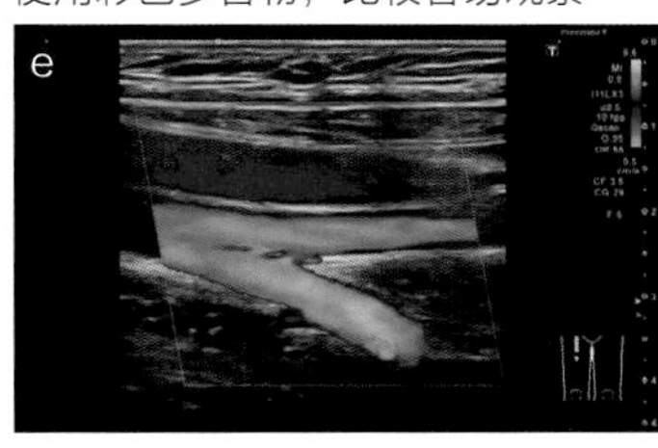


图2.18　扫描股静脉

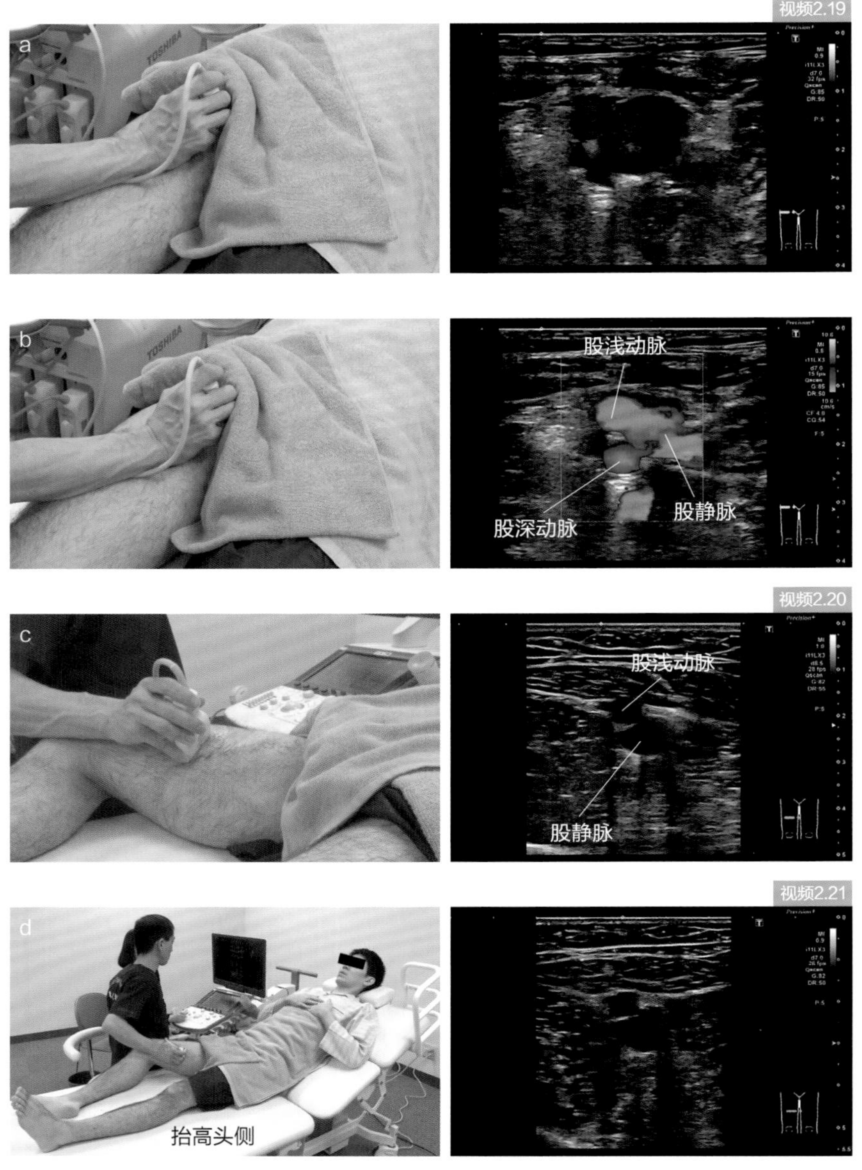


图2.19　股静脉的扫描技巧

a. 因股静脉塌陷而显示不清时，嘱患者进行深呼吸，会使股静脉扩张，可以扫描出清晰的股静脉。b. 结合彩色多普勒，患者进行深呼吸，比较容易确认血管的通畅情况。c. 若使超声波声束与血管垂直，能得到清晰图像。d. 抬高头侧，会使静脉扩张，便于观察

## 技能教学

**瞬间改变股静脉近端影像的扫描技巧 [2]（图 2.20）**

检查时，若嘱患者取仰卧位，大多数患者会在伸直下肢的情况下仰卧。若在此体位下检查股静脉，经常会出现目标血管略小，显影不清晰的情况。这种情况应嘱患者将大腿外展，并屈曲膝关节，这时可以观察到扩张的、清晰的股静脉。这可能对熟练者是理所应当的事情，但通过此技巧可以瞬间改变图像质量。未尝试过这种技巧的检查者可以试试。

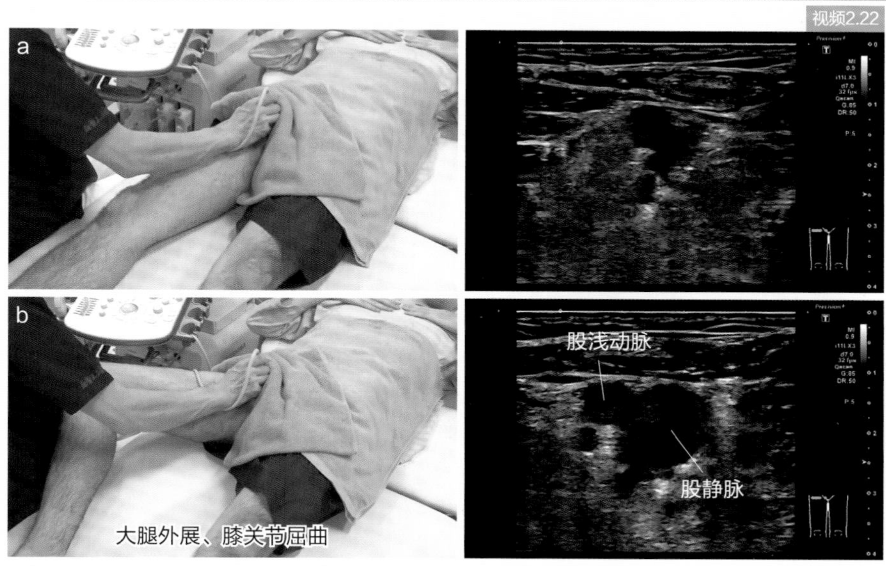


图2.20　瞬间改变股静脉近端影像的扫描技巧

a. 股静脉既小又不清晰。b. 大腿外展、膝关节屈曲，使股静脉扩张，便于观察

## 技能教学

### 扫描出股静脉远端的技巧 [2]（图 2.21）

在大腿外展、膝关节屈曲状态下向远端扫描，因血管走行逐渐变深，画面会变得不清晰。此时理论上应使用凸阵型探头，但将线阵型探头换为凸阵型探头，既费时又费力。此时建议将膝关节伸直，将探头移至大腿前侧进行观察。由于这种方法是将肌肉作为声窗来扫描血管，所以它的优点是即使血管位置很深，画面也很清晰。膝关节的屈伸及肢体位置的不同，在很大程度上会影响画面质量。这是一种可以立即应用于临床的简单技巧，一旦掌握会对临床工作有很大的帮助。

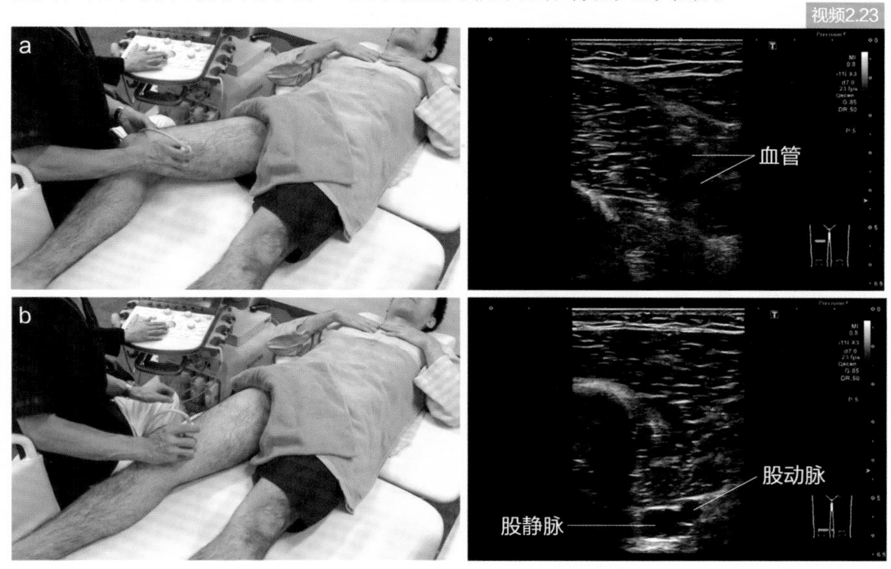


图2.21　扫描出股静脉远端的技巧

a. 股静脉远端因逐渐向深面走行，所以变得不清晰。b. 将膝关节伸直，将探头移至大腿前侧进行观察。由于将肌肉作为声窗，股静脉变得清晰

## 陷 阱

### 扫描股静脉远端时的注意事项[2]（图 2.22）

用静脉压迫法检查股静脉远端时有个注意事项。用探头压迫股静脉远端时，因股骨吸收一部分力量，可能会出现假阳性。从大腿前方压迫时，不要用探头压迫，而要用另一只手，从患者背侧压向探头。这种压迫方法，检查者可调整自己手的力量，相较于压迫探头更加安全。希望此技巧能作为超声科医生的基本技能，被灵活运用。

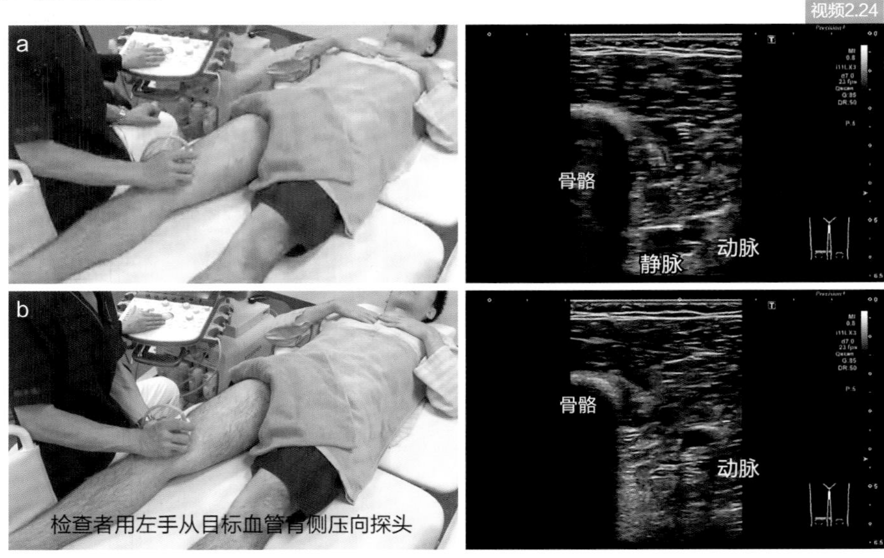


图2.22 扫描股静脉远端时的注意事项

a. 用探头从前方压迫时，因受骨骼的影响，静脉不能完全被压迫，所以出现假阳性

b. 检查者用左手从目标血管背侧压向探头，静脉能被完全压迫，希望大家尝试一下

## 陷 阱

### 静脉窦

因血液容易在静脉窦处淤滞，所以此处成为血栓的好发部位。需要注意的是，此处发生的血栓多数无症状，且易向近心端进展（图 2.23）。特别是股静脉与腘静脉的移行处，因走行位置比较深，所以容易漏诊。病例中的患者也是因为复发的肺栓塞（PE）才被检查出此部位的血栓（图 2.24）。

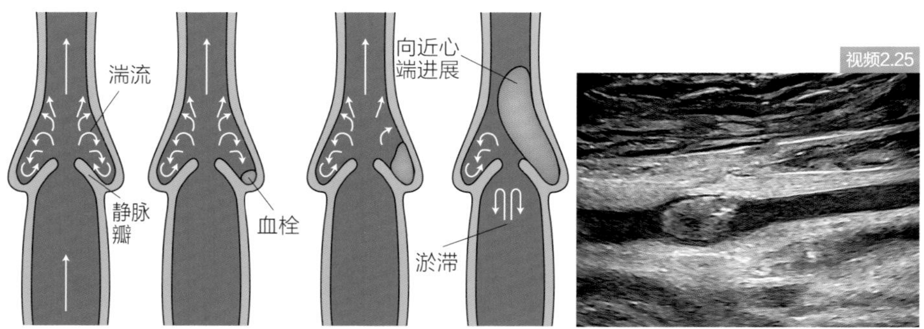


图2.23 静脉窦处血栓形成

因血液容易在静脉窦处淤滞，所以此处成为血栓的好发部位。此处发生的血栓多数无症状，且易向近心端进展

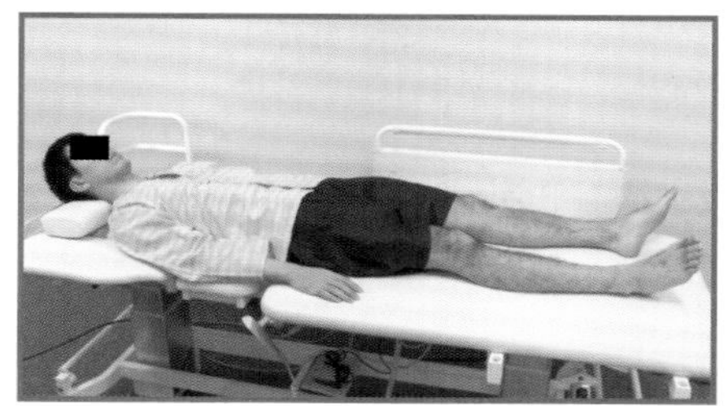
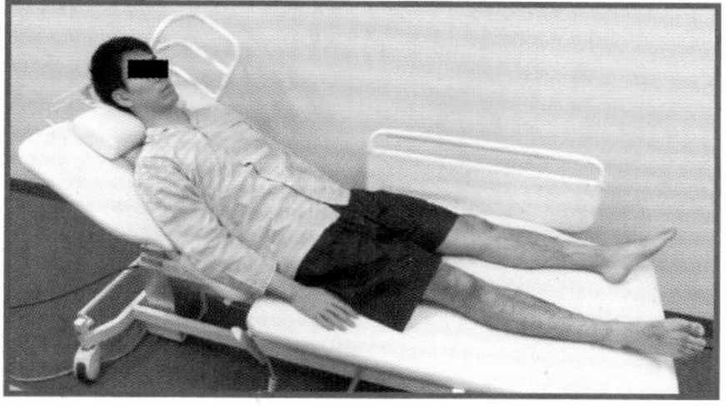
视频2.26
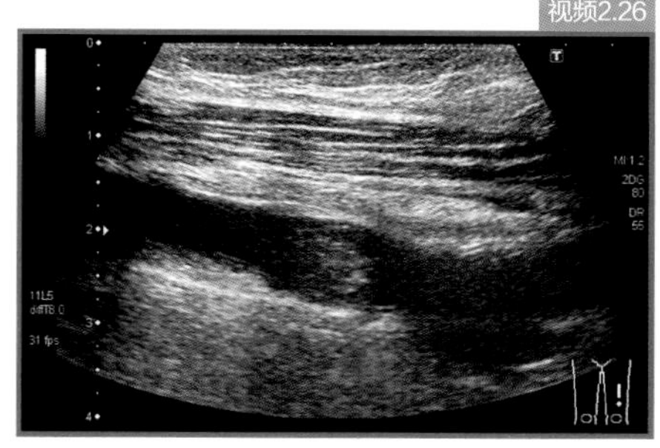
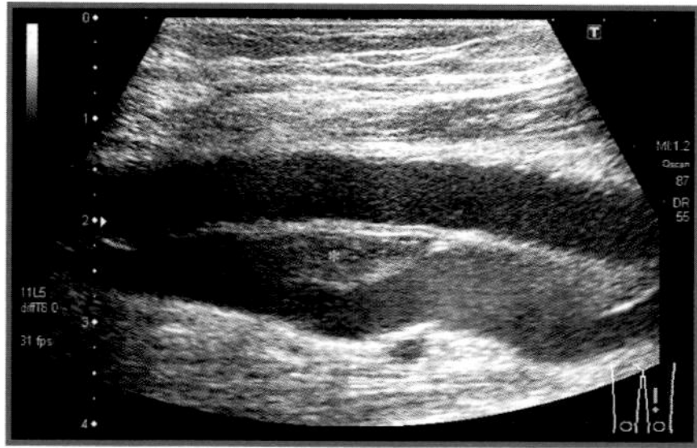

图2.24　静脉窦处血栓形成的病例

股静脉远端，因走行位置比较深，所以容易漏诊。应留意，此处静脉窦处可能存在血栓。将患者头侧抬高，以动脉作为声窗可以看到清晰的血栓影像。这个患者是因为复发的PE才被检查出此部位的血栓（ * 为血栓）

## 要点提示

### 下肢瘫痪患者的检查方法

许多检查者对不能改变肢体位置的下肢瘫痪患者进行超声检查会遇到诸多困难。一般认为，若无法从大腿内侧进行检查，就不能扫描出股静脉。但是要是使用凸阵型探头，也可以从大腿背侧进行检查。此时，将血管深度标尺调深，以动脉作为参照物，主要通过压迫法进行检查。值得注意的是，要时常留意压迫方向，使施加的力量始终垂直于静脉。

## 简短备忘录

### 超声检查时腹股沟韧带的位置

超声检查时腹股沟韧带是不显影的。一般超声检查中将股动、静脉平行走行开始的位置或旋髂浅动脉的起始水平作为腹股沟韧带的标记。

## 腘静脉（图2.25）

体位一般取仰卧位或者坐位。通常，从大腿内侧从股静脉连续扫描至腘静脉，但很多时候因股静脉远端到腘静脉的走行位置比较深，给检查带来了不少困难。此时，若取大腿外展、膝关节略屈曲的体位，从稍后侧开始扫描，血管位置就会变得表浅，便于观察。如果这样也无法获得清晰图像，则在该体位下将探头移向腘窝，从背侧进行检查，可以确切扫描到腘静脉。但此时需要注意的是，于浅层显影的血管是静脉，与从前方检查时的动、静脉位置关系正好相反。

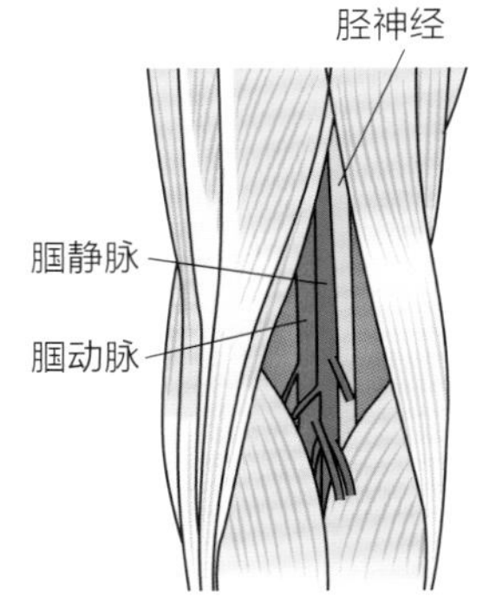


将探头移向腘窝，从背侧进行检查，会得到清晰的静脉图像。此时，于浅层显影的血管是静脉，与从前方检查时的动、静脉位置关系正好相反

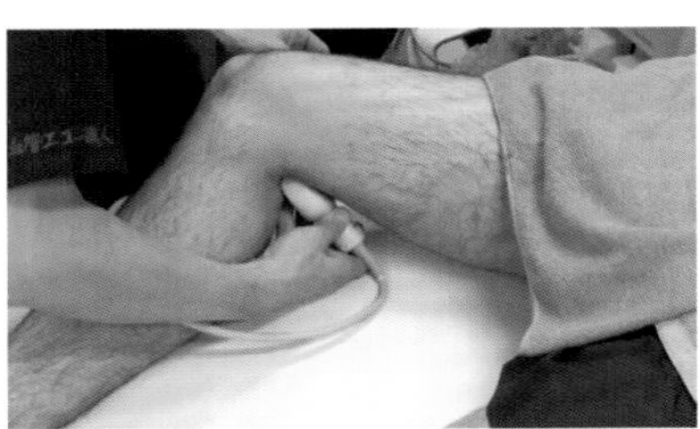

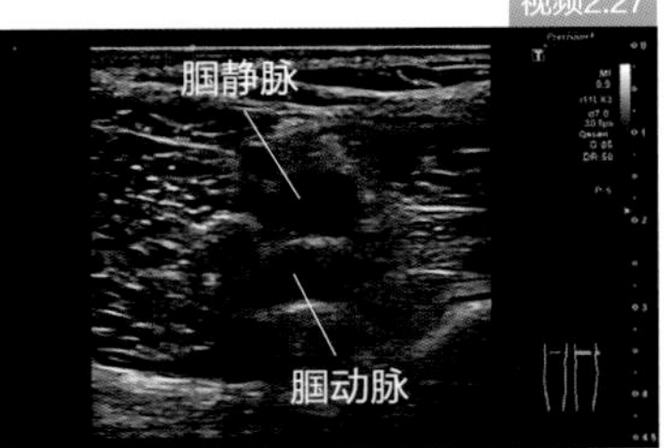


图2.25　扫描腘静脉

## 技能教学

### 不屈曲膝关节的腘静脉扫描（图 2.26）

一般来讲，检查腘静脉时患者取大腿外展、膝关节略屈曲的体位，于内侧开始扫描膝关节后方。但是，很多患者存在改变体位或肢体位置比较困难的情况，这给检查带来了不少困难。此时可以尝试在患者膝关节伸直状态下，从外侧扫描膝关节后方。此方法利用了腘静脉走行于膝正中偏外侧的解剖学特点。虽然无法观察横断面图像，但纵断面可以清楚地看到腘静脉。这是一旦掌握就非常有效的一种技巧。

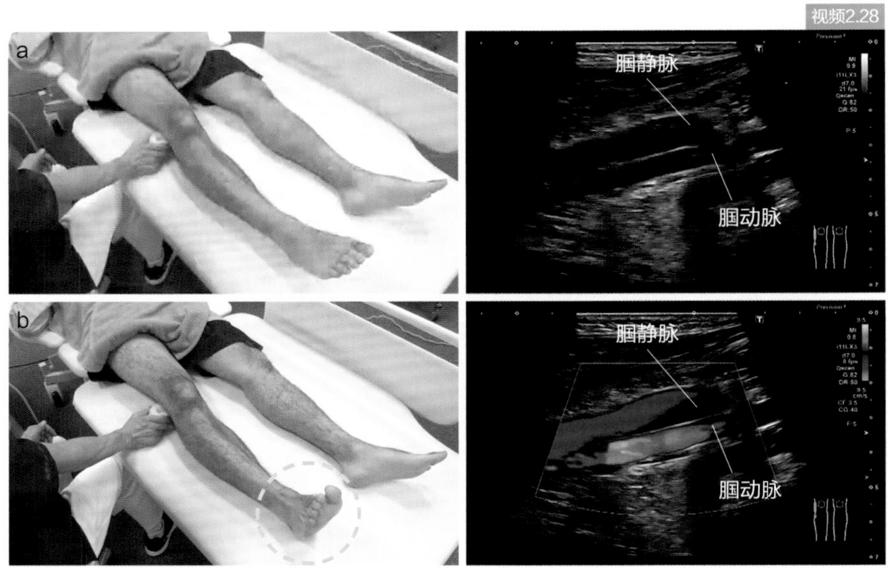


图2.26　不屈曲膝关节的腘静脉扫描

a. 对于无法屈曲膝关节的患者，以纵断面从外侧扫描膝关节后方。b. 使用彩色多普勒可以正确判定血管的通畅情况，当血流信号显影不满意时，可通过踝关节的屈曲运动来得到清晰的血流信号

## 陷　阱

### 只能看到腘动脉（图 2.27）

从腘窝检查时一定要掌握好压迫探头的力度。从腘窝检查时，因腘静脉位置较腘动脉位置表浅，即使以很小的力量压迫探头，血管也会完全塌陷，无法扫描到静脉影像。腘动脉显影，腘静脉未显影时，首先要减少给探头施加的压力。

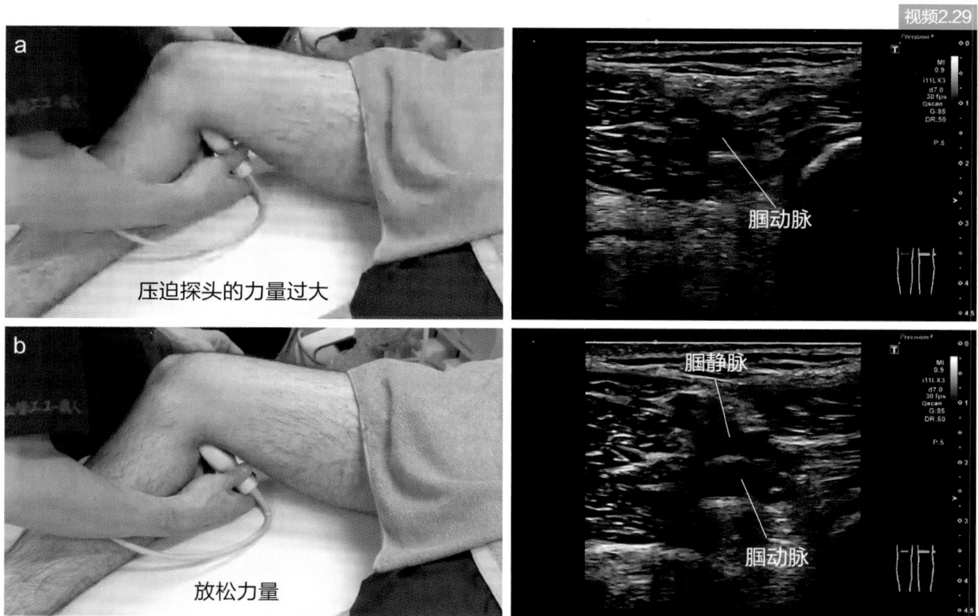


图2.27　只能看到腘动脉

a. 从腘窝检查时，因腘静脉位置较腘动脉位置表浅，即使以很小的力量压迫探头，血管也会完全塌陷，无法扫描到静脉影像。b. 减少对探头施加的压力，静脉会恢复到原来的大小，所以，从腘窝检查时一定要掌握好压迫探头的力度

## 简短备忘录

### 收肌腱裂孔（图 2.28）

收肌管（Hunter 管）位于股中 1/3 段前内侧，缝匠肌深面，大收肌和股内侧肌之间。由股内侧肌、缝匠肌、长收肌和大收肌围成。血管走行于收肌管内，收肌管的下口被称为“收肌腱裂孔”，是股、腘血管的分界线。检查此处，不应从大腿内侧而应从大腿前侧开始检查。首先在短轴上观察，定位血管与筋膜分离的部位，然后在长轴上确认。一般来说，区分股、腘动脉存在重要的临床意义，而股、腘静脉的区分意义就没有动脉那么大。在静脉疾病领域里，腘静脉的近心端被称为近端型（中央型），其远心端被称为远端型（周围型）。

视频2.30

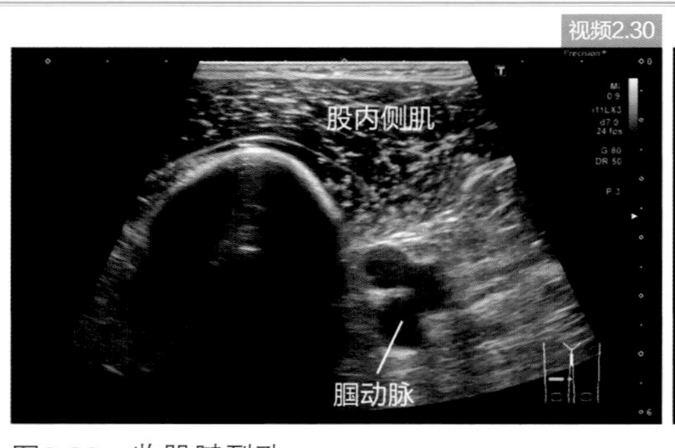


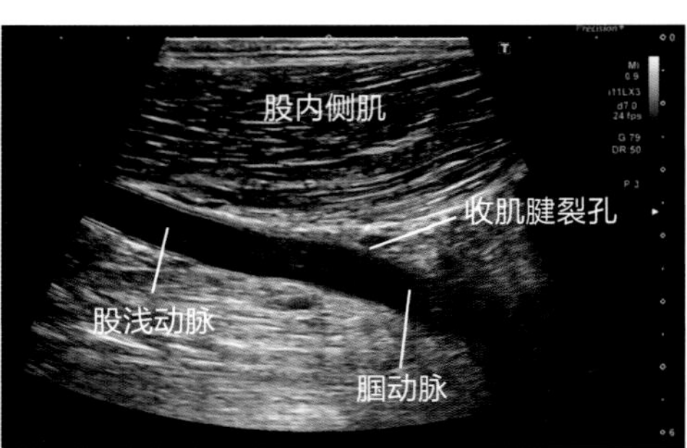


图2.28　收肌腱裂孔

首先在短轴上观察，定位血管与筋膜分离的部位，然后在长轴上确认。为便于检查，检查应于大腿前侧而非内侧进行。股动、静脉走行于收肌管内（收肌管的下口被称为“收肌腱裂孔”），并从其远心端开始成为腘动、静脉

## 小腿深静脉（图2.29）（参考图1.3）

能够改变体位的患者取坐位，无法改变体位者在仰卧位下略抬高膝部或者大腿外展、膝关节屈曲。如果膝关节无法弯曲，可以从小腿前方进行检查，或者足部用枕头等物品垫高，以确保探头从小腿后方检查的空间[1,2]（图 2.30）。

在小腿以骨骼（胫骨和腓骨）、肌肉（比目鱼肌和腓肠肌）及动脉（腓动脉、胫后动脉及胫前动脉）等作为参照物，比较容易定位静脉。横断面检查中可以观察到紧邻腓骨的腓静脉，距胫骨稍有距离的胫后静脉，以及位于胫腓骨间隙的胫前静脉。应熟悉掌握这些比邻关系。如果不易定位静脉，可以结合彩色多普勒，首先寻找伴行动脉。此外，比目鱼肌静脉应在比目鱼肌内寻找，并确认其汇入胫后静脉与腓静脉。腓肠静脉应在腓肠肌内侧头与外侧头寻找，并确认其汇入腘静脉。

①取坐位，从小腿后方进行检查

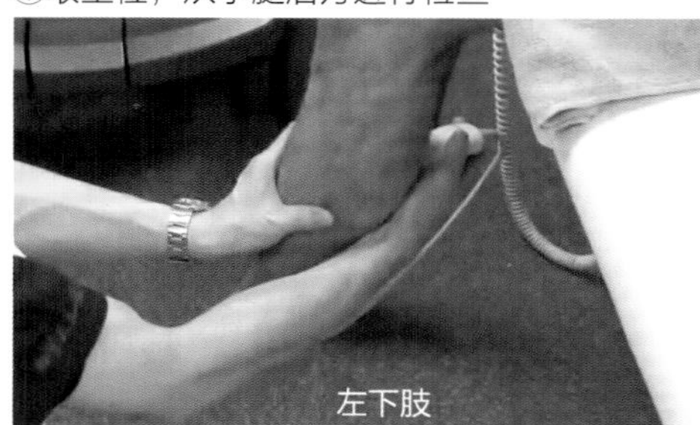


视频2.31



②仰卧位、小腿外展

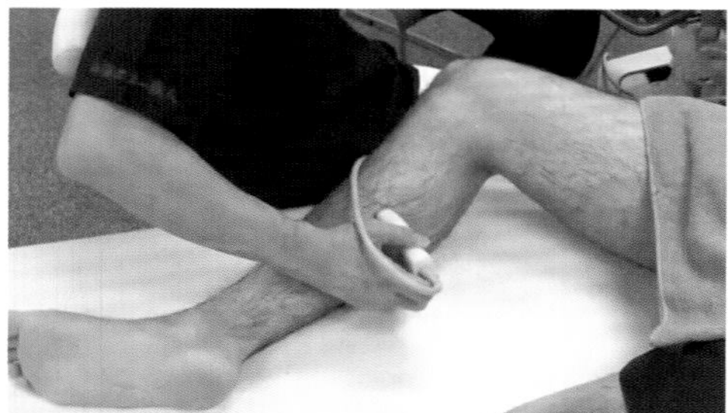

③仰卧位、膝关节屈曲、足立于检查床

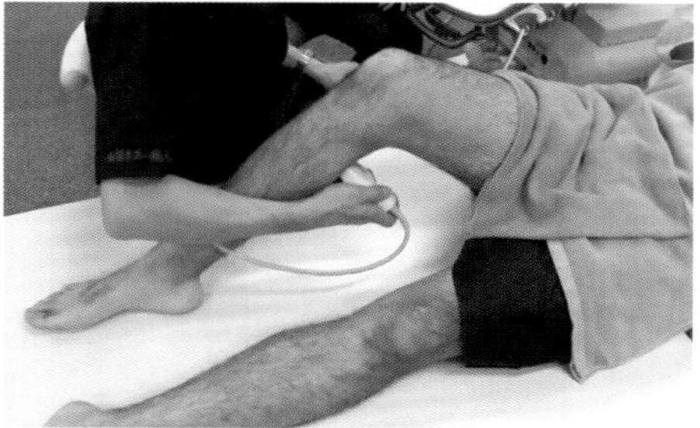

图2.29　小腿深静脉的扫描

④半伏卧位

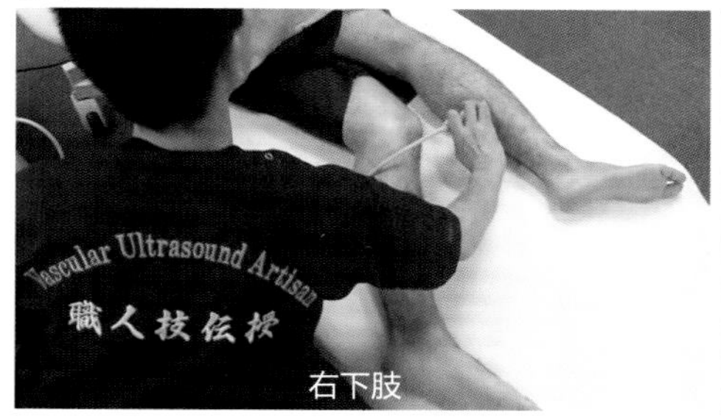


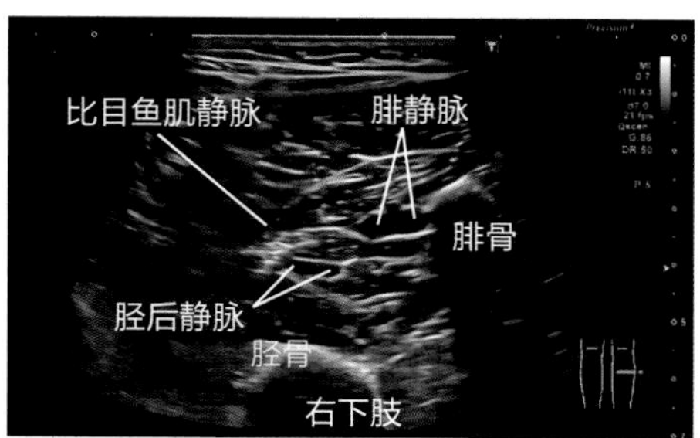


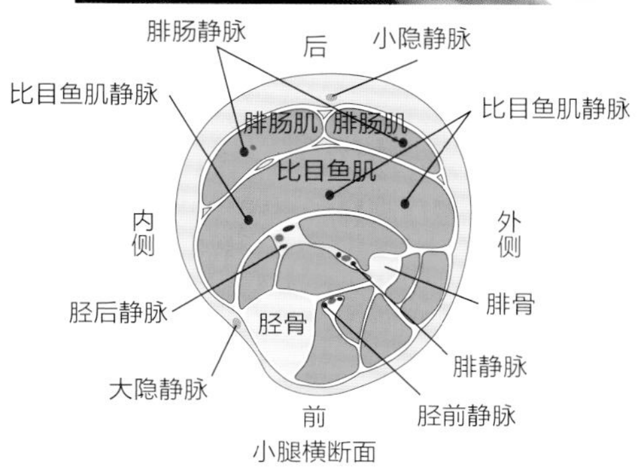


横断面检查中可以观察到紧邻腓骨的腓静脉，距胫骨稍有距离的胫后静脉，以及位于胫腓骨间隙的胫前静脉。应熟悉掌握这些比邻关系

图2.29（续）　小腿深静脉的扫描

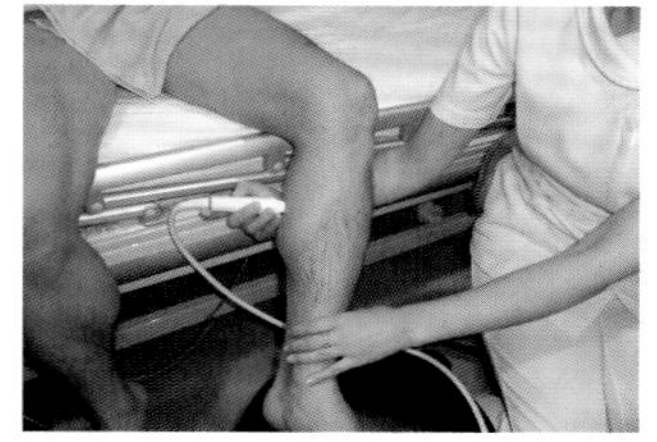

取坐位，将足置于椅子或桌子上

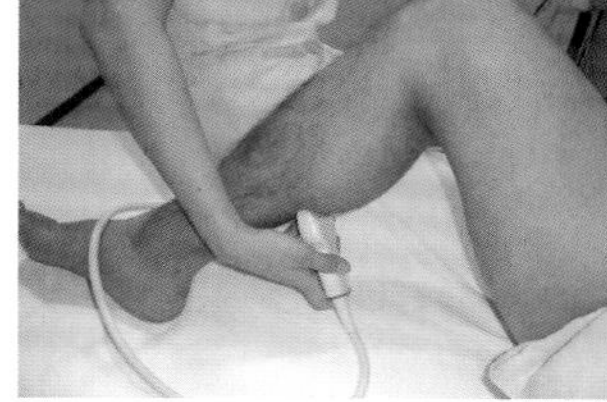

仰卧位屈膝，足立于检查床上

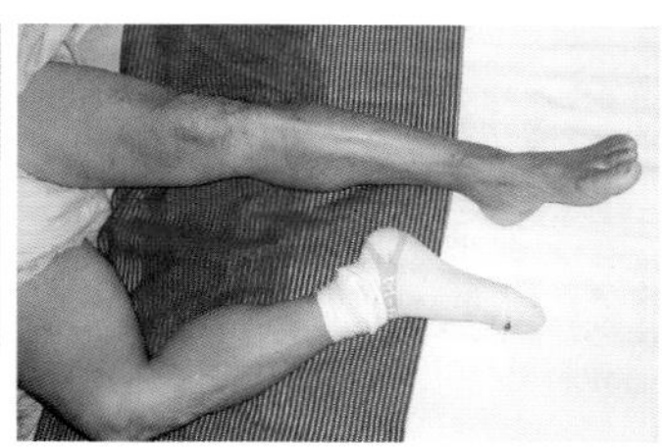

屈膝，足置于防滑垫上

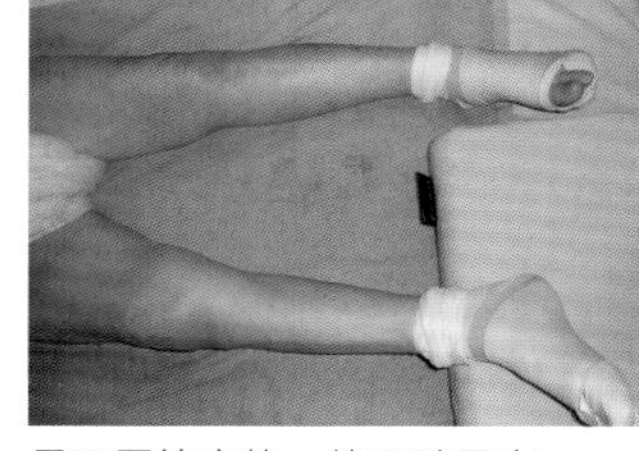

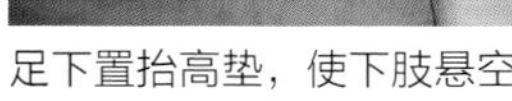

足下置抬高垫，使下肢悬空

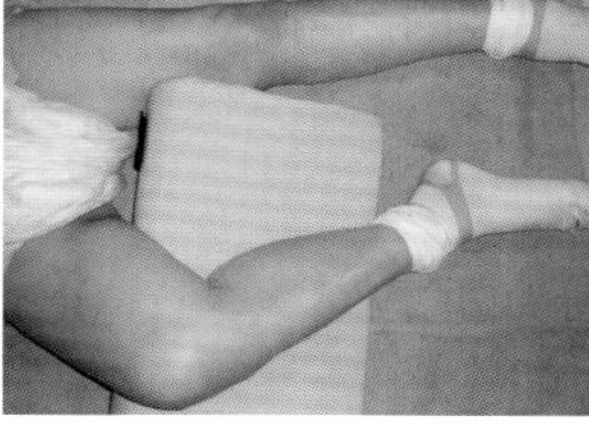

腘窝下置三角枕

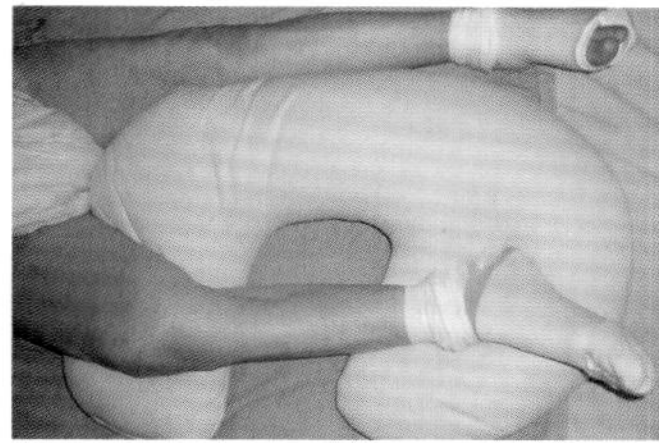

用U型枕使下肢悬空

图2.30　检查小腿时的肢体位置设计

## 简短备忘录

**比目鱼肌静脉的三个主要属支**

比目鱼肌静脉是比目鱼肌中静脉群的总称，包括多条静脉，主要有汇入胫后静脉和腓静脉的中央支、汇入胫后静脉的内侧支及汇入腓静脉的外侧支[4]。检查时经常会遇到分不清这些属支的情况。这些时候，不用明确区分这些属支，在超声报告中记录中心附近、外侧附近或者内侧附近，在后续的随访中也足够用了。通常，比目鱼肌静脉的中央支是血栓好发部位，其中大多数血栓可在数日内消失，但约有 30% 的血栓有在数周内向近心端进展的倾向[5]。

## 要点提示

**比目鱼肌难以辨认时**

腓肠肌非常发达的患者，有时在超声下这类患者的比目鱼肌难以被辨认。遇到这种情况，希望大家想到腓肠肌的范围为小腿的上 2/3，即当探头沿着跟腱从足跟侧向腓肠肌侧扫描时，腓肠肌在比目鱼肌前方显影。若能正确掌握肌肉的解剖关系，两者就不难区分。

## 陷 阱

**不要被神经、肌腱及肌肉组织所迷惑（图 2.31）**

小腿的神经、肌腱及肌肉组织有时在超声下与深静脉血栓非常相似，尤其是在画面不清晰时应特别注意。此时的鉴别要点是血流信号及其与其他血管的关联性。

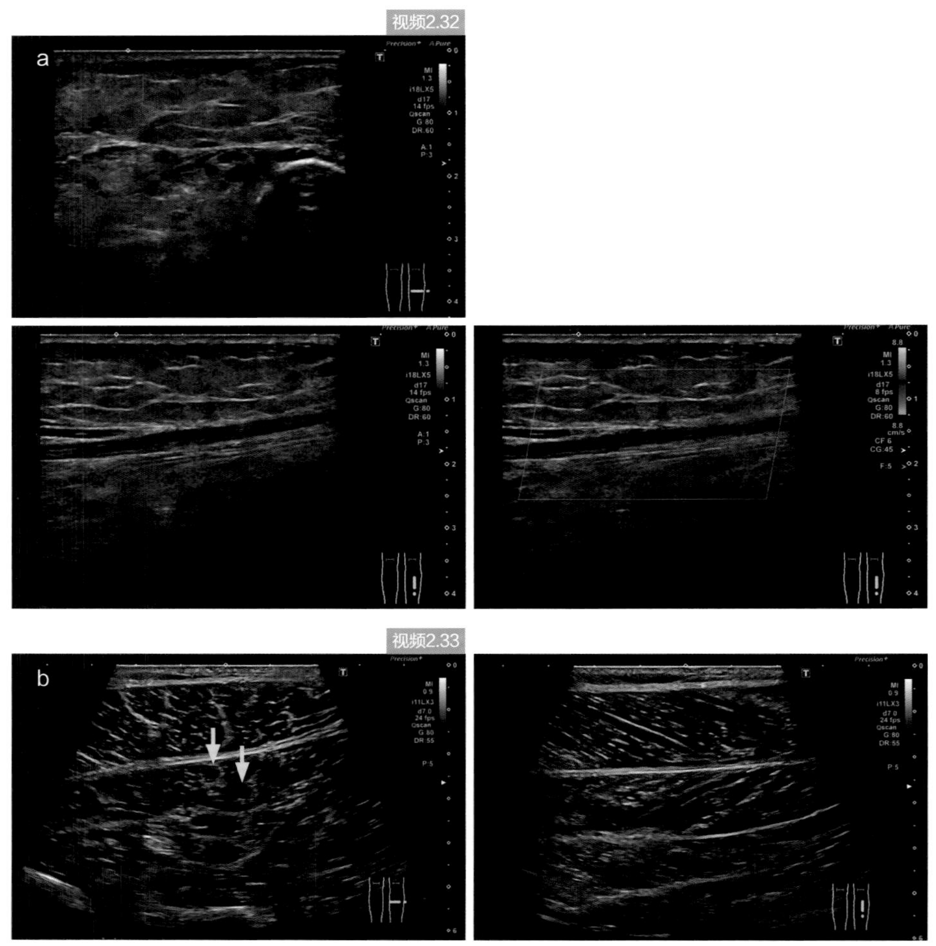


图2.31 肌腱与肌肉组织

a. 肌腱为胫骨附近的带状结构，其内部呈纤维组织样结构；彩色多普勒下未见血流信号，在小腿下方应特别留意肌腱。b. 在横断面，肌肉组织与小的比目鱼肌静脉相似（箭头所示）；在长轴方向可见肌肉组织与其垂直相连的纤维结构，并且与其他血管无关联性

## 技能教学

### 识别小腿深静脉的最后手段（图 2.32）

在无法确切识别比目鱼肌静脉和小腿深静脉时，用手轻压膝关节处的腘静脉。此时小腿深静脉扩张，容易被识别。此方法仅限于几乎可以排除小腿深静脉血栓，通过识别血管来完全排除血栓的患者。此方法虽简便、有效，但使用时应注意临床安全。

视频2.34

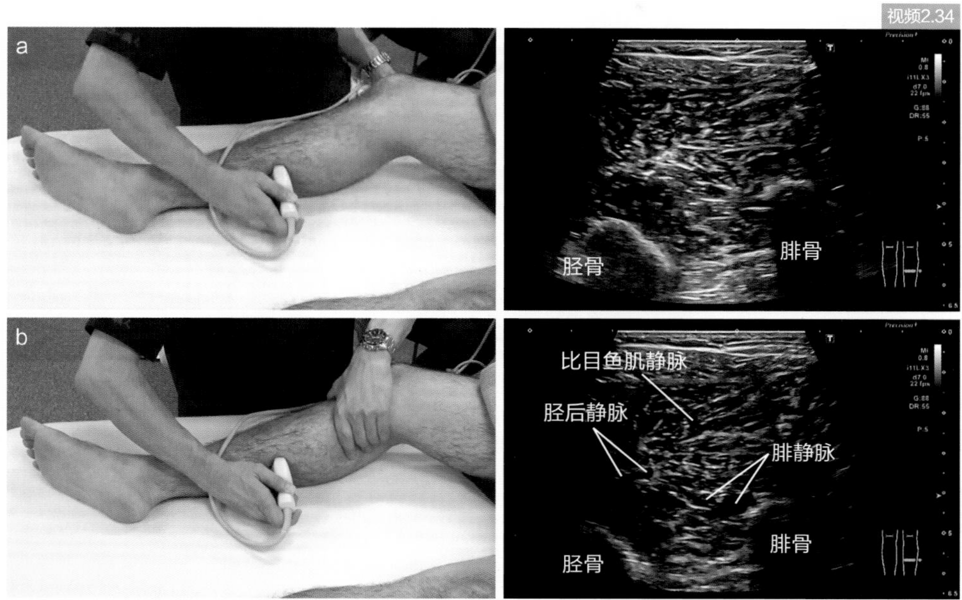


图2.32　扫描比目鱼肌静脉的技巧

a. 比目鱼肌静脉及小腿深静脉未显影。b. 压迫膝关节处腘静脉，小腿深静脉扩张并显影。此方法仅用于可以排除小腿深静脉血栓的患者，使用时应注意安全

## 简短备忘录

### 是否观察胫前静脉

小腿处静脉数量多且走行复杂，所以详细观察所有静脉既费时又费力。作为血栓好发部位的比目鱼肌静脉与胫后静脉及腓静脉汇合，所以胫后静脉与腓静脉的血栓检出率比较高。胫前静脉走行于小腿前方，不与比目鱼肌静脉形成交通。笔者到目前为止还没有检查出单纯胫前静脉血栓的经历。对于在其他部位未检查出血栓或者是小腿前方没有疼痛的患者，有时也可省略胫前静脉的检查。

简短备忘录

**为什么比目鱼肌静脉是血栓的好发部位？（表 2.3）**

相较于腓肠静脉，比目鱼肌静脉更容易形成血栓，这是因为不同肌肉与静脉存在解剖学差异[6]。比目鱼肌静脉因与其他静脉的交通比较丰富，且走行复杂、静脉瓣比较少，所以容易扩张，血流呈挤压式流动的特点；而腓肠静脉走行比较平缓，主干与分支有明确的瓣膜，所以血液可以单向流动。此外，仅有踝关节的活动可以收缩比目鱼肌，但踝关节与膝关节的收缩都可以引起腓肠肌的收缩。而且，腓肠肌是位置表浅的比较厚的肌肉，比目鱼肌位置深，且肌肉组织比较薄，所以肌肉泵作用也相对弱。所以长时间不活动，血流容易在比目鱼肌静脉处淤滞，从而形成血栓。

表 2.3　比目鱼肌静脉和腓肠静脉的区别

| | 比目鱼肌 | 腓肠肌 |
|---|---|---|
| 肌肉的特点 | 较腓肠肌位置深，且肌肉组织薄 | 位置浅，肌肉组织厚 |
| | 肌腱与跟骨、胫骨、腓骨相连 | 肌腱与跟骨及股骨相连 |
| | 单纯参与踝关节的活动 | 参与踝关节与膝关节的活动 |
| | 比目鱼肌静脉 | 腓肠静脉 |
| 静脉的特点 | 数量多且走行复杂 | 分支明确 |
| | 主干静脉瓣少<br>（分支静脉存在小的瓣膜） | 主干与分支均有静脉瓣<br>（有确切的瓣膜） |
| | 从多个方向挤压出血液 | 血液被单向挤压 |

# 观察与评估方法

## 静脉血栓的诊断标准

超声下的静脉血栓有直接影像（静脉内的血栓回声及静脉的不可压缩）与间接影像（静脉内血流充盈缺损及血流诱发反应差）。如果扫描到直接影像，就可以确诊深静脉血栓（图 2.33）。如果单纯扫描到间接影像，应怀疑深静脉血栓的存在，并进一步进行检查。如扫描到直接影像，则应确认血栓的近心端，并同时确认血栓的性质及形态、血栓与血管壁的关系及血流信息。通过汇总所得到的信息，可以判断疾病的所处阶段（急性期还是慢性期）与类型（中心型还是周围型）[7]。

**直接影像**

- 静脉内的血栓回声
- 静脉的不可压缩

确诊静脉血栓，综合评估血栓是急性期还是慢性期

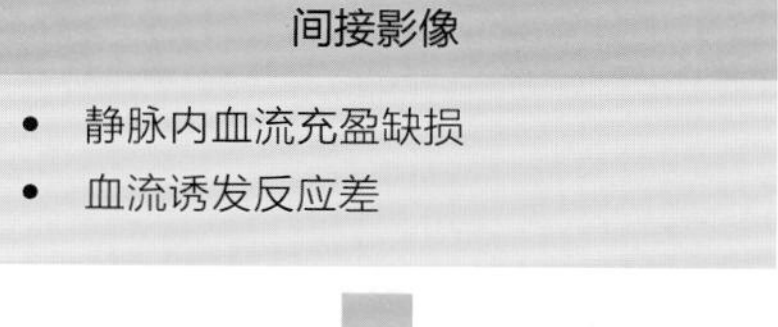


怀疑静脉血栓，进一步进行检查

图2.33　静脉血栓的超声评估方法：深静脉血栓（DVT）的确诊

## 确认直接影像

确认静脉内的血栓回声及静脉的不可压缩。静脉内的血栓回声主要通过 B 超模式于静息状态下评估。静脉的不可压缩通过静脉压迫法（compression ultrasonography，CUS）确认。

### 静息状态下的评估（B 超模式下观察）

（1）判断方法（图 2.34）

将目标静脉首先以短轴（横断面），然后以长轴（纵断面）进行扫描，观察血管壁及血管腔内的情况 [7]。若在 B 超模式下，在静脉腔内直接观察到血栓就可以确诊 DVT。正常情况下的血管管腔内是接近无回声的影像，如果观察到回声稍高的部位或不均匀的部位，则应怀疑为血栓。需要注意的是，急性期新鲜血栓的回声与血液相同，所以很难确认血栓的存在。静脉是否扩张则通过与健侧肢体的同名静脉或者同侧肢体同名静脉的其他部位进行比较来评估。

视频2.35

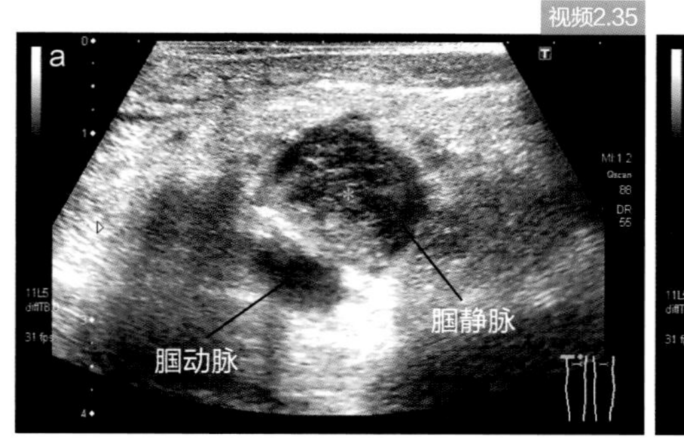


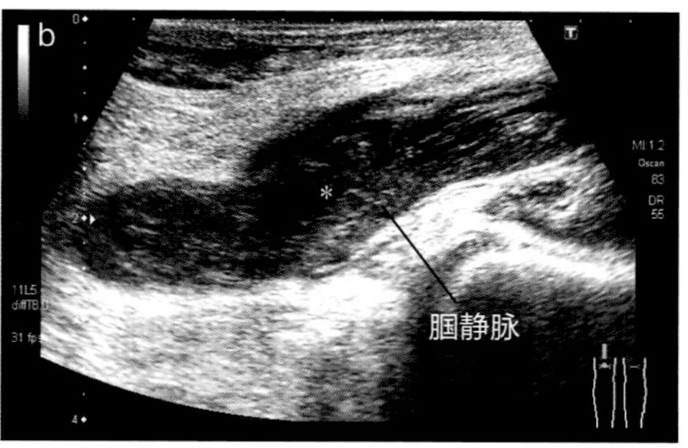


图2.34　B超模式下血栓的确认

a. 腘静脉的横断面图像。b. 腘静脉的纵断面图像（ * 为血栓）

（2）检查手法

为了更加清晰地看到血管内部，将断面设定为超声波声束与血管垂直。此时，用探头给静脉施加一定压力（静脉刚好不塌陷的程度），使探头与静脉之间的距离缩短，有助于血管显影。此外，动脉和肌肉声窗的使用也非常重要。要详细观察血管内部，应选择纵断面，并设定适合扫描血栓的条件 [2,3]。

## 技能教学

**获得更清晰图像的诀窍（声窗的使用）[2,8]（图 2.35）**

除了设置设备条件和最佳截面外，还应使用声窗来提高图像质量。比如检查髂静脉或者股静脉时将伴行动脉作为声窗，检查腘静脉时将回声较低的肌肉组织作为声窗。此外，小腿处血管前方有多个高回声筋膜，所以检查时尽量应避开筋膜多的部位。下肢静脉超声检查中，灵活运用声窗是获得清晰图像的诀窍。

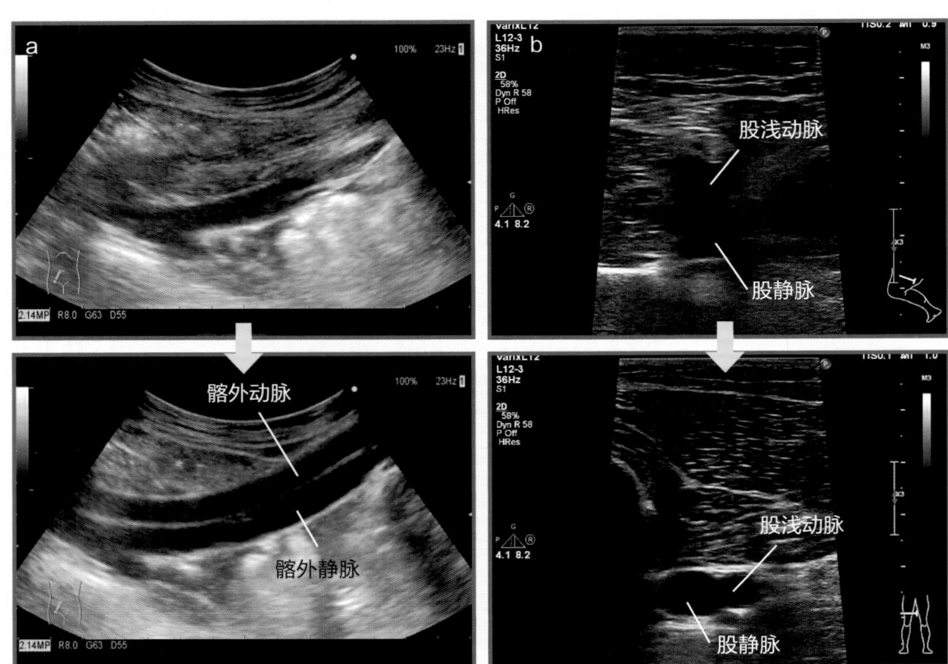


图2.35　声窗的使用

a. 将髂外动脉作为声窗，髂外静脉清晰显影。b. 将回声低的肌肉作为声窗，血管清晰显影

## 静脉压迫法（CUS）

（1）判断方法（图 2.36）

主要判断方法是用探头压迫静脉，判断静脉的压缩性，所以这种静脉压迫法作为金标准被广泛使用[7,9]。通常，静脉血管内血压较低，用探头直接压迫静脉时，静脉管腔会消失。管腔完全消失的部位可排除血栓的诊断，管腔不变（完全闭塞）或管腔残存（部分通畅）的部位可以确定血栓的存在。

（2）检查手法（图 2.37）

静脉压迫法在纵断面可能压迫的力量无法充分传导，所以基本上只在横断面使用（图 2.38）[7]。横断面扫描时，确切固定下肢，并垂直压迫血管。压迫的力度应掌握在肌肉组织或者动脉略变形的程度，并应每隔 1 ~ 2 cm 进行压迫。移动时应不完全放松探头的压迫，连续、反复进行压迫，才能不丢失目标血管，迅速进行检查[2,3]。此外，在扫描小腿静脉时探头的压迫使静脉被夹在探头与骨骼之间。此时，将手置于肢体的探头对侧，逐渐将手与探头夹紧，会得到更加清晰的画面。

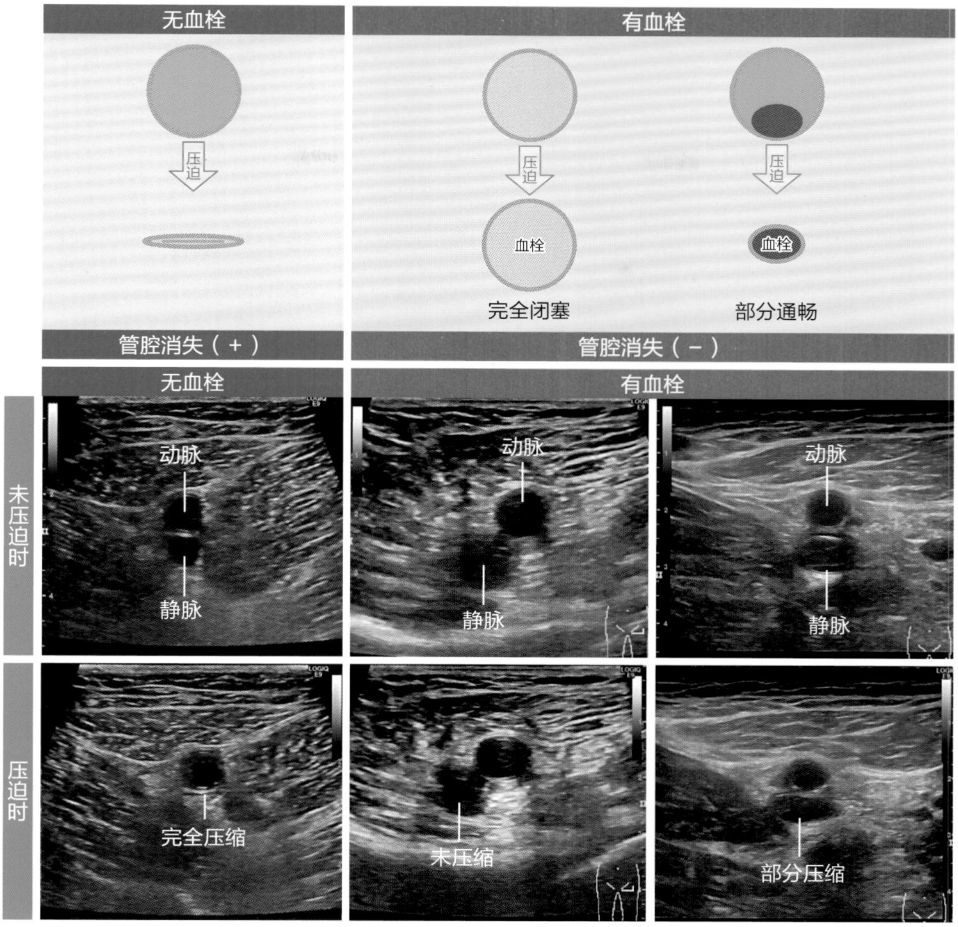

无血栓
压迫
管腔消失（+）
有血栓
压迫
血栓
完全闭塞
压迫
血栓
部分通畅
管腔消失（－）
无血栓
有血栓
未压迫时
动脉
静脉
动脉
静脉
动脉
静脉
压迫时
完全压缩
未压缩
部分压缩

图2.36　以静脉压迫法判断

无血栓：压迫时静脉管腔完全消失（完全压缩）。有血栓：静脉形状未见变化（未压缩）；或者即使是部分变形，血管管腔未完全消失（部分压缩）

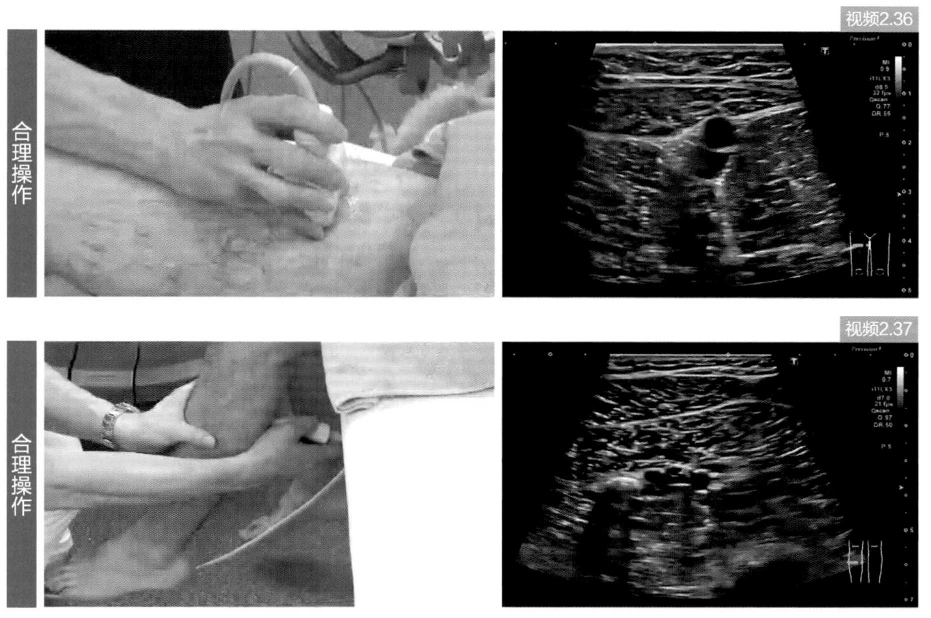


图2.37　静脉压迫法的基本手法

在横断面对血管进行垂直压迫

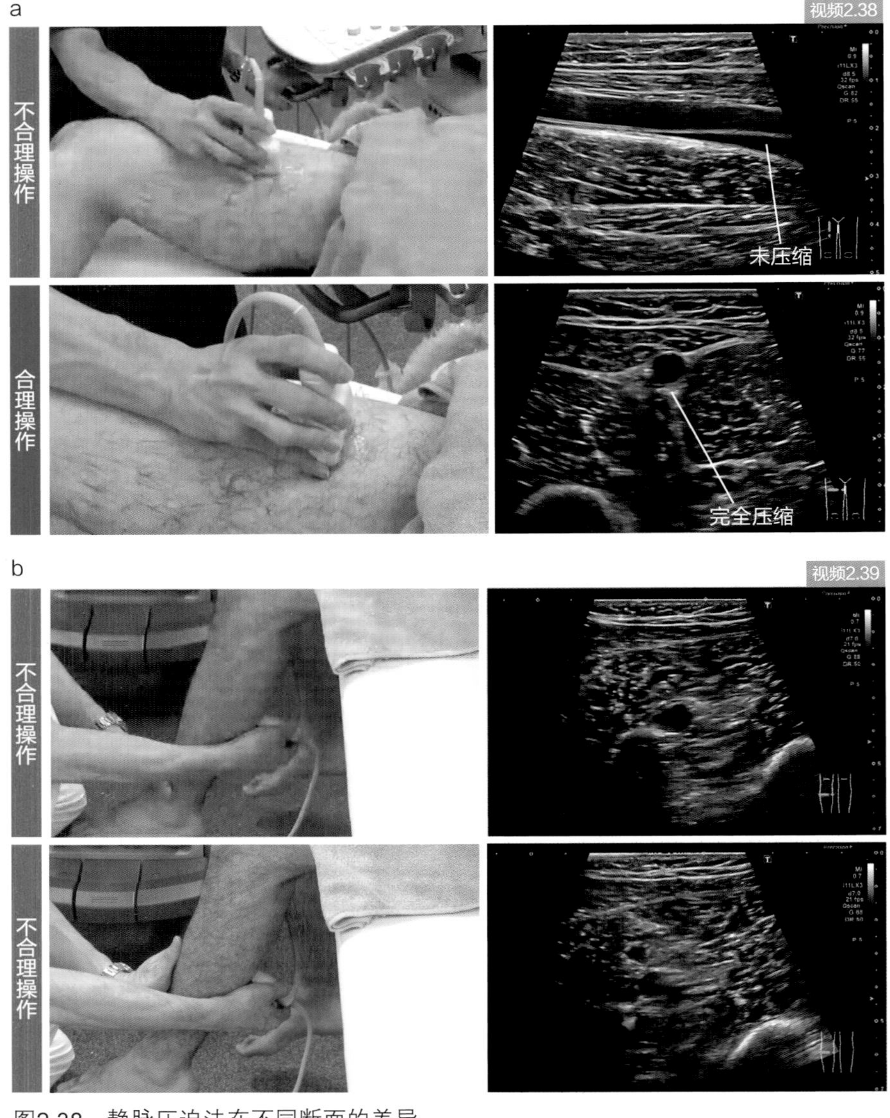


图2.38　静脉压迫法在不同断面的差异

a. 静脉压迫法在纵断面可能压迫的力量无法充分传导，所以基本上只在横断面使用。

b. 检查小腿时将手置于探头对侧，确切固定下肢，并进行压迫。若不能确切固定小腿肌肉，压迫的力量无法充分传导到静脉，即使是正常静脉也无法被压缩

## 技能教学

**针对高龄或长期卧床患者的静脉压迫法（图 2.39）**

针对高龄或长期卧床等肌肉萎缩的患者，若检查者将手置于患者肢体的探头对侧进行扫描，可便于观察。此外，进行静脉压迫法时，不用探头压迫，而用对侧的手将肌肉压向探头则会有更好的效果。

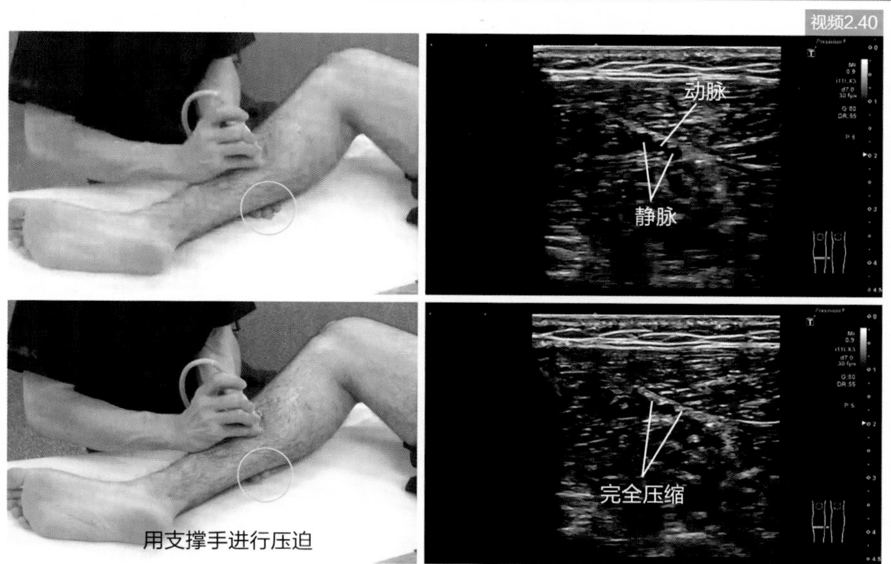


图2.39　针对高龄或长期卧床患者的静脉压迫法

以未持探头的手支撑小腿后方（黄色圆圈），以夹紧手与探头的方式压迫静脉

## 陷　阱

**使用静脉压迫法时的注意事项（图 2.40）**

在判断静脉的压缩性时，应注意施加的力量会受到动脉和骨骼的干扰，并且在走行于深部的髂静脉区域存在许多假阳性 [10]。此外，在使用凸阵型探头时，应留意探头中心与两端压力不等的问题（图 2.41）。也就是说，看到静脉不可压缩时不要马上诊断为血栓，而是一定要再次审视自己的压迫手法 [1,2]。判断的要点是管腔内部血栓图像可以很容易通过压缩静脉辨认，所以应尽可能养成直接确认血栓图像的习惯。但是，静脉压迫法可能存在导致血栓脱落的风险，所以应慎重使用。特别是急性期血栓因质地比较软，所以压迫力量不宜过大 [7]。检查时，必须从近心端向远心端进行扫描，尽可能降低血栓脱落的风险。

## 要点提示

**骨骼不是检查的障碍而是有用的工具（图 2.40）**

在小腿行静脉压迫法时，骨骼经常成为检查的障碍。但反过来想，若充分利用骨骼，则有以下几点优势：①比较容易定位血管；②用探头与骨骼夹压的方式压迫静脉，静脉容易被压缩；③将血管与骨骼同框的画面记录到超声报告中，无须特殊标注血管名称。所以骨骼不是检查的障碍，而是有用的工具。

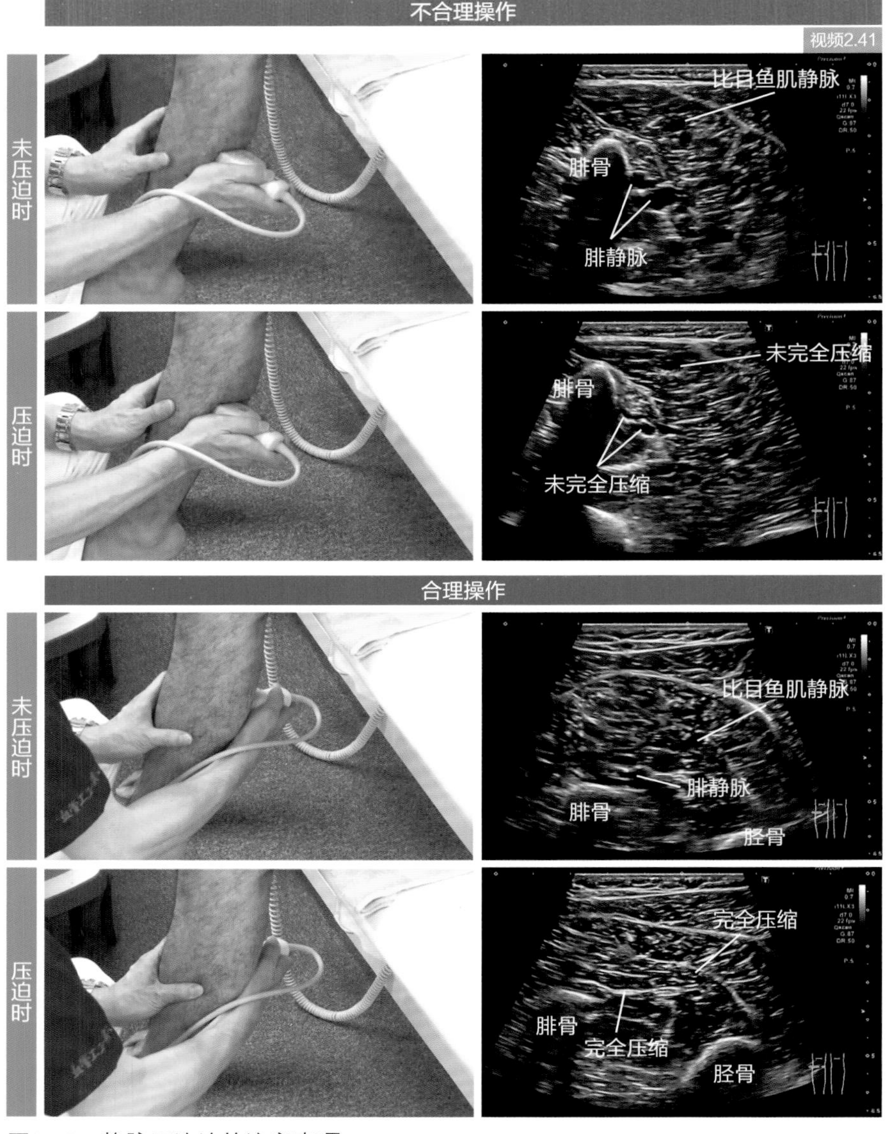


图2.40　静脉压迫法的注意事项

不合理操作：未压迫时，观察比目鱼肌静脉和腓静脉，均未检查出血栓；压迫时，向比目鱼肌静脉、腓静脉施加压力，因受腓骨的干扰，静脉未被完全压缩

合理操作：未压迫时，在同一深度扫描出胫骨与腓骨；压迫时，用探头与骨骼加压，两条静脉均被完全压缩

## 简短备忘录

### 静脉压迫法是金标准

以往诊断 DVT 的金标准是静脉造影，但近年来随着超声诊断设备的发展，超声诊断也成为了金标准 [7,9]。但针对 DVT 的超声诊断方法中，只有静脉压迫法被论证为金标准 [9]。据报道，静脉压迫法对有症状 DVT 的诊断敏感度为 90% 以上，特异度约为 95% [9]。

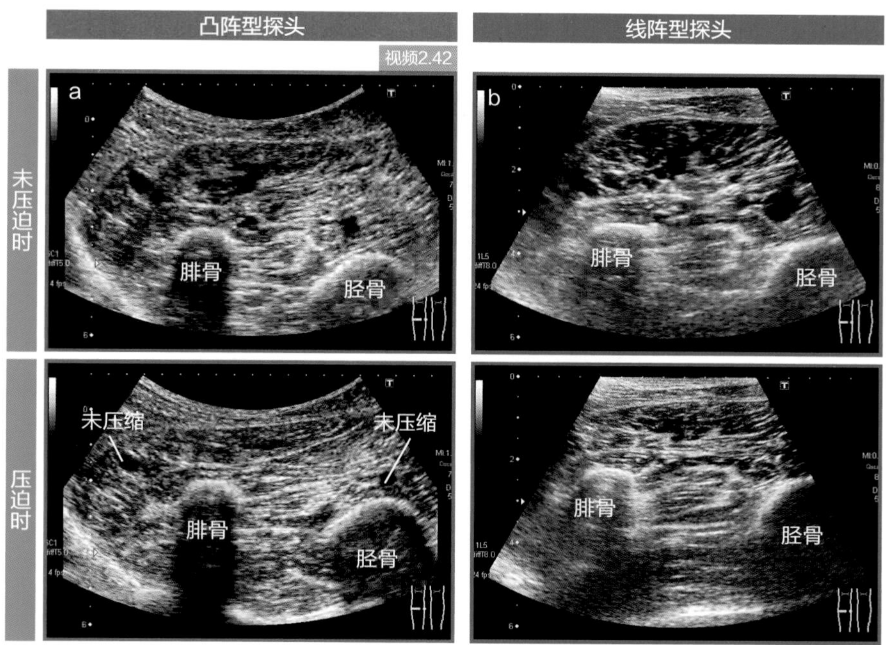


图2.41　使用凸阵型探头时的注意事项

使用凸阵型探头时，探头中心与两端的压迫力度不同。观察影像时应留意所使用探头的形状。凸阵型探头：位于画面中心附近的静脉被完全压缩，但画面两侧的静脉未被压缩。线阵型探头：画面中心及两侧的静脉均被完全压缩

## 确认间接影像

血栓的间接影像有血流充盈缺损和血流诱发反应差等。用彩色多普勒可确认静脉内血流充盈缺损，用呼吸负荷法或远端挤压法可确认血流诱发反应差。但诱发血流有血栓脱落的风险，所以是疑似血栓患者的禁忌。

### 确认静脉内血流充盈缺损（利用彩色多普勒确认）

（1）判断方法（图 2.42）

若静脉管腔内充满血流信号，可排除血栓诊断。若静脉管腔内存在血流信号的缺损部位，即可怀疑该部位血栓形成。需要注意的是，很多时候因静脉血流速缓慢，血流信号无法被扫描出。

（2）检查手法

即使设备条件设置得当，患者静息时静脉血流的显影效果也可能也很差。此时，尝试让患者通过深呼吸以促进血液流动（呼吸负荷法），或用手轻轻按压观察部位远心端（远端挤压法），以诱发血流。但是应注意血栓脱落的风险，谨慎操作。

无法检测出血流信号时，不应立即考虑为充盈缺损，而应改变观察方向或者确认设备参数是否合理（表 2.4）。另外，值得注意的是血流信息虽然作为间接影像非常重要，但是仅凭血流信息，无法确定血栓的诊断。在慢性 DVT 中，不仅要观察血栓的存在，还要同时观察血流方向，以确定侧支循环的开放程度及是否合并有静脉瓣功能不全。

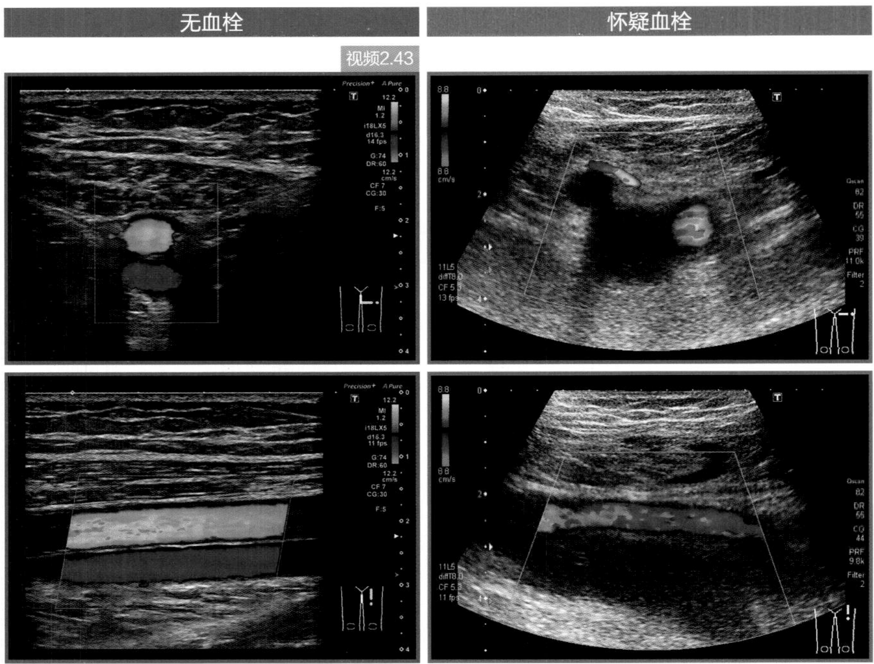


图2.42　利用彩色多普勒判断

若静脉管腔内充满血流信号，可排除血栓诊断。若静脉管腔内存在血流信号的缺损部位，即可怀疑此部位血栓形成

表 2.4　扫描出静脉血流的条件设定

| plobe scan | 斜行扫描血管 |
|---|---|
| Image Freq（Flow） | 下调彩色多普勒的参考频率 |
| Color Gain | 略调高（下调 B Gain） |
| Velocity Range（PRF） | 调低至 10 cm/s 左右 |
| Color Filter | 略调低 |
| Slant（steering） | 略减小入射角度 |
| write priority（Balance） | 优先彩色信号 |
| flame（smooth） | 调整 |

## 技能教学

### 活用流动回声（图 2.43）

针对那些超声波穿透性良好的病例，可以使用B超模式下的流动回声（可移动的微小的点状回声）[2,8] 来观察（参照表1.7）。关注这些流动回声，就可以不用彩色多普勒也能确认血管的通畅性，从而容易区分血栓和血流。此时用高频线阵型探头在纵断面反复压迫，就可以确认血流影像。

视频2.44

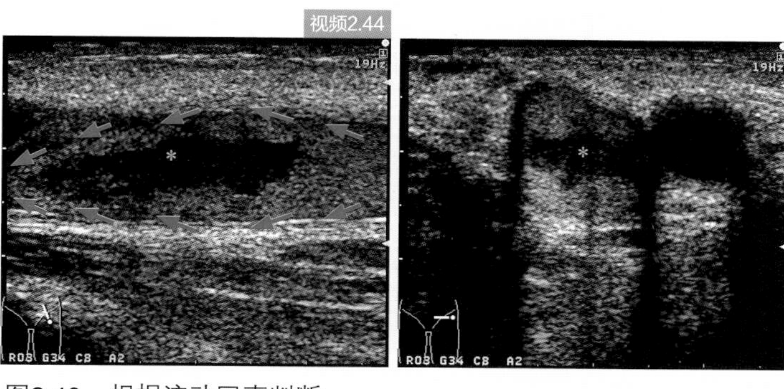

图2.43　根据流动回声判断

利用流动回声可以捕捉到绕过血栓流动的血流影像。不用彩色多普勒也可以掌握血流信息（箭头为流动回声，* 为血栓）

## 要点提示

**根据血流方向推断病变（图 2.44）**

无法扫描出近心端时，可以通过血流方向推断病变。虽然无法用于确诊，但血流方向作为间接影像有一定参考价值。一般情况下静脉的回流是从侧支到主干的。但是若近心端存在明显的回流障碍，血液会从主干逆流至侧支，并起到侧支循环的作用。如果无法扫描出近心端的静脉时，应注意侧支静脉的回流方向。

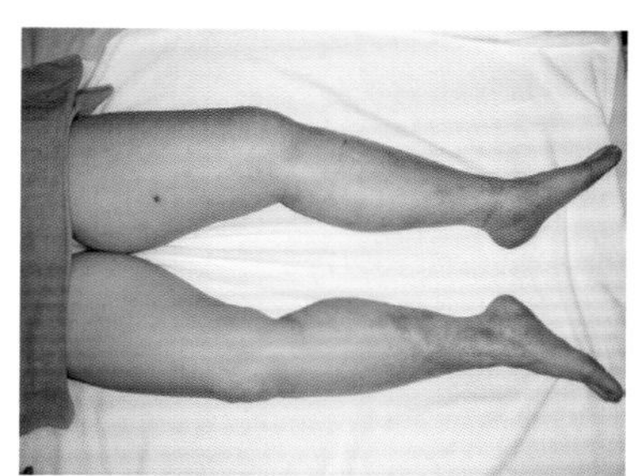

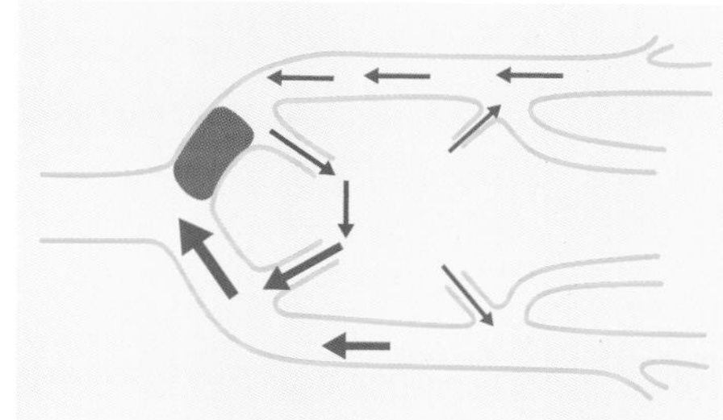

视频2.45

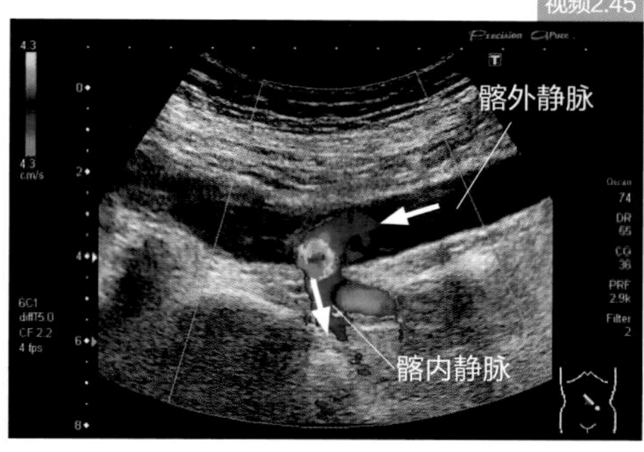


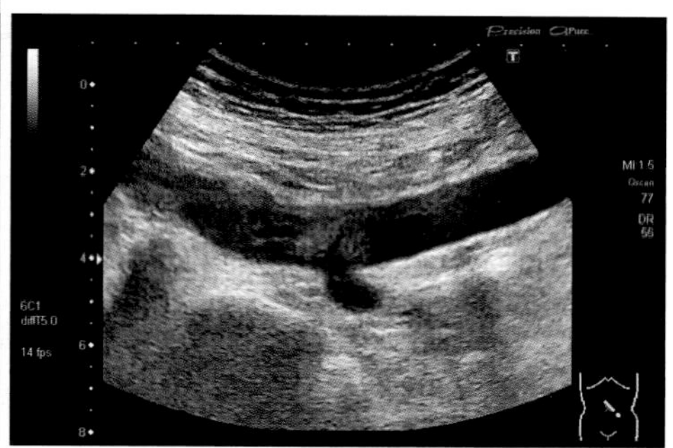

图2.44　根据血流方向推断病变

髂总静脉内未见血流信号。血流从髂外静脉逆流至髂内静脉，所以怀疑髂总静脉闭塞

## 血流诱发法

主要有呼吸负荷法与远端挤压法，但确定深静脉血栓存在时均为禁忌[7]。远端挤压法在超声设备性能提升的现在，出于安全方面的考虑，使用率已大为降低。

（1）呼吸负荷法

1）判断方法（图 2.45）

是一种利用静脉回流随呼吸变化的特性的方法，主要用于推断检查部位近心端的病变。正常情况下，深吸气时静脉血流速度延缓，深呼气时静脉血流速度增快，血流速度随着呼吸运动而波动。当近心端存在闭塞性病变时，这种波动消失或者减弱（参考图 1.14）。值得注意的是，当病变为部分闭塞性病变时，这种方法的敏感度大大降低。

2）检查手法（图 2.46）

利用脉冲多普勒确认随呼吸运动波动的股静脉血流速度。嘱患者进行 5 秒左右的深呼吸（腹式呼吸），并用脉冲多普勒法记录血流速度波形。应将多普勒模式设定为：为了检测出流速较低的静脉血流，将流速范围设定在较低范围内；为了同一画面能够显示完整呼吸周期，延迟设定扫描速度（sweep speed）（参考图 1.31）。因本方法基于腹式呼吸，所以应将得到的双侧血流速度波形进行对比。

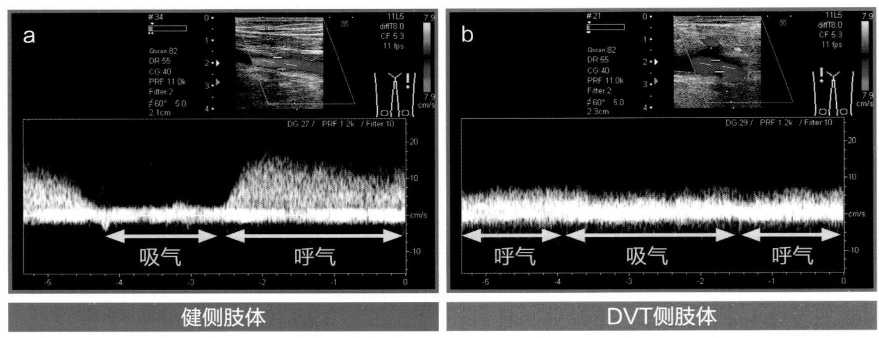


图2.45　根据呼吸负荷法进行判断

a. 健侧肢体的检查显示了吸气时消失，呼气时增加的流速变化。b. DVT侧肢体的检查显示了吸气时与呼气时的流速变化不大，怀疑为髂静脉区的DVT

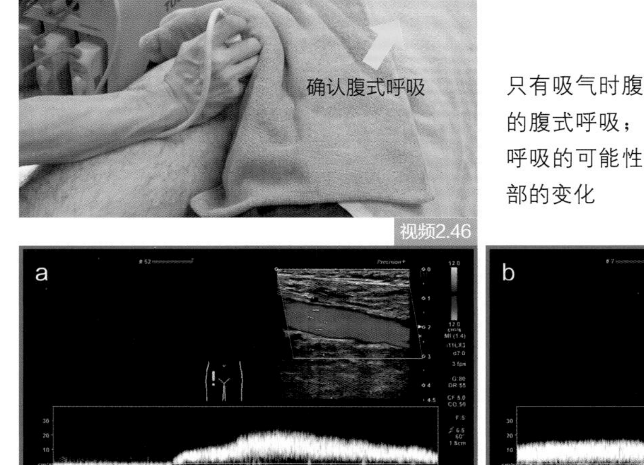


只有吸气时腹部明显膨隆，才能被视为充分的腹式呼吸；而腹部未见明显膨隆时则胸式呼吸的可能性大。所以检查时一定要确认腹部的变化

图2.46　不同呼吸方式下血流的变化

a. 腹式呼吸时，检查显示为吸气时消失，呼气时增加的流速变化。b. 胸式呼吸时，检查显示类似DVT的血流速度变化

## 技能教学

### 无法进行腹式呼吸时

呼吸负荷法在胸式呼吸下进行时血流变化不明显，所以应在腹式呼吸下进行。但需要注意的是，很多患者不擅长腹式呼吸，所以很多时候会出现假阳性。所以进行深呼吸时，嘱患者“深吸一口气，让肚子鼓起来”“用鼻子深吸气”。此时检查者应将手轻轻置于患者腹部，感受腹部的变化。

对于那些不擅长腹式呼吸或者无法配合的患者，检查者用手缓慢压迫其腹部，随后解除压迫，并观察血流速度的变化，也能得到相同效果。此法得到的结果可作为参考影像（图2.47）。但这种压迫腹部的方法仅限于未置下腔静脉（inferior vena cava，IVC）过滤器的患者及没有血栓的患者。

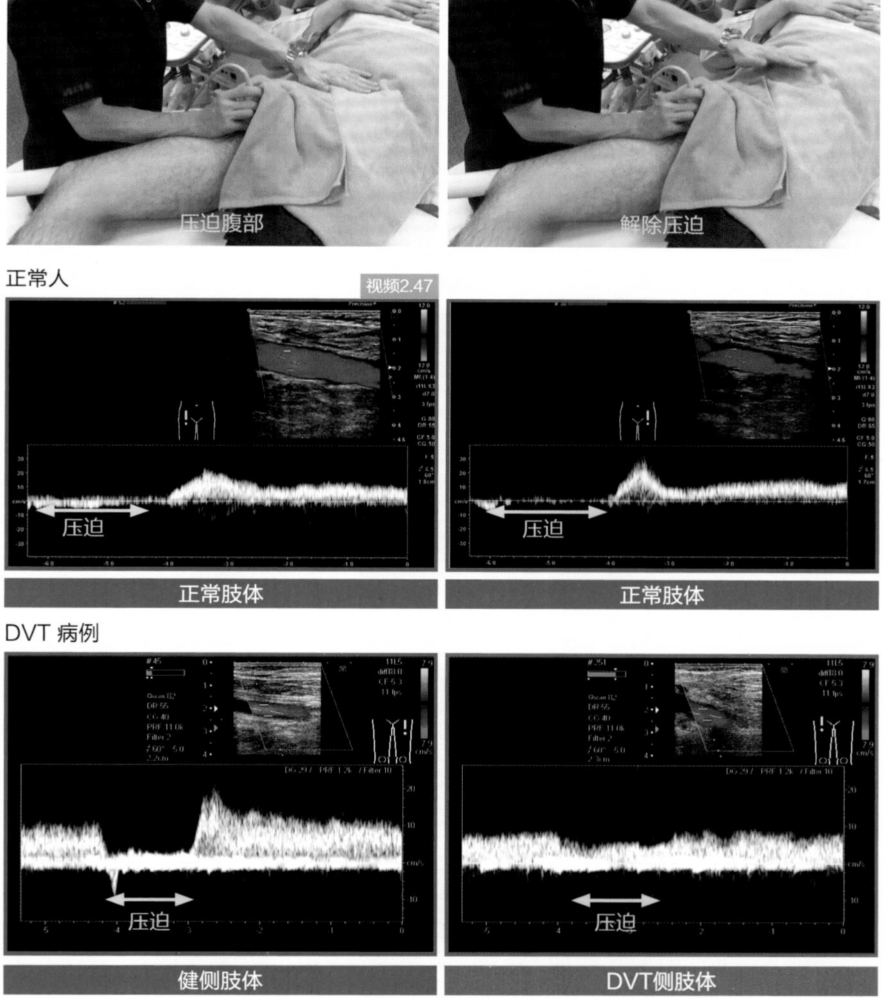


图2.47　压迫腹部时产生的股静脉的血流速度变化

用左手缓慢压迫患者腹部，阻断静脉血流，随后解除压迫，并记录股静脉血流速度变化，与健侧进行对比。正常人：双侧均见明显变化，且差异无临床意义，可排除近心端完全闭塞。DVT病例：健侧肢体在接触压迫时，见明显血流速度变化；而DVT侧肢体较健侧肢体血流速度变化不明显，是疑似近心端病变的影像

## 陷 阱

### 呼吸性波动的假阴性影像（图 2.48）

一般来讲，呼吸负荷法特异性较高，是一种有效的检查方法，但缺点是灵敏度较低，特别是当患者下肢血管近心端不完全闭塞或侧支循环丰富时尤为明显。对于髂静脉区域，除检查困难的情况外，应养成反复、细致观察此区域的习惯。

视频2.48

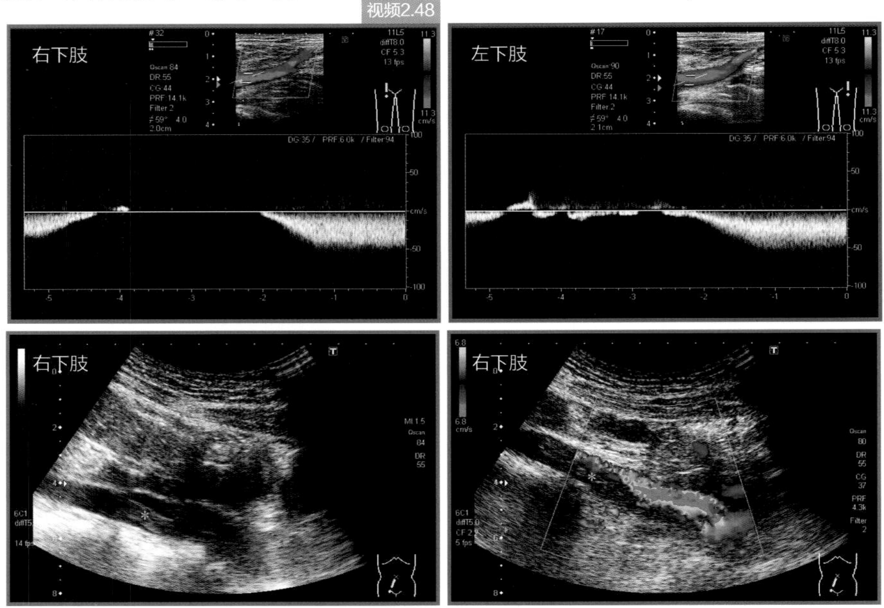


图2.48　呼吸性波动的假阴性影像
在双下肢均可得到充分的呼吸性波动影像，未见明显差异。但右下肢可见漂浮的血栓影像，通过彩色多普勒可以观察到血栓周围的血流信号（＊为血栓）

## 陷 阱

### 搏动性静脉血流（图 2.49）

用脉冲多普勒检查股静脉的流速波形时，有时会得到搏动性波形。这是因为静脉伴行于动脉，动脉的搏动传导至静脉所致。此外，当检查出连续性的高速血流时，应高度怀疑动静脉瘘的存在。

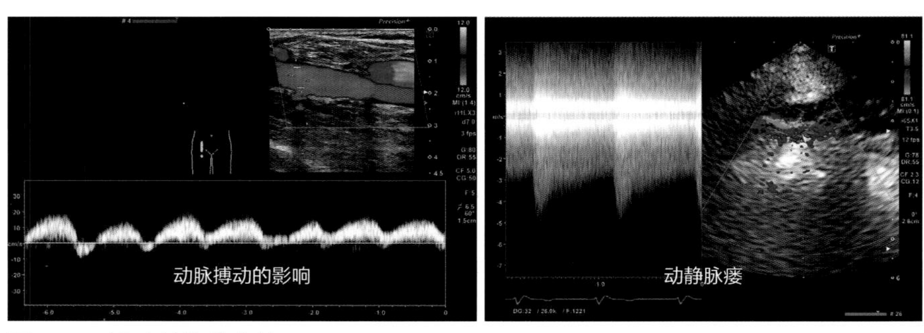


图2.49　搏动性静脉血流
深静脉伴行于动脉。所以，动脉搏动传导到静脉，有时会观察到搏动性静脉血流。此外，当检查出连续性的高速血流时，应高度怀疑动静脉瘘的存在

（2）远端挤压法

1）判断方法

挤压法的英语单词是 milking，即用手像挤牛奶一样将小腿肌肉储存的血液挤出，以观察静脉回流和静脉反流的一种方法 [7,11]。观察部位与挤压部位之间若存在狭窄或者闭塞，可以观察到血流异常（相较于正常情况，血流诱发反应差或者无反应）[7]。

2）检查手法

先扫描出股静脉纵断面影像，并确切固定探头位置。再用脉冲多普勒记录挤压小腿前后的流速波形。因挤压力度不同得到的波形也不同，所以双侧尽量用相同的力度进行挤压，并且力度不宜过大。此方法切忌不能在刚确诊的患者身上使用。近年来出于安全方面的考虑，远端挤压法的使用率也越来越低。

## 技能教学

**针对股浅动脉严重钙化导致的声影的应对方法（图 2.50）**

深静脉与动脉并行，特别是在大腿段，动静脉前后走行，所以动脉经常被作为静脉的声窗。但在有些患者中，这个位置关系反而带来了麻烦。比如，动脉硬化闭塞症患者的股浅动脉有时会有严重钙化的斑块。股浅静脉因这种钙化产生的声影无法显影，即使使用静脉压迫法和彩色多普勒也无济于事。应对的方法是，变换肢体位置或者改变探头扫描位置，使静脉在动脉侧方显影。在受到并行动脉干扰时，务必尝试一下。

a

视频2.49

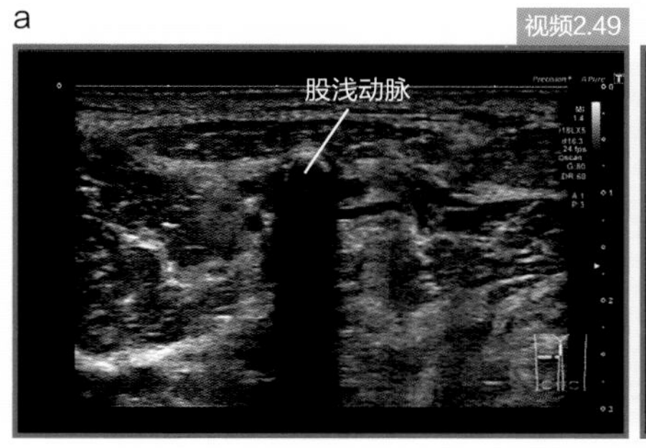


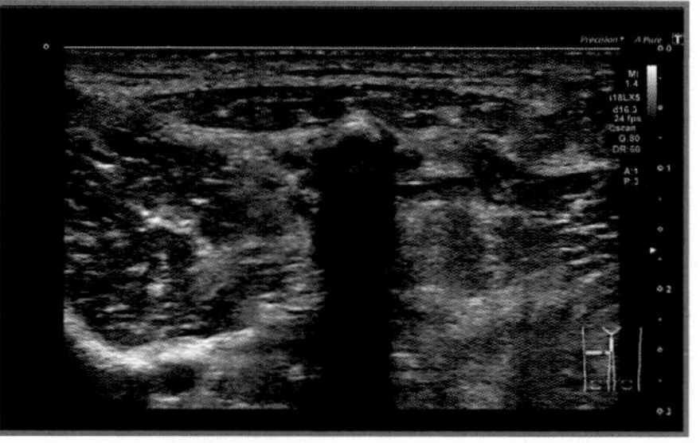

股浅动脉存在严重钙化，伴有声影。横断面下很难观察到动静脉管腔内部情况。所以即使使用静脉压迫法也无济于事

b

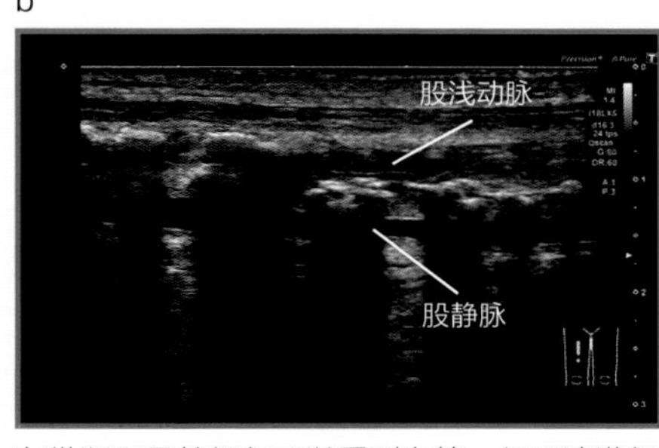


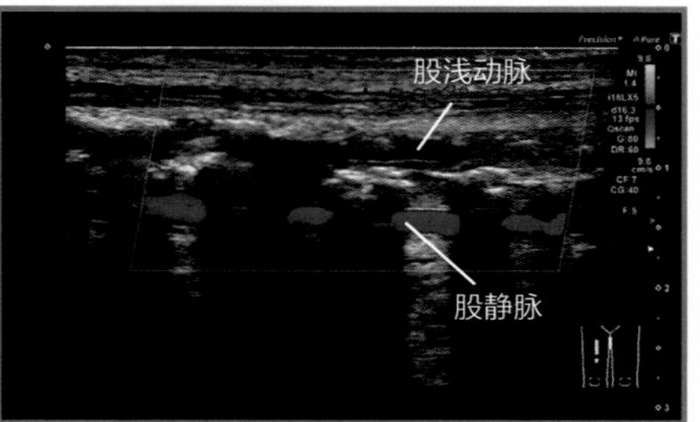


在纵断面虽然偶尔可以看到血管，但无法进行进一步详细检查。彩色多普勒可以检查出间断的血流信号

图2.50　针对股浅动脉严重钙化导致的声影的应对方法

c

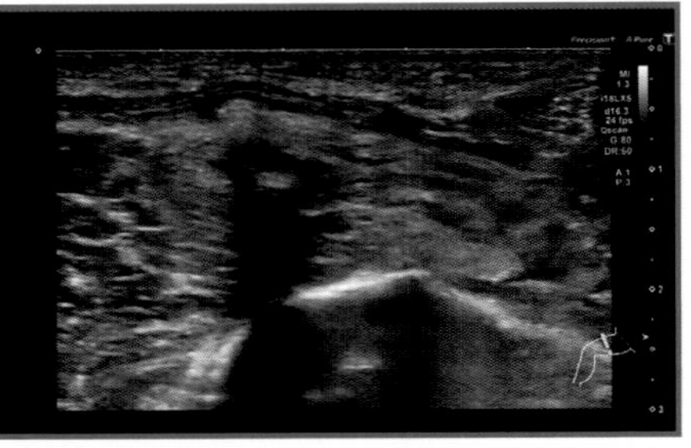

这种情况，变换肢体位置或者改变探头扫描位置，避开声影的影像，扫描出静脉。横断面扫描下，在动脉的侧方扫描出静脉。用静脉压迫法确认静脉被压缩，排除血栓

d

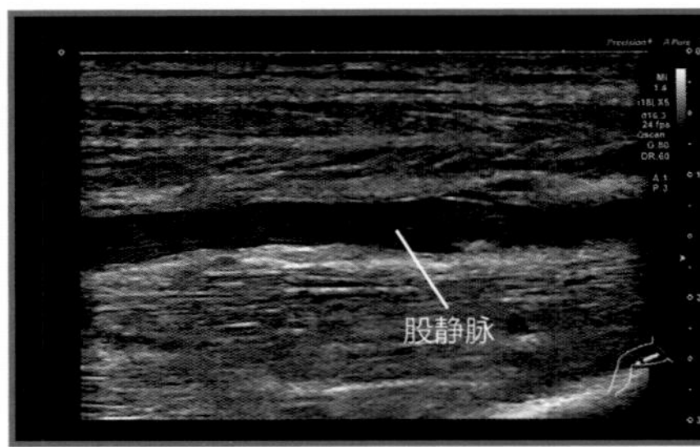


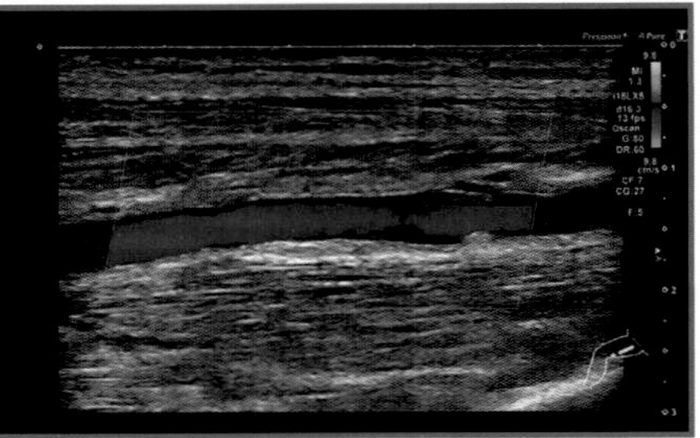

纵断面扫描下，因避开了声影，可以大范围扫描静脉。通过彩色多普勒可以观察到静脉管腔内充满血流信号

图2.50（续） 针对股浅动脉严重钙化导致的声影的应对方法

## 检查范围及诊断要点

### 检查范围和检查步骤

在《深静脉血栓超声诊断的标准评估方法》[7] 及《关于肺栓塞及深静脉血栓的诊断、治疗、预防指南》[4] 中推荐了全下肢静脉超声（whole leg ultrasonography）及近端静脉压迫法（proximal compression ultrasonography）（图 2.51）。

#### 全下肢静脉超声（图 2.52）

将下肢从近端到远端一次性全部扫描的全下肢静脉超声是一直以来使用的常规的下肢静脉的超声检查方法。从股静脉开始，依次在股静脉、腘静脉及小腿静脉检查血栓。在小腿依次评估胫后静脉、腓静脉、胫前静脉、比目鱼肌静脉及腓肠静脉 [7,12]。

#### 近端静脉压迫法（图 2.53）

是用静脉压迫法观察近心端静脉（股静脉至腘静脉）。在应急诊疗等特定环境中限定检查腹股沟的股静脉和腘窝的腘静脉 2 处，或者是包括大腿段的股静脉 3 处。然而，如果这些检查为阴性，为确保不会漏诊小腿局部 DVT 的近端进展，需要在 1 周后进行复查。

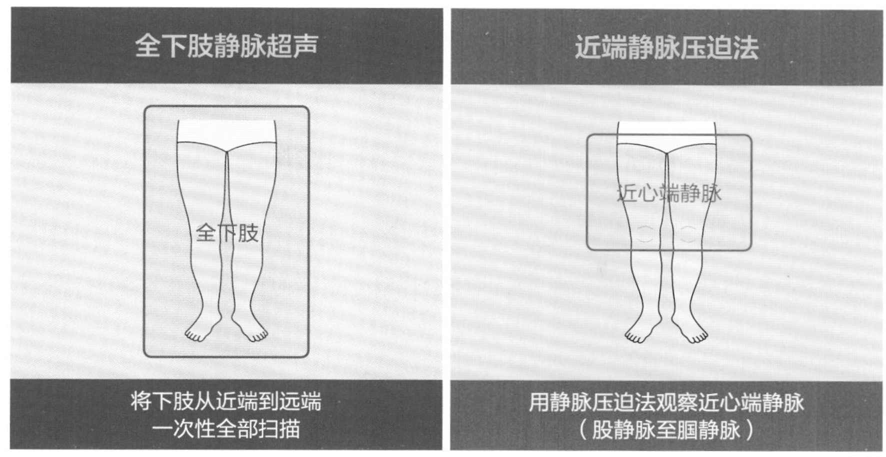


图2.51　全下肢静脉超声与近端静脉压迫法
全下肢静脉超声是以往常规使用的检查方法。近端静脉压迫法是在应急诊疗等特定环境中使用的方法

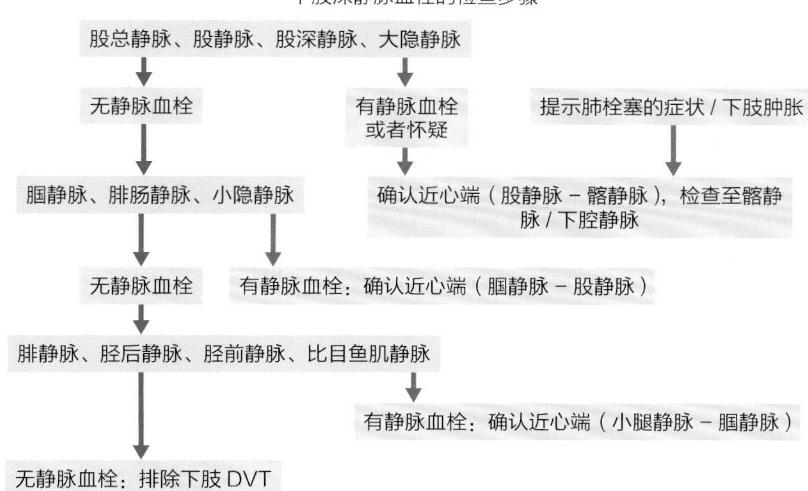


图2.52　全下肢静脉超声[12]

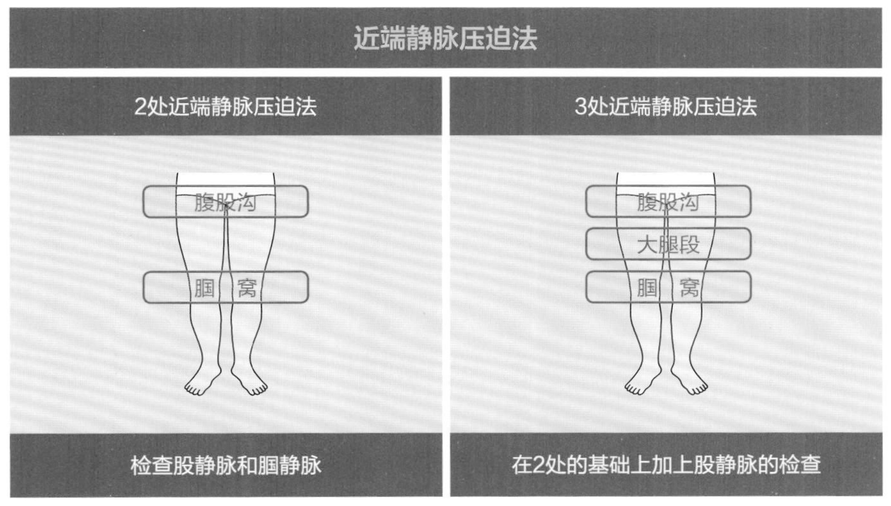


图2.53　近端静脉压迫法

**简短备忘录**

**2 处近端静脉压迫法 + D- 二聚体在排除 DVT 诊断中的有效性（图 2.54）**

作为减少 1 周后的复查的方法，2 处近端静脉压迫法结合 D- 二聚体的方法用来排除 DVT 的有效性已被论证 [4,7]。有一项前瞻性研究统计了全下肢静脉超声（血栓阴性）组与 2 处近端静脉压迫法（阴性）+ D- 二聚体（阴性 + 初筛阳性 1 周后复查阴性）组（均未经治疗）3 个月内有症状的静脉血栓的发生率。结果显示全下肢静脉超声组中血栓发生率为 0.9%（7/801），2 处近端静脉压迫法 + D- 二聚体组为 1.2%（9/763），两组差异无统计学意义。这意味着 2 处近端静脉压迫法结合 D- 二聚体排除 DVT 是有效的 [13]。

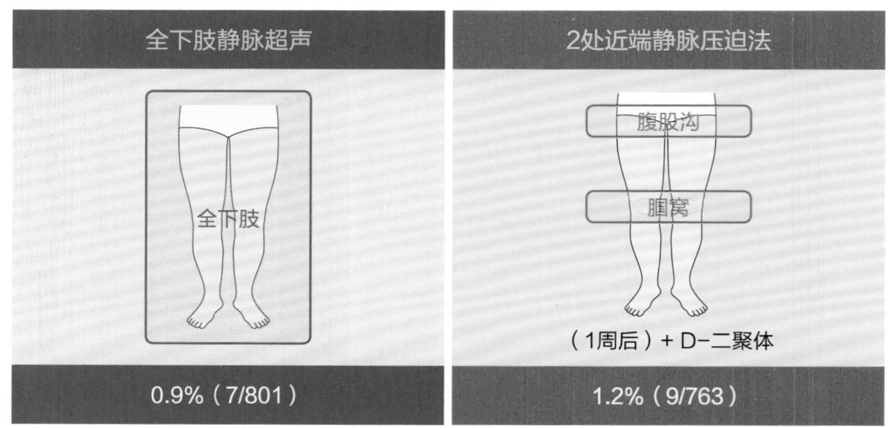


图2.54　全下肢静脉超声对比2处近端静脉压迫法[13]
两组均未经治疗，对3个月内有症状VTE的发生率进行了前瞻性研究。结果显示两组差异无统计学意义，这意味着2处近端静脉压迫法结合D-二聚体排除DVT是有效的

## 血栓检查的实际步骤（图2.55）

### 大腿段血栓检查步骤（图 2.56、2.57）

用探头将耦合剂均匀涂于大腿内侧，同时以横断面影像初步掌握动静脉的走行。检查应尽可能从腹股沟附近开始。首先以横断面定位血管，并搜索血栓影像。若在 B 超模式下可确认血栓影像，考虑到安全问题，不进行压迫而改取纵断面进一步检查。另外，如果在 B 超模式下无法确认，或者如果该部位为阴性，则可使用静脉压迫法明确诊断。如静脉不能被压缩，则怀疑血栓的存在，以纵断面扫描来确定血管内部情况或者使用彩色多普勒确定血流信息。检查完一个部位后，再次回到横断面，以同样的步骤扫描至腘窝。

### 小腿段血栓检查步骤（图 2.58、2.59）

用探头将耦合剂均匀涂于小腿后方，同时在横断面下初步掌握骨骼、肌肉及血管之间的位置关系。此时应分别扫描内侧、中央及外侧，以横断面选择性观察整个小腿。未见明显血栓影像时，用静脉压迫法搜索血栓。观察到不可压缩的部位时，应高度怀疑血栓，改用纵断面详细观察血管内部。

① B 超模式下定位血管，并搜索血栓影像

有血栓的可能性大
以纵断面详细检查
没有血栓的可能性大
以压迫法确诊
不被完全压缩
以纵断面详细检查
被完全压缩
排除血栓诊断

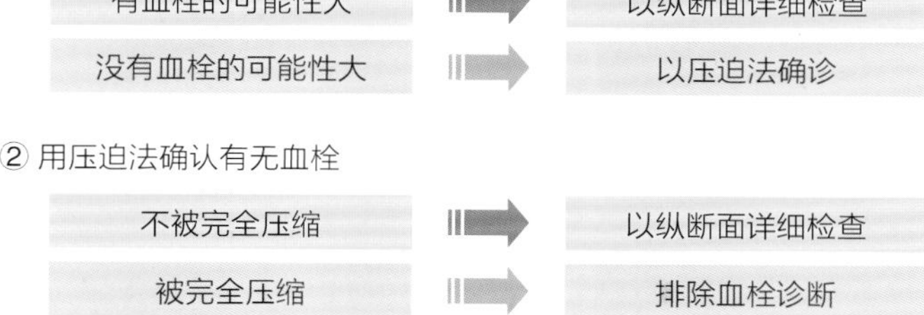

② 用压迫法确认有无血栓

③ 纵断面观察血栓的性质、形态、回声强度及血栓与血管壁的关系

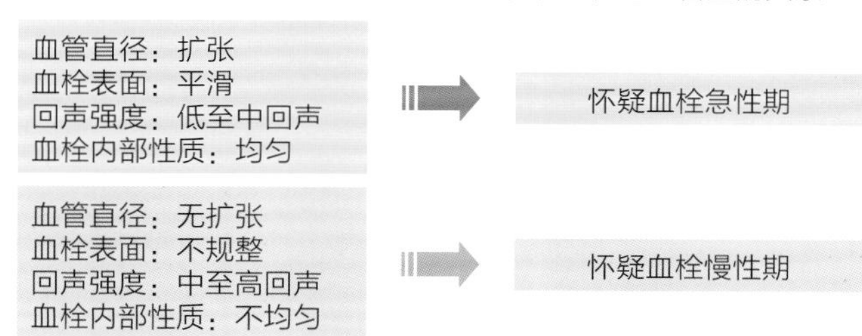


图2.55　血栓检查步骤及评估方法

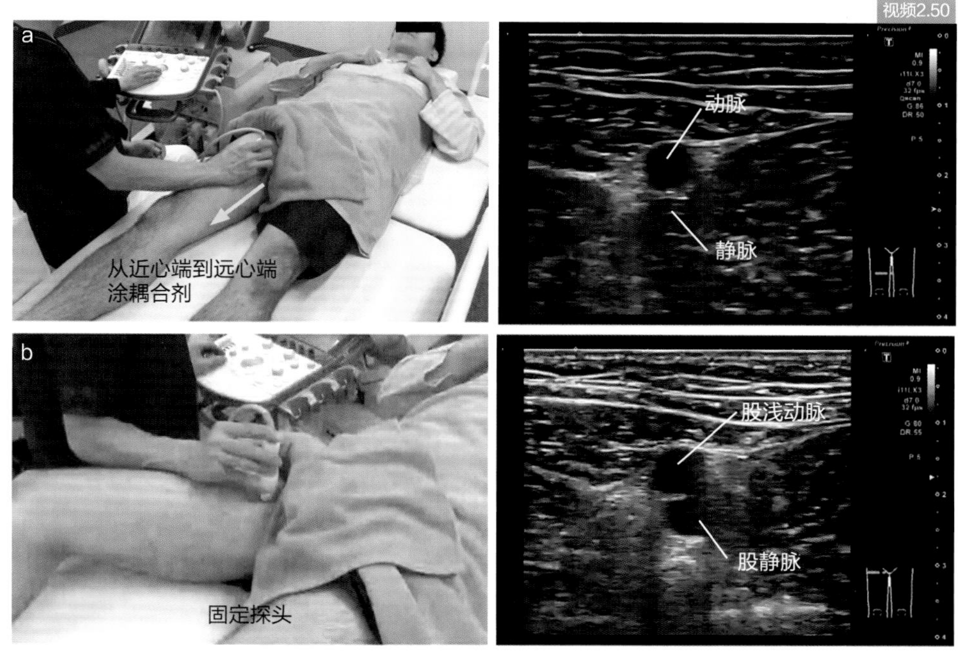


图2.56　大腿段血栓检查步骤

a. 在用探头于大腿内侧均匀涂抹耦合剂的同时，初步掌握血管走行。b. 在横断面B超模式下定位血管，并搜索血栓影像

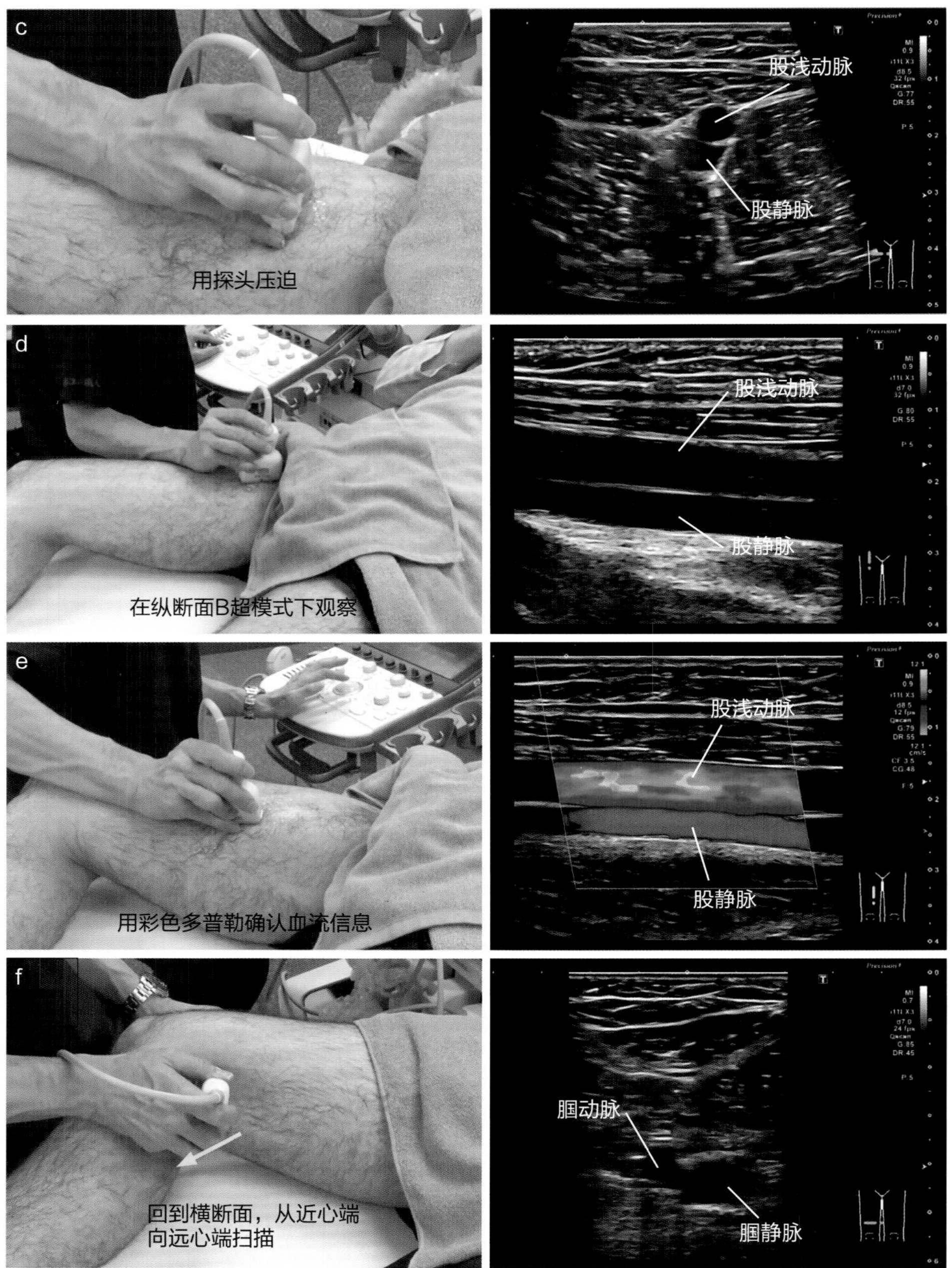


图2.56（续） 大腿段血栓检查步骤

c.以压迫法确认有无血栓，须从近心端扫描至远心端。d. 确认血栓或者是怀疑血栓的部位，应改用纵断面观察血管内部情况。e. 以纵断面彩色多普勒影像，确认血流信息。f. 回到横断面，以相同步骤扫描至腘窝处

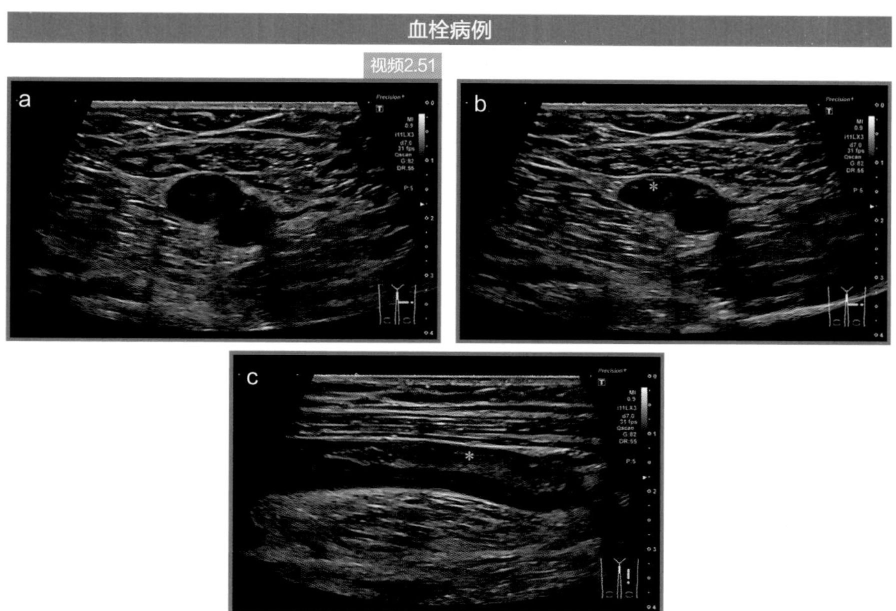


图2.57　大腿段血栓检查步骤：血栓病例

a. 横断面B超模式下定位血管，并搜索血栓影像。b. 用静脉压迫法确认有无血栓，若确认存在血栓，不可再次进行压迫。c. 用纵断面观察血栓近心端的性质、形态、回声强度及血栓与血管壁的关系（ * 为血栓）

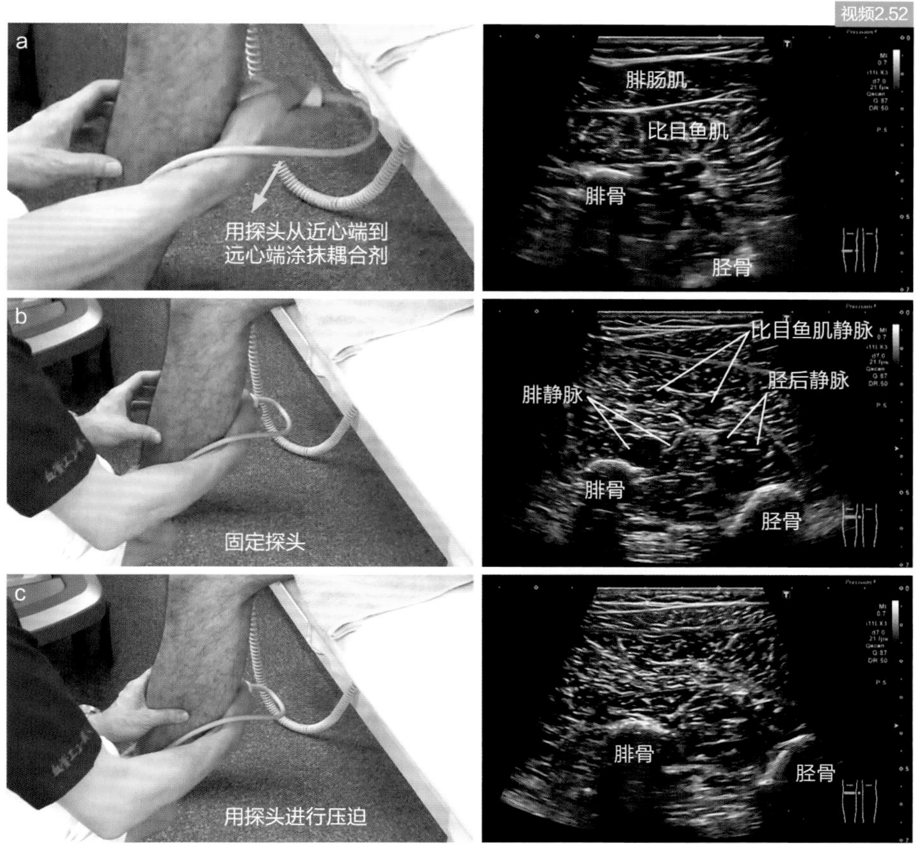


图2.58　小腿段血栓检查步骤

a. 用探头将耦合剂均匀涂于小腿后方，同时在横断面下初步掌握骨骼、肌肉及血管之间的位置关系。b. 用横断面B超影像定位血管，并搜索血栓影像。c. 以压迫法确认有无血栓。须从近心端扫描至远心端

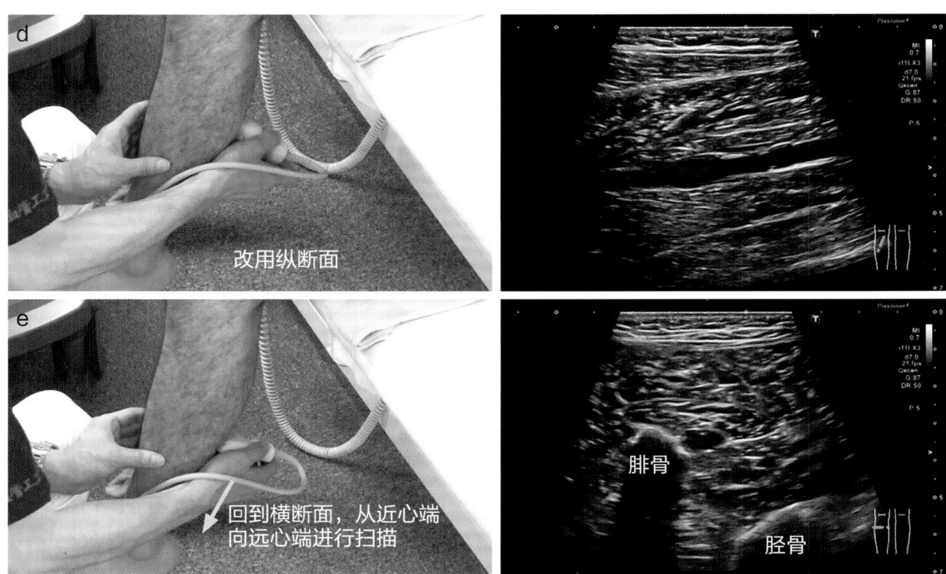


图2.58（续） 小腿段血栓检查步骤

d. 确认血栓或者是怀疑血栓的部位，应改用纵断面观察血管内部情况。e. 回到横断面，以相同步骤扫描至远心端

## 血栓病例

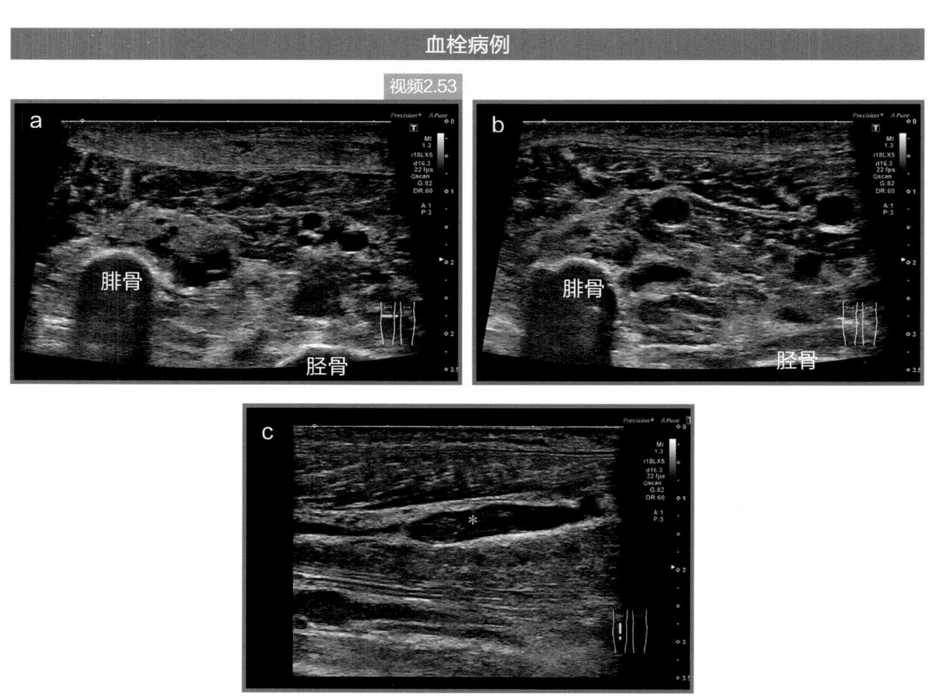


图2.59 小腿段血栓检查步骤：血栓病例

a. 横断面B超模式下定位血管，并搜索血栓影像。b. 用压迫法确认有无血栓，若确认存在血栓，不可再次进行压迫。c. 纵断面观察血栓近心端的性状、形态、回声强度，以及血栓与血管壁的关系（ * 为血栓）

## 注　意

**静脉压迫法应从近心端向远心端**

反复使用静脉压迫法进行扫描时，不应从远心端向近心端进行。因为在 B 超模式下，如此操作有可能导致血栓脱落。反复使用压迫法进行扫描时，一定要从近心端向远心端进行观察。

## 技能教学

**搜索血栓的窍门（图 2.60）**

想要在短时间内有效搜索血栓，应充分掌握存在血栓时静脉的影像学特征。

（1）存在血栓的静脉多数呈略扩张状态。

（2）血栓与血流交界处常呈线状回声。

（3）血栓与血流的回声强度不同。

搜索血栓时，应牢记以上几点。

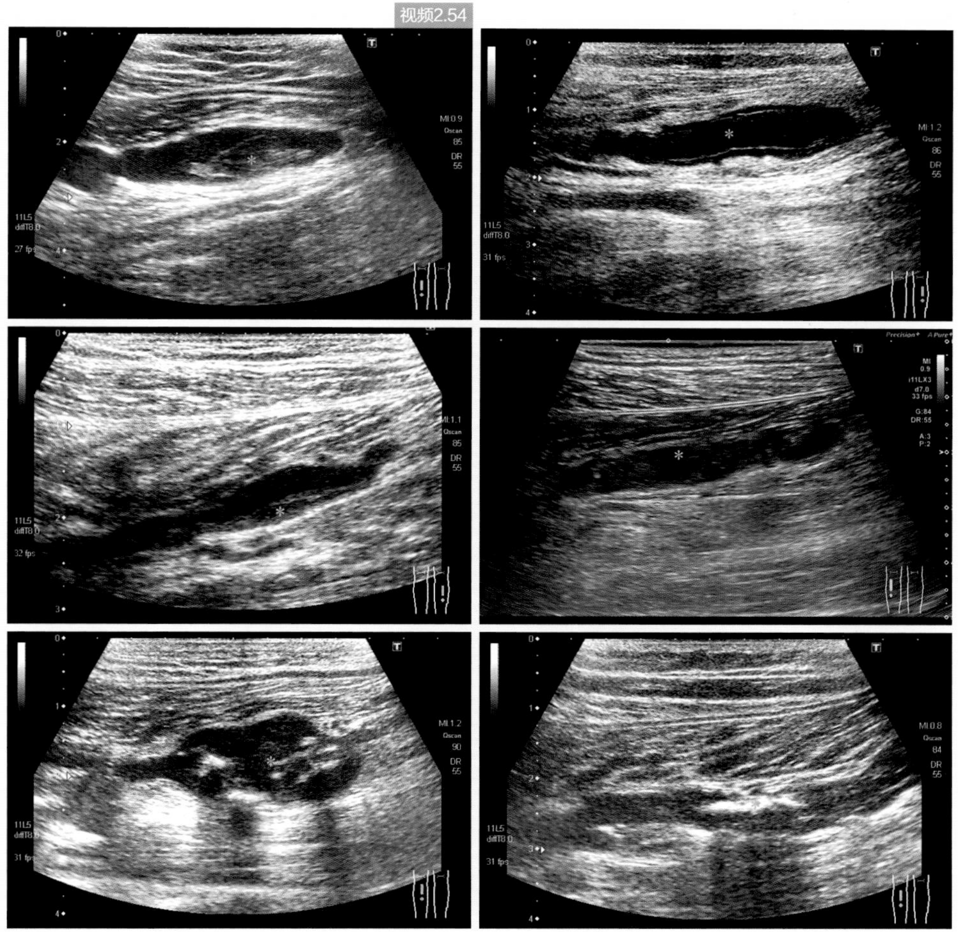


图2.60　搜索血栓的窍门：比目鱼肌静脉血栓病例

存在血栓的静脉多呈略扩张状态；血栓于血流的交界处可见线状回声；血栓与血流的回声强度不同（ * 为血栓）

## 诊断要点（表2.5）

存在血栓时根据以下几点来综合判定血栓所处的阶段是急性期还是慢性期。①部位诊断：血栓范围（近端、远端）。②性质诊断：血栓形态（闭塞型、非闭塞型、漂浮型）、血栓性质的变化。③血流诊断：仔细检查回流障碍（表 2.6）。此外，也不能忽视血栓性静脉炎的存在。

观察股静脉或者腘静脉时，与以往的超声影像相比，出现新的不可压缩的部位或者压迫时残存管腔的增加超过 4 mm 以上时[14,15]，即可视为血栓复发，为治疗的指征[7]（图 2.61）。

表 2.5　DVT 的诊断要点

| 部位诊断（血栓范围） |
| --- |
| 以血栓的近心端及远心端确定血栓范围<br>· 近端 DVT（中心型：包括髂静脉、股静脉及腘静脉血栓）<br>· 远端 DVT（周围型：小腿型） |
| 性质诊断（血栓形态、血栓性质） |
| 血栓形态<br>· 闭塞型：充满血栓、退化缩小的血栓<br>· 非闭塞型：杆状、索条状及附壁血栓等<br>· 漂浮型：应特殊注意的形态<br>血栓性质<br>· 新鲜血栓：低回声、均匀<br>· 陈旧性血栓：高回声、不均匀、退化缩小、机化、钙化<br>※ 同时也要评估合并血栓性静脉炎的情况 |
| 血流诊断（回流障碍） |
| 评价静脉血栓周围及血栓内部的血流信息<br>慢性 DVT 较静脉反流，更应评估有无静脉瓣功能不全 |

表 2.6　静脉血栓急性期与慢性期的诊断

| 评估方法 | 判断指标 | 急性期 | 慢性期 |
| --- | --- | --- | --- |
| 静脉压迫法 | 压缩性 | 不可压缩 | 部分压缩 |
| | 血栓质地 | 软 | 硬 |
| B 超模式 | 血管管径 | 静脉＞动脉 | 静脉＜动脉 |
| | 退化缩小 | 无 | 有 |
| | 表面形态 | 平滑 | 不规整 |
| | 回声强度 | 低至中回声 | 中至高回声 |
| | 内部性质 | 均匀 | 不均匀 |
| 彩色多普勒 | 血流充盈缺损 | 完全 | 不完全 |
| | 侧支循环 | 无 | 有 |
| | 深静脉瓣功能不全 | 无 | 有 |

### 部位诊断

若通过影像直接确诊 DVT，根据血栓的近心端及远心端确认血栓范围。特别是应准确定位血栓近心端的位置。

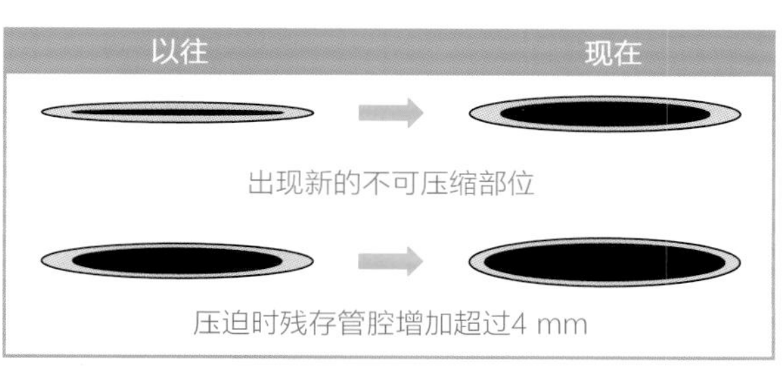


图2.61 DVT的复发标准[7]

### 性质诊断（血栓形态、血栓性质）

（1）形态诊断

静脉血栓的形态大致分为闭塞性和非闭塞性，以及特殊的漂浮型。检查时一定要确认血栓的近心端有无漂浮型血栓的存在[4]。闭塞性包括伴有管腔扩张的急性期的充满血栓和伴有管腔缩小的慢性期的退化缩小的血栓。另外，非闭塞性根据血栓的形状分为杆状、索条状和附壁血栓，这有助于区分急性期和慢性期血栓。

（2）血栓性质的变化

当血栓回声呈低回声时怀疑新鲜血栓，回声强度增加或者是不均匀时怀疑为陈旧性血栓，特别是机化的血栓呈高回声。

### 血流诊断

用彩色多普勒评估静脉血栓周围及血栓内部血流情况。在慢性期 DVT 中，相较于侧支循环的开放程度及静脉反流，更应详细评估有无静脉瓣功能不全（参考图 2.83）。另外，深静脉血栓后遗症的患者有深静脉瓣反流速度快的特征[16]。

## 简短备忘录

**漂浮型血栓（图 2.62）**

漂浮型血栓的定义是“血栓远心端附着于血管壁，其近心端（5 cm 以上）漂浮于血管腔内的形态”[17]。据报道，存在漂浮型血栓的病例中 36% ~ 60% 合并 PE[18,19]。在我院，如果在初次检查中意外发现可移动的漂浮型血栓，应立即向主治医师报告。

视频2.55

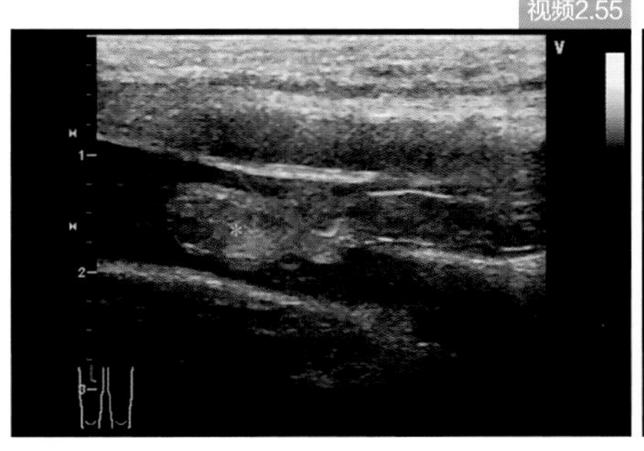

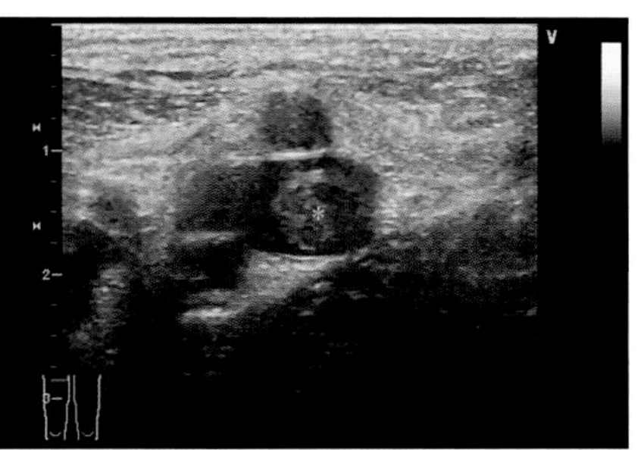

图2.62 漂浮型血栓

血栓近心端未固定于静脉壁，而漂浮于管腔内，而且受伴行动脉或呼吸的影响，存在活动性（＊为血栓）

**陷 阱**

**确认血栓与血管壁的固定程度（图 2.63）**

确认血栓的近心端是否固定于血管壁内，是评估 PE 风险的一项重要的影像学证据。检查时应注意，若在静息状态下仰卧位判定血栓与血管壁的固定程度，经常会误判。检查时，应结合患者的全身状况，利用深呼吸或者略抬高头侧等方法使下肢静脉扩张，才能减少误判率。

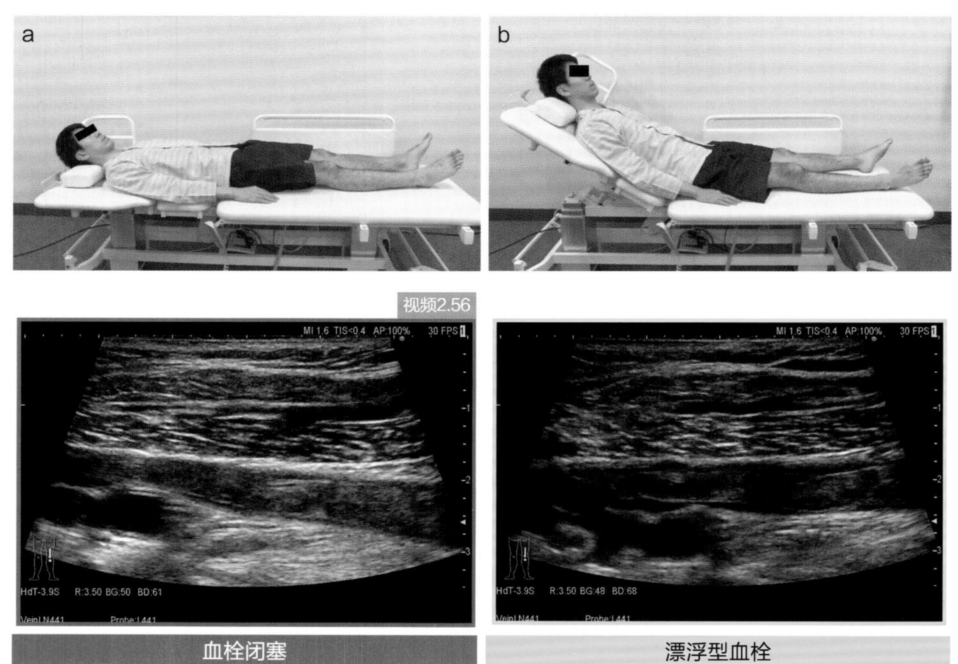


图2.63 确认血栓与血管壁的固定程度

a. 血栓闭塞：静息状态下仰卧位进行检查，股静脉显示血栓闭塞的影像。b. 漂浮型血栓：抬高头侧时，股静脉血栓呈未固定于血管壁而漂浮于血管腔的影像

## 代表性超声影像

### 急性DVT

急性 DVT（发病 2 周以内）患者，常因下肢红肿、疼痛等症状来就诊。然而，即使是急性期血栓，因其发生原因及部位，也会在没有症状的情况下发展。

有症状的病例，在超声下多呈现静脉较伴行动脉扩张，静脉管腔内充满均匀的低回声血栓的影像。在彩色多普勒下经常看到既没有血栓的退化缩小，也没有静脉回流，只有完全的血流充盈缺损影像（图 2.64）。另外，在无症状病例中，经常会检查出血流，而不是完全闭塞的血管。一般来讲，下肢有阳性症状的血管完全闭塞的血栓病例，血栓脱落的风险相对较低；而下肢没有明显症状的漂浮型血栓的病例，血栓脱落的风险相对较高。

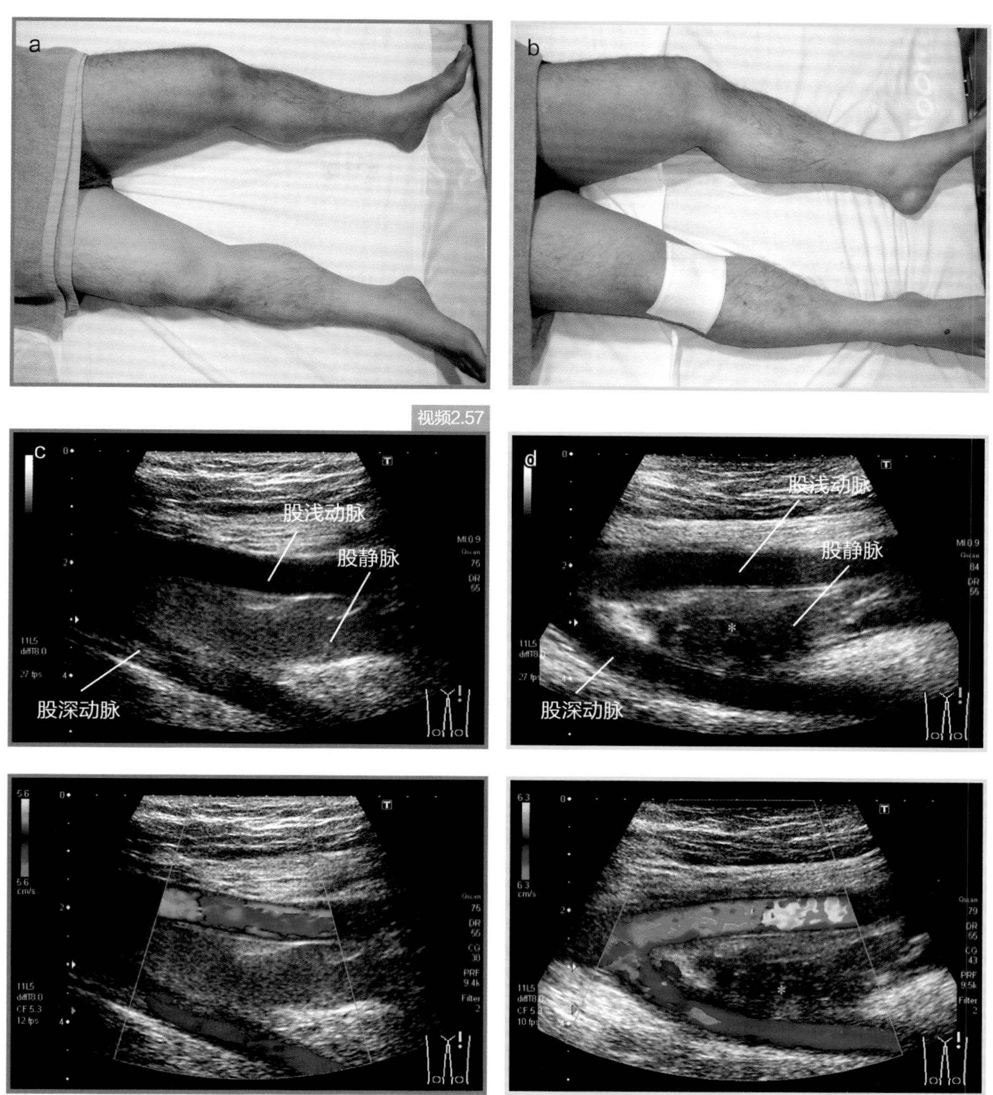


图2.64　急性DVT

a. 发病第1天，左下肢皮肤潮红、肿胀。b. 发病第4天，皮肤潮红消退，但肿胀未见明显改善。c. 发病第一天的超声图像显示股静脉血流高度淤滞，但未见血栓影像。d. 发病第4天超声图像显示股静脉未见血流信号，血栓完全阻塞管腔（＊为血栓）

## 慢性DVT

当 DVT 到了慢性期（发病 4 周以上），下肢肿胀、潮红、疼痛等症状消失。但有时症状仍然存在并可能复发。如果下肢肿胀、疼痛和色素沉着等静脉淤滞症状在治疗后 3 个月持续存在，则怀疑血栓后遗症。

慢性期血栓的性质和形态多种多样（图 2.65）。

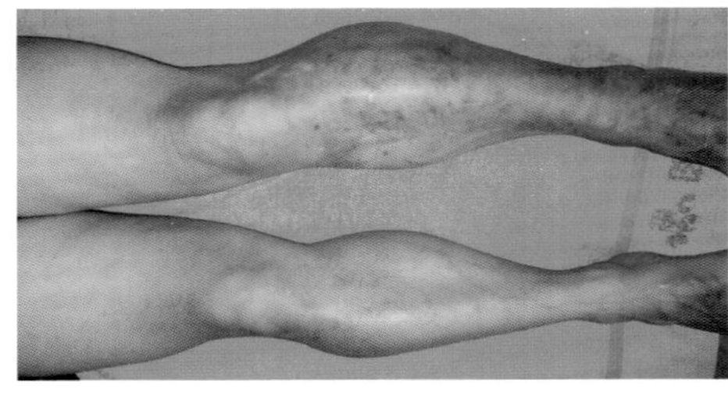

股静脉可见索条状血栓影像，且血栓多处黏附于血管壁。彩色多普勒中见绕开血栓流动的血流信号（ * 为血栓）

视频2.58

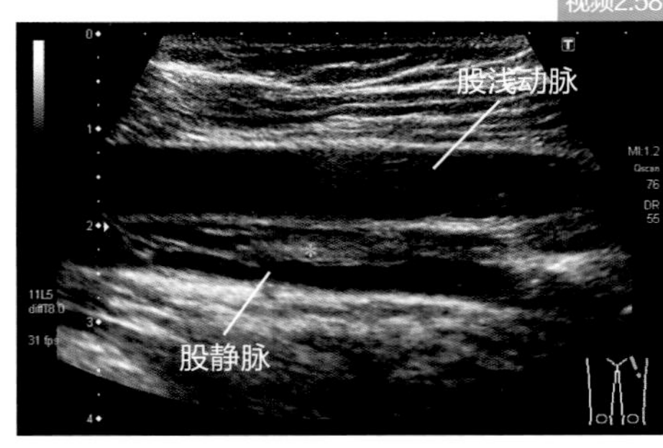


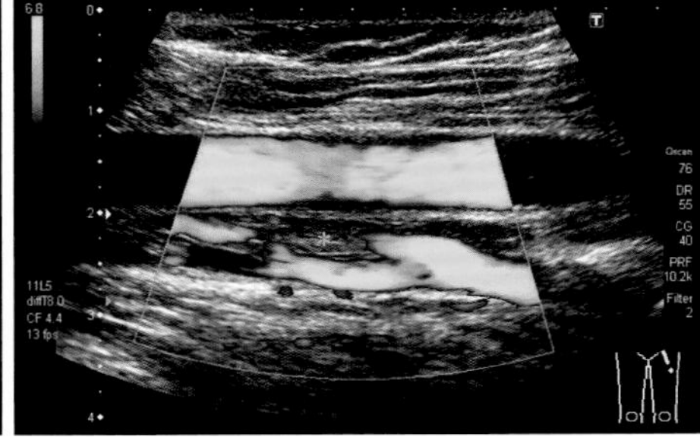

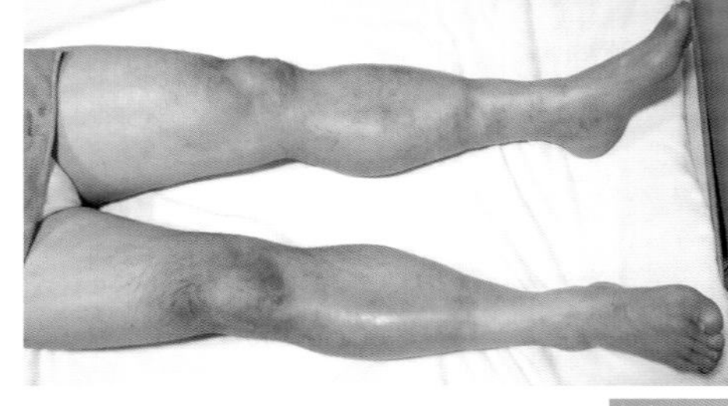

随着血栓的退化缩小，股静脉管腔较股浅动脉变细。彩色多普勒中检查出血流信号，呈部分再通影像

视频2.59

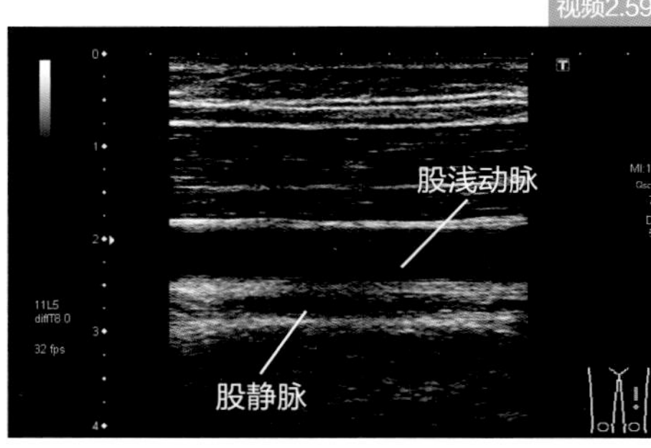


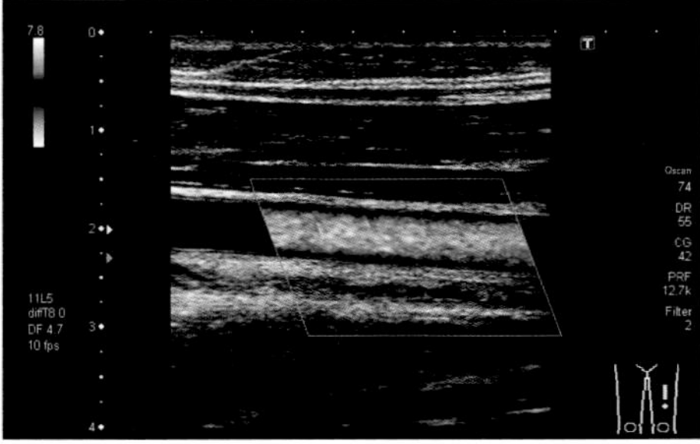

观察到股静脉血管壁增厚。用彩色多普勒观察到顺行血流后有持续时间长的逆行血流，所以判定为深静脉瓣功能不全（ * 为血栓）

视频2.60

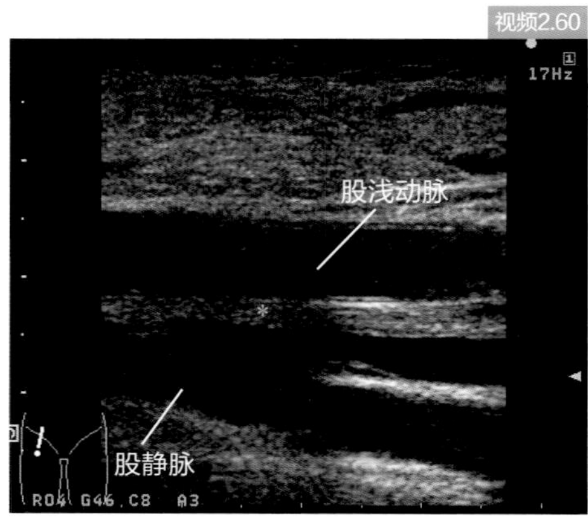


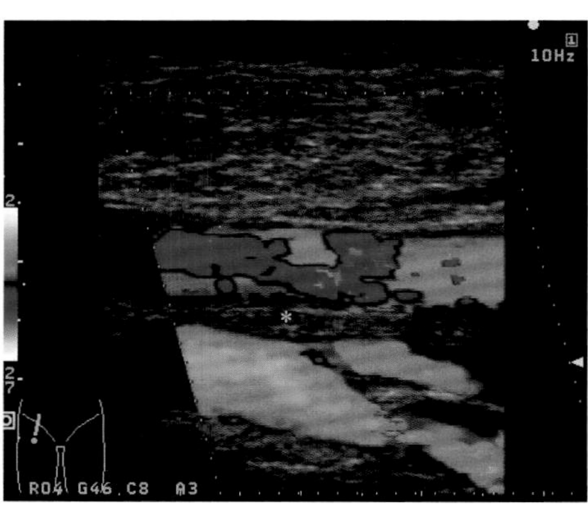


图2.65　慢性期血栓影像

一般来说，血管的直径随着血栓的溶解或（退化缩小）而减小，血栓在超声下往往表现为回声增高且不均匀的特性。到了这个阶段，血栓与血管壁的固定较牢靠，脱落的风险较低。对部分病例，在彩色多普勒下可以观察到血流信号，即部分再通的影像。此外，慢性期 DVT 可能合并深静脉瓣功能不全，所以有必要用 Valsalva 法和远端挤压法确认静脉反流情况（图 2.66）。

视频2.61

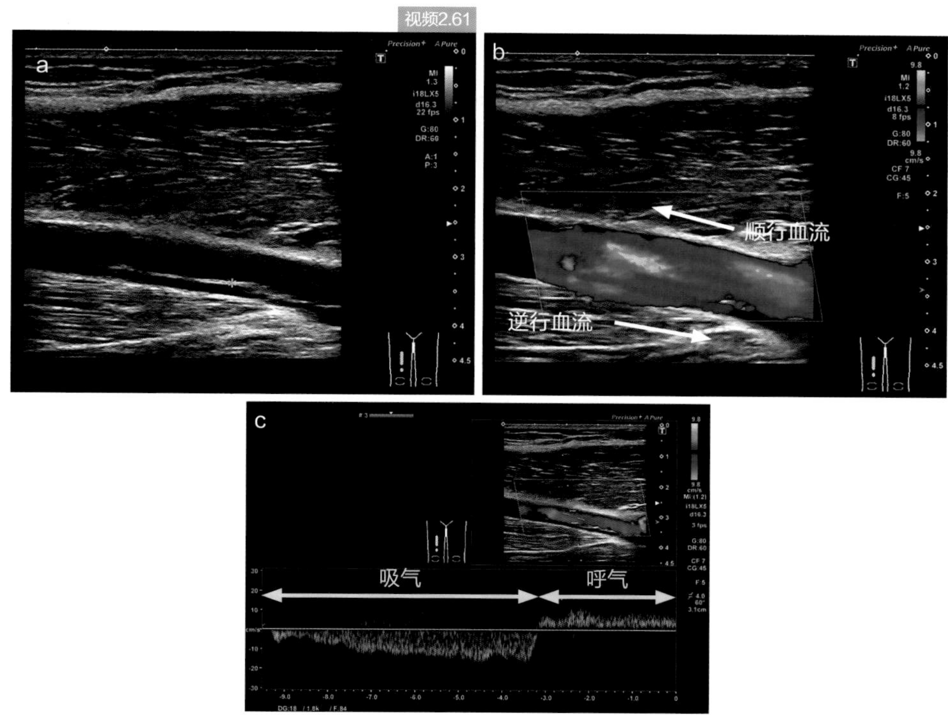


图2.66　根据呼吸确认静脉反流

a. B超模式下可见线状、高回声、机化的血栓影像（ * 为血栓）。b. 彩色多普勒下可见吸气时逆向流动的血流信号。c. 脉冲多普勒下见持续时间长的逆行血流，可判定为深静脉瓣功能不全

## 并发症

DVT 的并发症主要有肺动脉栓塞（PE）、反常性脑栓塞（paradoxical cerebral embolism）、血栓后遗症（post-thrombotic syndrome，PTS）及慢性静脉功能不全（chronic venous insufficiency，CVI）等（表 2.7、2.8）。

表 2.7　DVT 的并发症

- 肺栓塞
- 经济舱综合征、肺动脉高压
- 反常性脑栓塞
- 静脉回流障碍（血栓后遗症）
- 静脉瓣功能不全导致的血流淤滞（静脉曲张、小腿溃疡）

表 2.8　DVT 危险的并发症及其发生过程

| 肺栓塞（PE） |
|---|
| 下肢深静脉血栓→下腔静脉→右心房→右心室→肺动脉 |
| 脑栓塞（cerebral embolism） |
| 下肢深静脉血栓→下腔静脉→右心房→左心房→左心室→主动脉→脑血管<br>↑<br>PFO、ASD、瘘管 |

## 肺栓塞（PE）

从心脏运送血液的肺动脉内存在栓子（血栓、脂肪粒、空气、肿瘤等），导致肺动脉闭塞或者肺动脉循环障碍的状态称为肺栓塞。血栓导致的肺栓塞称为肺血栓栓塞症（PTE）。导致肺栓塞的血栓最常来源于下肢深静脉，也可源自颈部及上肢静脉、胸部的中心静脉（双腔导管、中心静脉导管或者胸廓出口综合征）。也就是说，详细检查深静脉血栓的存在与否是预防PE的重要一环。

肺栓塞的诊断主要通过肺动脉CT血管成像（computed tomography angiography，CTA）或者是放射性核素肺通气扫描。超声检查有助于寻找栓子的来源，但对PE的明确诊断存在局限性。一般来说，在慢性右心室高负荷的情况下，超声心动图显示右心室壁运动的弥漫性减弱。急性右心室高负荷的典型病例在超声下可见伴随着右心室压力增加与右心室的扩大，右心室中部的游离壁活动减弱，而受左心室影响右心室尖部的室壁活动相对正常，呈现McConnell征（图2.67）。此外，如果在右心房或右心室检测到血栓影像，则PE的可能性增加（图2.68）。但这些影像都是间接影像，若没能在肺动脉内检查出血栓影像，则无法确诊为PE。

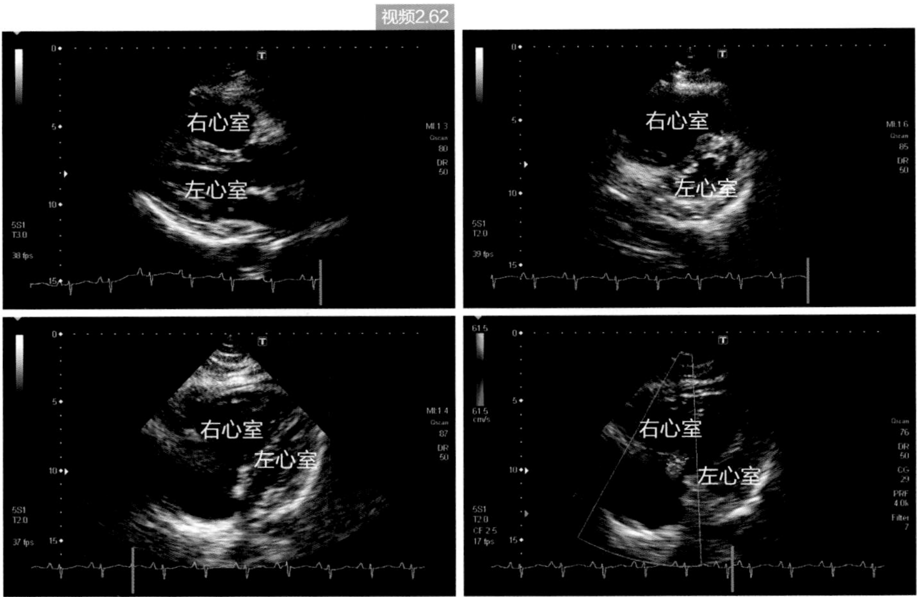


图2.67　疑似肺栓塞的超声影像：McConnell征

伴随着右心室压力增加与右心室的扩大，右心室中部的游离壁活动减弱，而受左心室影响右心室尖部的室壁活动相对正常，呈现McConnell征

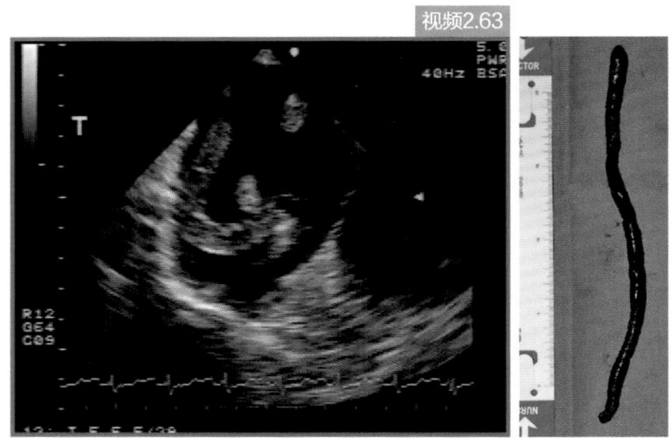


图2.68　右心房内血栓影像

经食管超声心动图检查（trans-esophageal echocardiography，TEE）观察到右心房内的活动性血栓影像。经手术取出粗1～2 cm，长30 cm的杆状血栓

### 反常性脑栓塞 [20]

反常性脑栓塞指的是“静脉及右心房的栓子（血栓、癌栓等），通过右向左分流进入动脉系统所引起的栓塞症”。形成右向左分流的主要疾病有卵圆孔未闭（patent foramen ovale，PFO）、房间隔缺损（atrial septal defect，ASD）及肺动静脉瘘等，大多引起脑栓塞。由于临床上常在不明原因的脑梗死病例中发现 PFO 和 ASD，所以即使是很小的病变也被认为是脑栓塞的重要危险因素之一。

对比超声心动图结合 Valsalva 负荷是确认右向左分流的有效方法。然而，因常规的经胸壁超声心动图检测灵敏度低，通常需要行经食管超声心动图（TEE）检查。常用的对比剂是葡萄糖和生理盐水。存在右向左分流时，微泡会在解除负荷后立即出现在左心房（图 2.69）。

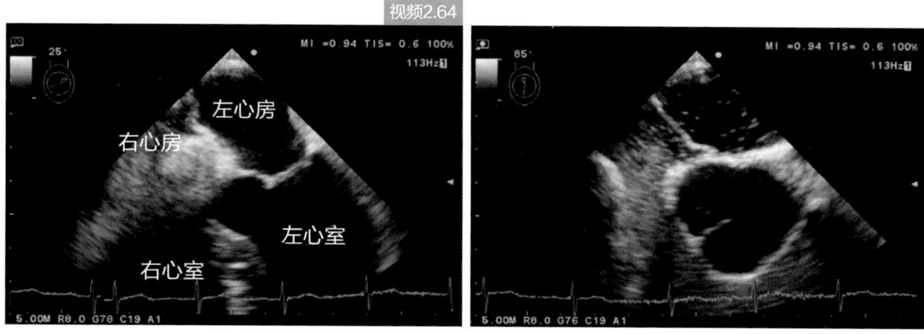


图2.69　右向左分流的确认

利用TEE确认右向左分流。Valsalva负荷解除后左心房内立即出现微泡，提示存在右向左分流

### 血栓后遗症（PTS）（图 2.70）

既往存在 DVT 病史，且存在下肢浮肿、疼痛、湿疹、皮下脂肪变硬、色素沉着、溃疡及

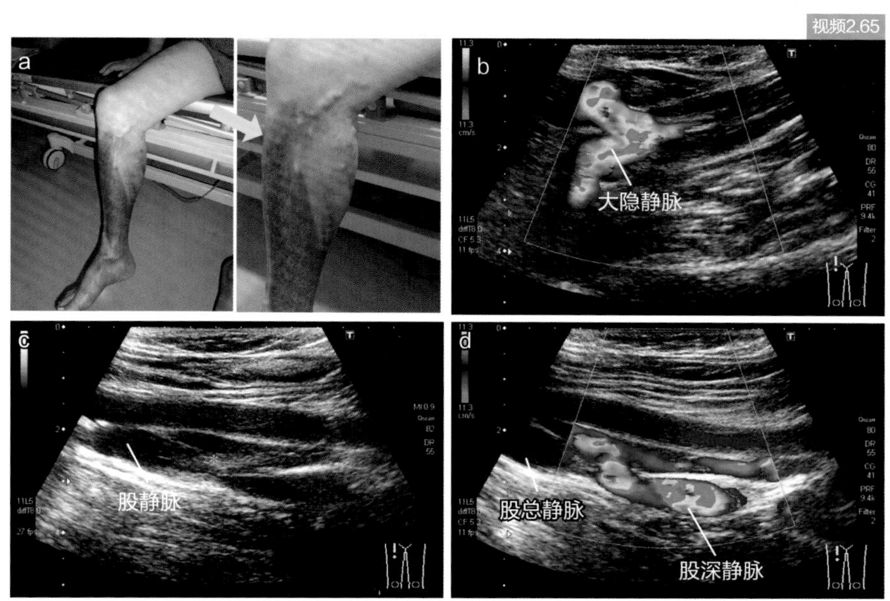


图2.70　血栓后遗症：CEAP分类C4a

a. 患者20年前患DVT，之后浅静脉逐渐明显，出现静脉曲张，并出现大面积色素沉着，来就诊。b. 大腿近端的浅静脉扩张，并可见有意义的反流。c. 超声下股静脉可见索条状机化血栓影像。d. 彩色多普勒下，股静脉与股深静脉均可见逆行性血流信号（* 为血栓）

静脉性跛行等一系列临床症状的慢性静脉疾病，称为血栓后遗症。其原因是被血栓破坏的深静脉瓣处于长期反流状态，导致静脉压升高[21]（图 2.71）。PTS 也就是 DVT 的晚期并发症。由于近年来 DVT 诊断技术的提高和早期治疗方案的确定，PTS 的发生率有所降低。

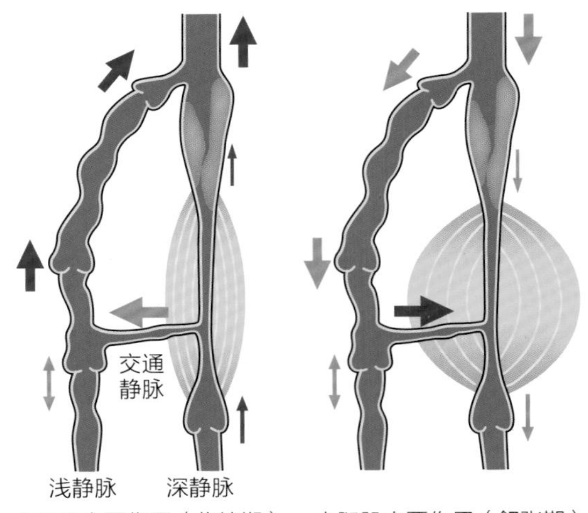


①深静脉血栓破坏了静脉瓣，导致深静脉反流并导致慢性静脉压升高
②随着静脉压持续升高，进而导致了小腿交通静脉瓣功能不全
③随着肌肉收缩，血液通过瓣膜功能不全的交通静脉自深静脉流入浅静脉
④随着回流到浅静脉的血流量增加，浅静脉扩张，导致浅静脉瓣功能不全
⑤在小腿肌肉的舒张期，由于深静脉瓣和浅静脉瓣功能不全导致的反流，使血液进一步在小腿淤滞
上述的血流动力学变化的结果会导致浮肿、色素沉着及静脉性溃疡（发生于脚踝及小腿下1/3处）

图2.71　DVT后遗症的静脉回流[21]

## 应该掌握的治疗及评估方法

抗凝治疗是 DVT 的基础治疗方法。特别是远端（小腿型）DVT 一般采取单纯抗凝疗法。若是累及下腔静脉的急性期大面积 DVT，可以在抗凝治疗的基础上使用溶栓治疗，如置管溶栓、机械碎栓、吸栓术等。此外，有时为防止下肢和盆腔静脉内的血栓脱落导致 PTE，可行下腔静脉滤器置入术。

### 抗凝治疗/溶栓治疗

一般来讲，DVT 采取抗凝治疗，特别是对于近端 DVT，除非有抗凝禁忌证，否则都应行抗凝治疗。超声检查时明确记录血栓范围（特别是近心端位置）、形态及性质有助于评估治疗效果。此外，如果在体表标记血栓近心端的位置，便于日后进行准确的随访（图 2.72）。随访时，在大多数情况下可以观察到血栓缩小或者缩短，但也存在没有明显变化及向近心端进展的情况。所以有必要进行详细的对比观察。在远端 DVT 中，静脉血栓通常在数天至数周内消失。另外，在近端 DVT 中，血栓会退化缩小，但很少会完全消失，常有索条状残留[4]。

### 下腔静脉滤器置入术

下腔静脉滤器一般经股静脉或者颈内静脉入路，置于肾静脉远心端、双侧髂总静脉汇合部的近心端。下腔静脉滤器分为永久型滤器和临时（可回收）滤器。临时滤器可在留置一定时间后被回收。

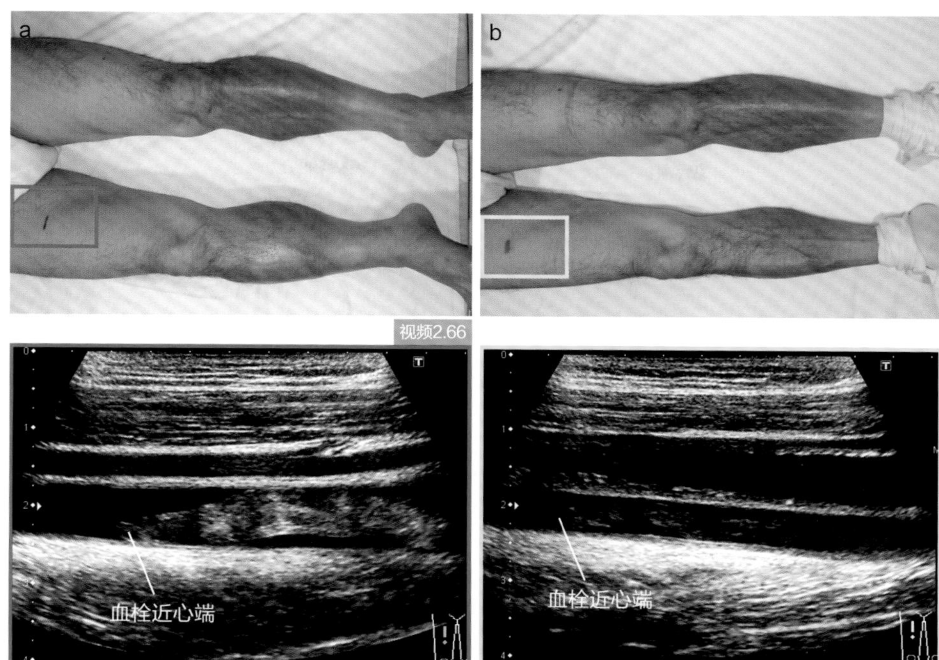


图2.72　血栓近心端的位置

a. 第一次检查时，在体表标记血栓近心端的位置。b. 3周后血栓近心端的位置没有变化，但血栓缩小

**简短备忘录**

**需要治疗的小腿型 DVT**

2012 年版的《ACCP 抗栓治疗指南》[22] 中指出：无症状的小腿型 DVT 无须行抗凝治疗。但同时该指南又推荐：2 周后复查，若见血栓进展，应行 3 个月的抗凝治疗。易引起小腿型 DVT 进展的因素包括 D- 二聚体阳性、大而长的血栓、多发血栓、癌症及住院。表 2.9 中罗列了这些需要治疗的小腿型 DVT。

表 2.9　需要治疗的小腿型 DVT

| 存在2项以上需要治疗 |
| --- |
| · D- 二聚体超过标准值（0.5 μg/mL） |
| · 血栓长度＞ 5 cm、直径＞ 7 mm |
| · 存在于多条小腿静脉（包含双侧） |
| · 除疾病、先天性、外伤及术后原因以外的小腿型 DVT（不明原因的小腿型 DVT） |
| · 正在接受治疗的癌症患者 |
| · 住院患者 |

### 留置前评估

在常规的 DVT 评估的基础上，须在术前确认滤器留置部位及入路静脉内无血栓形成。

### 留置后及回收前评估

在下腔静脉滤器留置后评估中，重点是滤器是否捕捉到血栓及滤器近心端有无血栓的存在。尤其是回收滤器之前一定要进行详尽的检查。超声检查的要点是在彩色多普勒模式引导下确认血流信号的充盈缺损，之后在 B 超模式下检查出滤器处附着的血栓，此时应使用高敏感度、高分辨率的血流显示方法。此外，在 B 超模式下，尽可能在大视野纵断面进行观察，并留意血栓与血流交界处的线状回声，就比较容易识别血栓（图 2.73）。

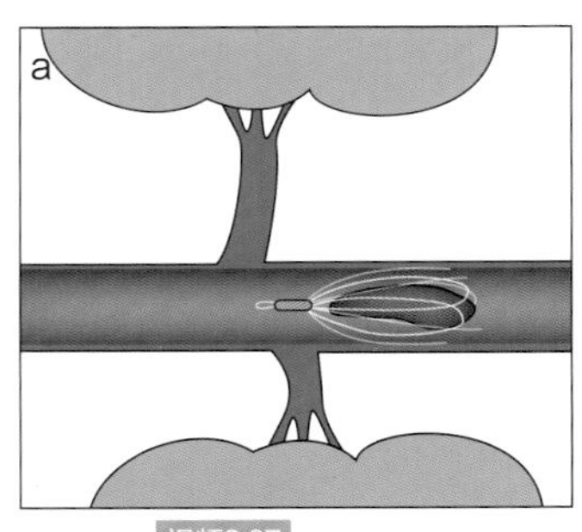

视频2.67

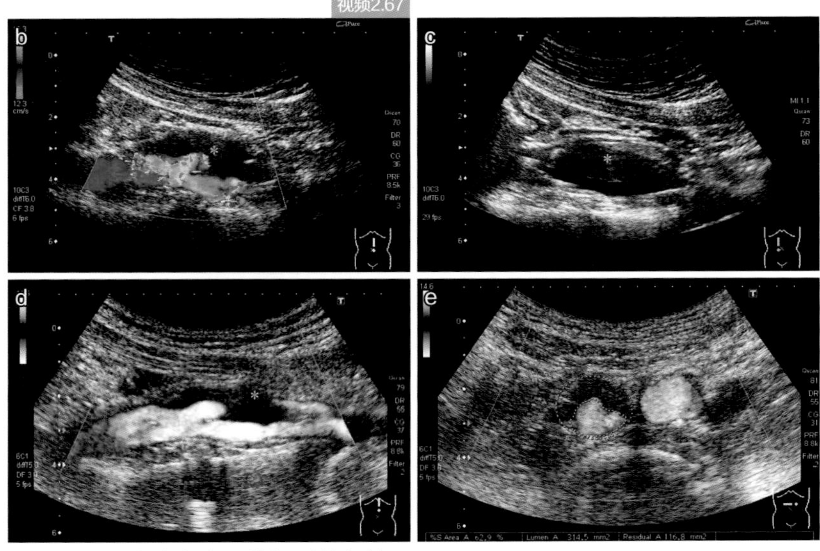

图2.73　下腔静脉滤器捕捉到的血栓

a. 下腔静脉滤器应置于肾静脉远心端、双侧髂总静脉汇合处的近心端。b. 用彩色多普勒检查滤器处的血流信号。c. 若无法观察到血流信号，则改用B超模式确认。d. 若彩色多普勒中见到大量溢出的血流信号，可使用高分辨率彩色显影法。e. 以短轴观察滤器，计算出血栓的所占比例，有助于日后的随访（＊为血栓）

**注　意**

**检查永久型滤器时的注意事项**

为了使滤器固定于下腔静脉管壁，滤器与下腔静脉的接触部位存在突起。检查时过度压迫会增加损伤下腔静脉的风险，所以有必要注意。

## 参考文献


[1]　山本哲也．深部静脈血栓症の超音波診断．心エコー．11（11），2010，1074-85.

[2]　山本哲也．“下肢静脈エコー”．めざせ！血管エコー職人．東京，中外医学社，2013，150-92.

[3]　山本哲也．“下肢静脈”．血管エコー．東京，ベクトルコア，2014，140-75.（コンパクト超音波 α シリーズ）.

[4]　肺血栓塞栓症および深部静脈血栓症の診断,治療,予防に関するガイドライン（2017 年改訂版）. http://www.j-circ.or.jp/guideline/pdf/JCS2017_ito_h.pdf（2018 年 3 月閲覧）.

[5] Lohr, JM. Allastair B. Karmody Award. Calf vein thrombi are not a benign finding. Am J Surg. 170（2）, 1995, 86-90.

[6] 景山則正ほか. 下腿静脈の走行および構造と深部静脈血栓の関係. Vascular Lab. 2，2005，266-9.

[7] 松尾汎ほか. 超音波による深部静脈血栓症・下肢静脈瘤の標準的評価法. 日本超音波医学会. 2017. http://www.jsum.or.jp/committee/diagnostic/pdf/deep_vein_thrombosis.pdf（2018 年 3 月閲覧）

[8] 山本哲也. "基礎理論の臨床応用技術：血管領域". 超音波基礎技術テキスト. 超音波検査技術特別号. 37（7），2012，229-50.

[9] Konstantinides, SV. et al. 2014 ESC Guidelines on the diagnosis and management of acute pulmonary embolism. Eur Heart J. 35（43）, 2014, 3033-69.

[10] 日本静脈学会. 下肢静脈瘤に対する血管内治療のガイドライン（2009-2010 年小委員会報告）. 静脈学. 21，2010，289-3009.

[11] 佐藤洋ほか. 大腿静脈を観察部位とした下肢深部静脈血栓症の超音波診断の有用性に関する検討. 脈管学. 37，1997，65-71.

[12] 日本超音波医学会用語・診断基準委員会. 下肢深部静脈血栓症の標準的超音波診断法. Jpn J Med Ultrasonics. 35（1），2008，35-44.

[13] Bernardi, E. et al. Serial 2-point ultrasonography plus D-dimer vs whole-leg color-coded Doppler ultrasonography for diagnosing suspected symptomatic deep vein thrombosis：a randomized controlled trial. JAMA. 300（14）, 2008, 1653-9.

[14] Linkins, LA. et al. Interobserver agreement on ultrasound measurements of residual vein diameter, thrombus echogenicity and Doppler venous flow in patients with previous venous thrombosis. Thromb Res. 117（3）, 2006, 241-7.

[15] Koopman, MM. et al. Clinical utility of a quantitative B-mode ultrasonography method in patients with suspected recurrent deep vein thrombosis（DVT）. Thromb Haemost. 69, 1993, 285a.

[16] Yamaki, T. et al. High peak reflux velocity in the proximal deep veins is a strong predictor of advanced post-thrombotic sequelae. J Thromb Haemost. 5（2）, 2007, 305-12.

[17] Voet, D. et al. Floating thrombi：diagnosis and follow-up by duplex ultrasound. Br J Radiol. 64（767）, 1991, 1010-4.

[18] Baldridge, ED. et al. Clinical significance of free-floating venous thrombi. J Vasc Surg. 11（1）, 1990, 62-9.

[19] Radomski, JS. et al. Risk of pulmonary embolus with inferior vena cava thrombosis. Am Surg. 53（2）, 1987, 97-101.

[20] 山本哲也ほか. "四肢静脈". 血管超音波テキスト. 日本超音波検査学会監. 東京,医歯薬出版，2005，87-126.

[21] 平井正文ほか. 臨床静脈学. 阪口周吉編. 東京，中山書店，1993，222p.

[22] Kearon, C. et al. Antithrombotic therapy for VTE disease：Antithrombotic therapy and prevention of thrombosis, 9th ed：American college of chest physicians evidence-based clinical practice guidelines. 141（2 Suppl）, 2012, e419s-94.

# 静脉曲张的超声诊断技巧

## 扫描方法与正常影像

### 大隐静脉

#### 大隐静脉－股静脉汇合处（sapheno-femoral junction，SFJ）（图 2.74）

在腹股沟韧带处定位股动脉及股静脉后，稍向远心端进行扫描就可以看到股静脉与大隐静脉的汇合处。这个位置是静脉瓣功能不全的高发部位，也可以观察到静脉瓣的影像。想要详细观察瓣膜反流情况，将探头原地顺时针旋转 90°，显示纵断面。此时同框显示大隐静脉与股静脉，就可以更清晰地观察到隐股点及其反流情况 [1]。

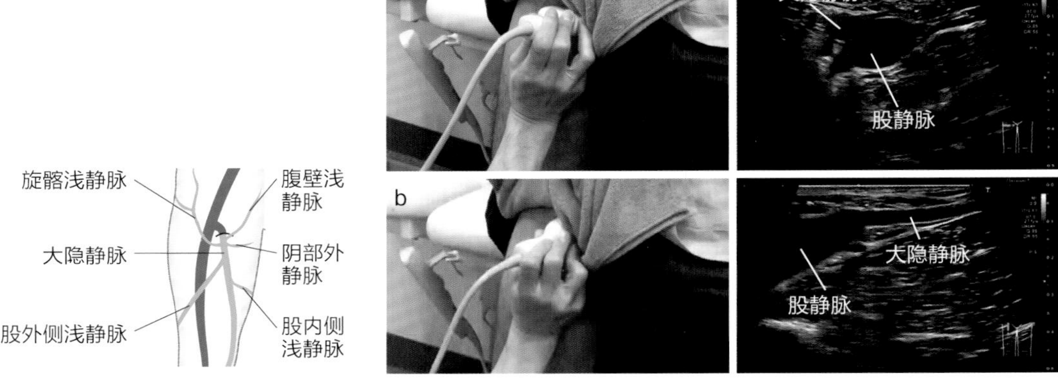


图2.74 大隐静脉-股静脉汇合处（SFJ）
a. 横断面扫描腹股沟，显示出大隐静脉与股静脉汇合处。b. 顺时针旋转探头90°，显示纵断面

**要点提示**

**纵断面扫描 SFJ（图 2.75）**

在立位纵断面扫描出 SFJ 比较困难。操作要点是首先要明确扫描出股动脉分叉处。接下来倾斜探头，使超声波声束缓慢移向内侧，就可以扫描出股静脉的纵断面。将探头进一步向内侧倾斜可确切扫描出 SFJ。此时，须将手掌侧面及小指紧贴患者的皮肤进行扫描，就可以获得稳定影像 [1]。

#### 大腿段（图 2.76）

将探头置于大腿内侧中心附近，根据肢体表面的弧度左右移动，就可以找到大隐静脉。此段大隐静脉深度比较恒定，走行于深筋膜与浅筋膜之间 [2,3]。此处被称为 隐室 [4]（参考图 1.10），当难以定位主干时可作为参照物。

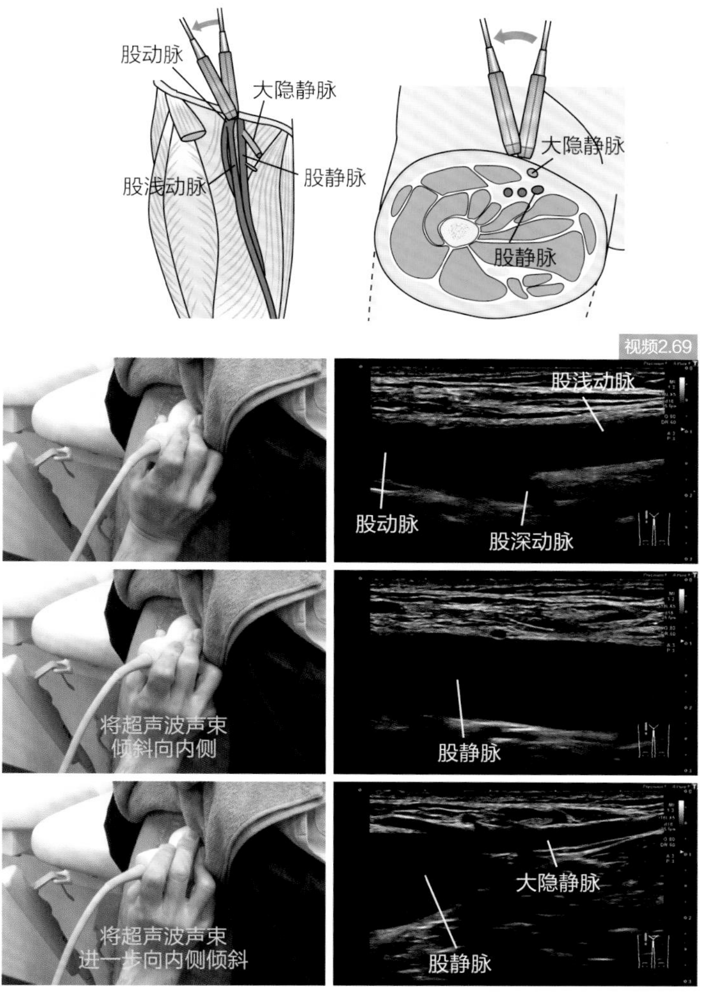


图2.75　扫描出大隐静脉–股静脉汇合部（SFJ）的操作要点

扫描出股动脉分叉处后，将超声波声束缓慢向内侧倾斜，就可以扫描出股静脉。若进一步向内侧倾斜，可以看到SFJ

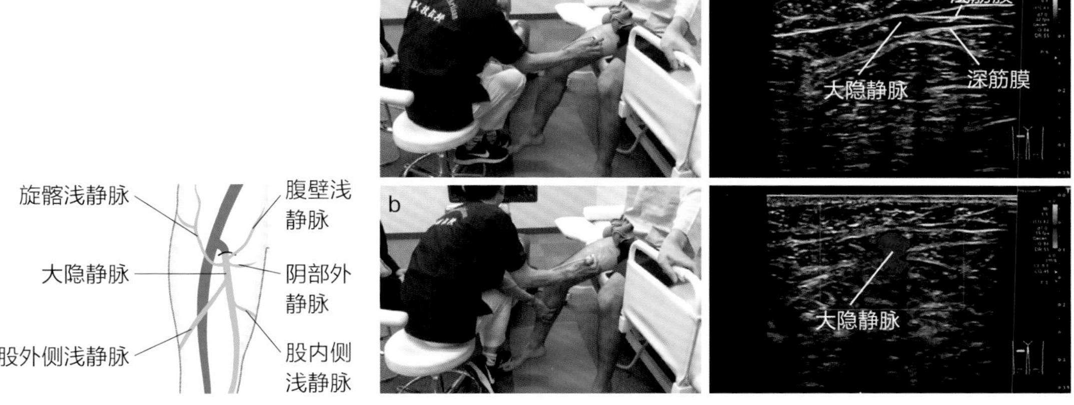


图2.76　大隐静脉大腿段

a. 扫描大腿内侧横断面，就可以扫描出位置表浅的大隐静脉。b. 用彩色多普勒确认血流信息肿大的淋巴结易与血管病变相混淆。通常肿大的淋巴结呈椭圆形或者圆形的低回声区域，有时与静脉曲张的形态相似。可通过线型结构与血流信号鉴别两种疾病。

### 小腿段（图 2.77、2.78）

从小腿内侧的胫骨后方进行检查。大隐静脉于较深的位置走行相对直，所以比较容易扫描到。但小腿的分支静脉曲张时，识别主干比较困难。此时从踝关节处开始检查，就比较容易识别主干。通常在踝关节内踝前方就可以肉眼观察到大隐静脉主干，所以可以从此处追踪大隐静脉主干，向近心端进行扫描。如果追踪失败，可返回可靠的识别点再次进行扫描[1]。

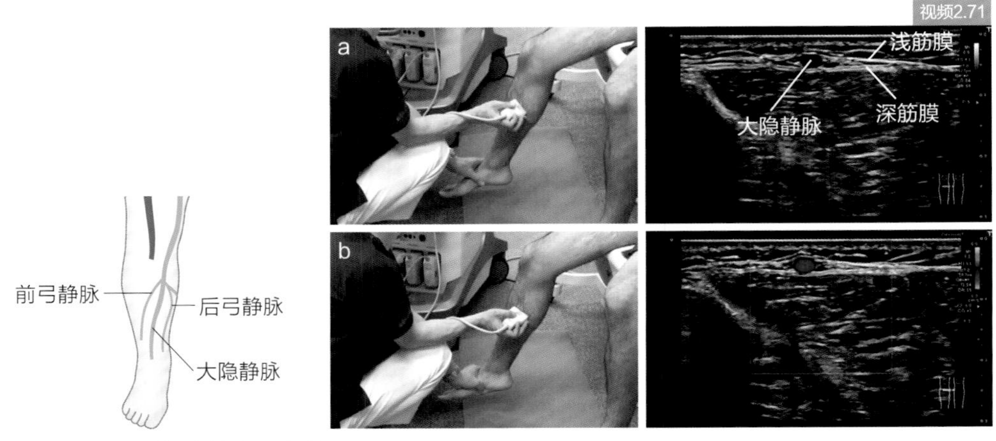


图2.77　大隐静脉的小腿中段

在小腿中段，大隐静脉走行于小腿肌肉胫侧

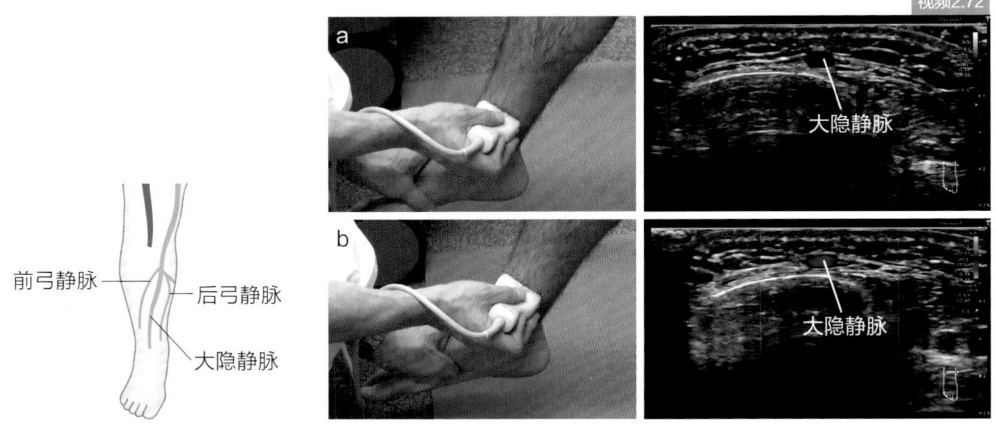


图2.78　大隐静脉小腿下段

在小腿下段，大隐静脉走行于踝关节的内踝前方

## 小隐静脉

### 小隐静脉－腘静脉汇合处（sapheno-popliteal junction，SPJ）

小隐静脉的汇入方式存在诸多变异。要定位 SPJ，建议从远心端向近心端扫描小隐静脉（图 2.79）。若从近端开始扫描，应从膝关节背侧上方约 10 cm 处开始以横断面进行扫描。

首先找到腘静脉，再缓慢向远心端进行扫描，通常可在腘窝上方约 5 cm 处找到小隐静脉的汇入处。这里还有腓肠静脉的汇合处，注意不要误认为是 SPJ。

小隐静脉的汇入方式五花八门（参考表 1.1），因静脉管径比较细，而且 SPJ 的位置较深，即使是在健康的患者中也有无法扫描到的情况。在没有明显的静脉曲张的病例中，若未见筋膜浅层的小隐静脉的扩张，有时也可省略 SPJ 的检查。

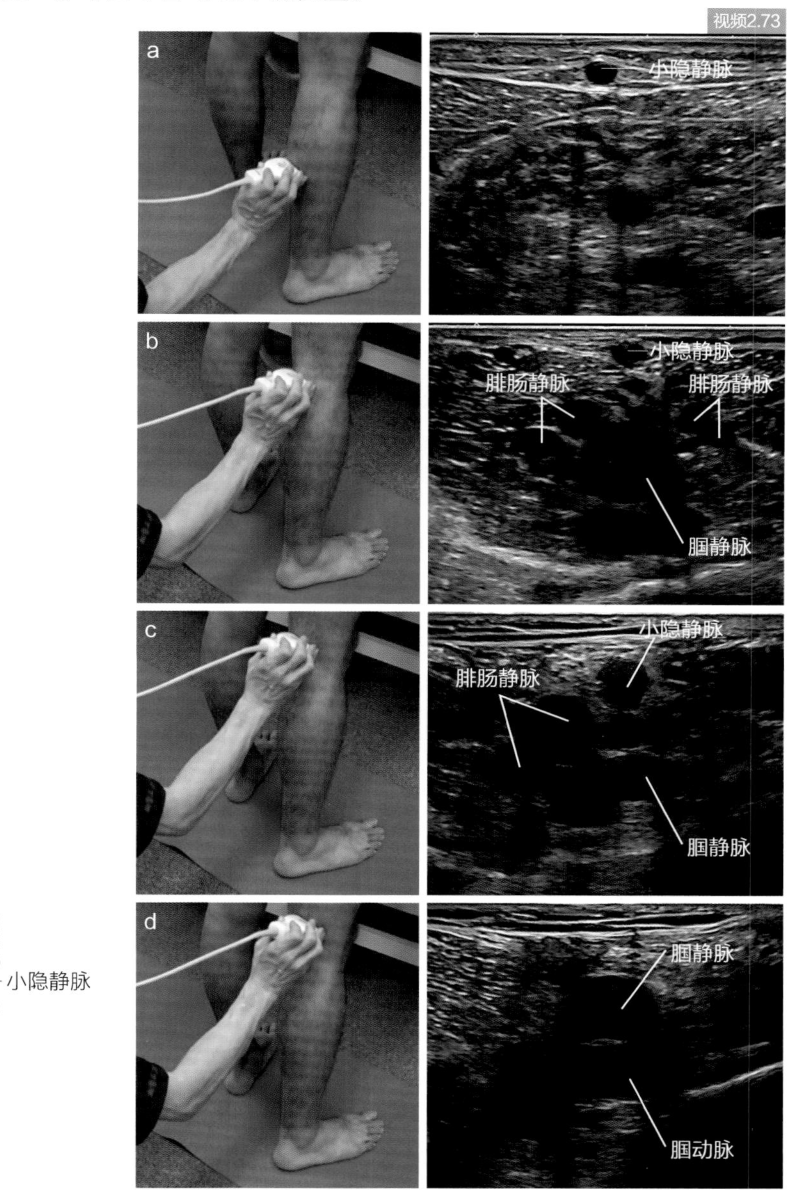


图2.79　扫描小隐静脉

小隐静脉（SSV）的汇入方式存在诸多变异，所以建议SSV的扫描应从远端向近端进行。a. 于小腿背侧肌肉群中心开始以横断面进行扫描，可见SSV走行于腓肠肌内侧头与外侧头的中心，因SSV直线走行于浅筋膜与深筋膜之间构成隐室，比较容易识别。b. SSV于膝关节上方腓肠静脉汇入腘静脉。c. SSV逐渐向深部走行，接近腘静脉。d. SSV汇入腘静脉

### 小腿段

在小隐静脉定位困难时，以小腿背侧的腓肠肌作为参照物就可以顺利地扫描出小隐静脉。在小腿背侧中心处，取横断面缓慢扫描，在腓肠肌内侧头与外侧头之间的筋膜之间可以看到小隐静脉。在此处小隐静脉直线走行于浅筋膜与深筋膜之间构成隐室，所以比较容易识别。因静脉曲张无法确认小隐静脉主干的走行时，以隐室作为参照物，用探头进行直线扫描就可以看到小隐静脉主干（图 2.79）。

## 陷　阱

**无法扫描出浅静脉（图 2.80）**

因浅静脉走行于皮下，即使是受到很小的外力，也很容易被压缩。特别是那些初学者，在浅静脉被完全压缩时，就不能辨认浅静脉。此时建议在检查部位多涂一些耦合剂，将探头轻置于皮肤表面，或者检查时反复轻压探头。

视频2.74

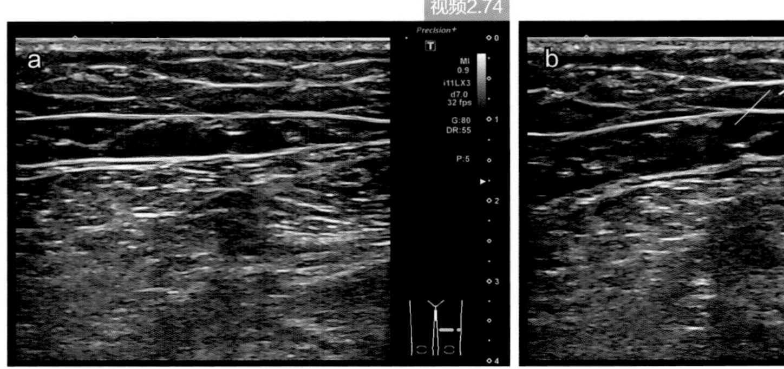


图2.80　无法扫描出浅静脉

a. 因浅静脉走行于皮下，即使是受到很小的外力，也很容易被压缩。大隐静脉未显影。b. 将探头轻轻置于皮肤表面，大隐静脉显影

## 简短备忘录

**人类和长颈鹿谁更易患静脉曲张？**

众所周知，长颈鹿的腿比人类更长，静脉压力似乎也更高。但几乎没有长颈鹿患静脉曲张，因为长颈鹿的皮肤与筋膜非常厚，自出生开始下肢始终处于类似人类穿弹力袜的状态[5]。另外，因为包括长颈鹿在内的大多动物是四足行走，所以静脉压很难升高。可以说人类从四足行走进化到直立行走后，因静脉压升高，易导致静脉瓣功能不全。如果人类下肢皮肤在进化过程中变得更厚，现在我们是不是不用因下肢静脉曲张而烦恼呢？

## 技能教学

### 扫描浅静脉的操作要点与注意事项

相较于动脉，静脉血管内的血压比较低，在探头的压迫下更容易变形。这种现象在浅静脉尤为明显，所以应注意，避免探头的过度压迫。此外，在立位和坐位检查中，探头的固定往往不确切。若用除小指以外的四指握持探头，将小指侧面紧贴于患者皮肤，就可以稳定探头，也就能获得稳定的画面。此时检查者应半跪于地面，将持探头手臂的肘部置于同侧膝部[1]（图2.81）。

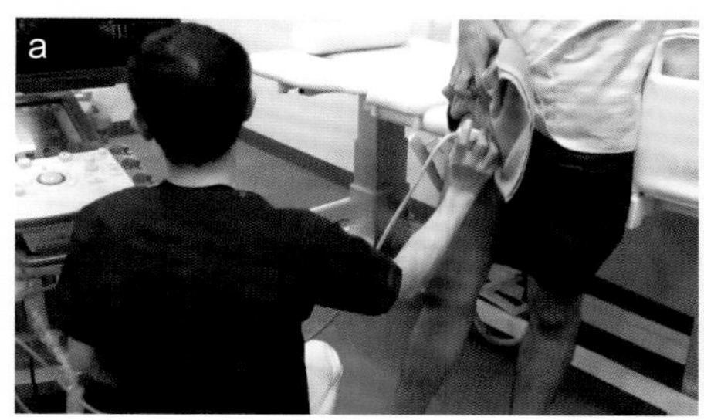


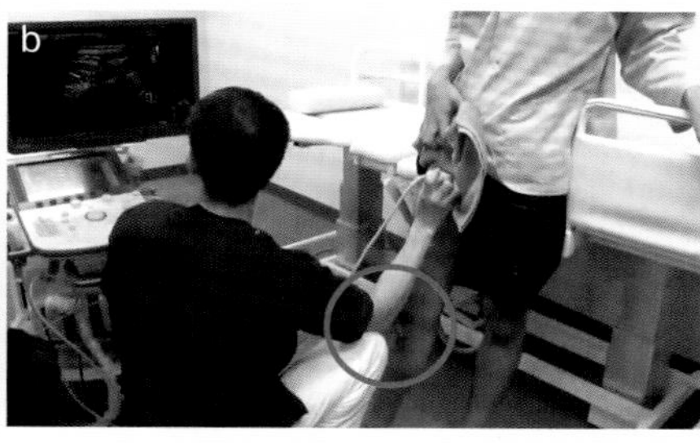


图2.81　扫描浅静脉的操作要点
a. 探头的固定不确切，则难以得到稳定的画面。b. 检查者半跪于地面，将持探头手臂的肘部置于同侧膝部，就可以获得稳定画面

## 要点提示

### 终于明白隐静脉主干与分支的区别（图 2.82）

一般来讲，未覆盖筋膜的隐静脉主干及走行于筋膜间隙之外的分支静脉易受血压影响而曲张。也就是说，有筋膜确切覆盖的部分不易出现静脉的扩张及迂曲。缺乏筋膜的位置，如膝关节周围等易出现曲张。因此可将筋膜作为区分主干和分支的标记。主干走行于浅筋膜深层，而走行于浅筋膜浅层的是分支静脉。此外，主干会持续走行于同一深度。在小腿段迂曲扩张的静脉大多不是主干，而是分支，注意不要混淆。

视频2.75

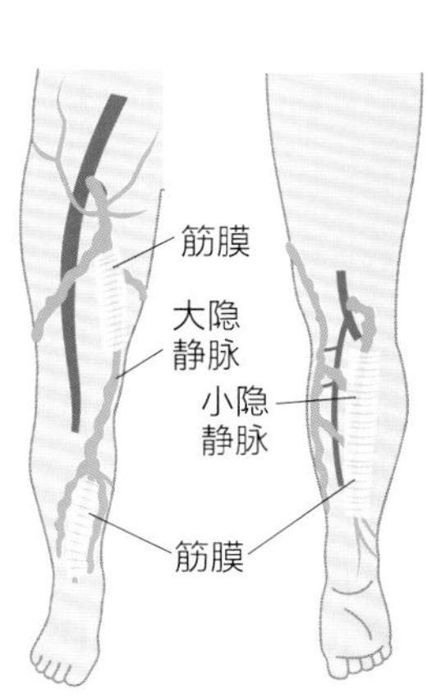


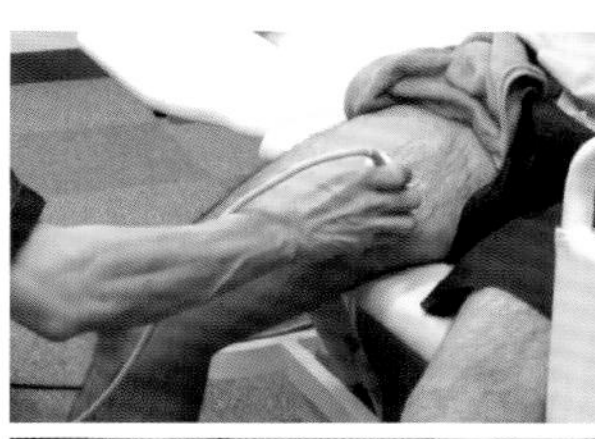

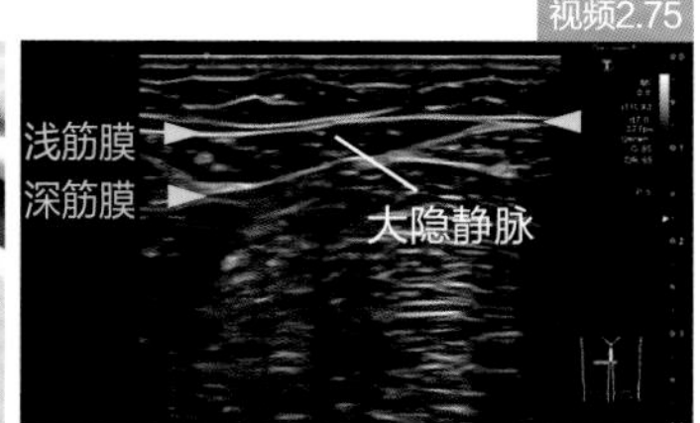


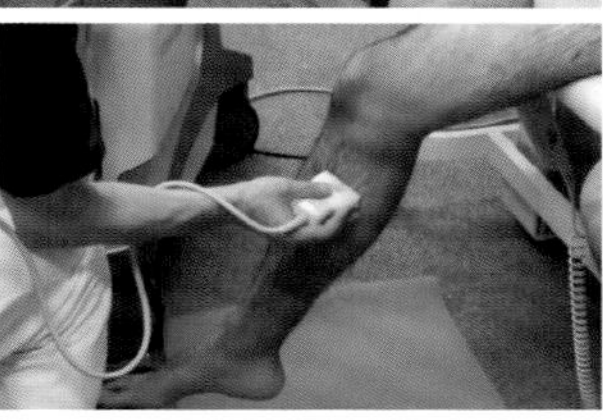

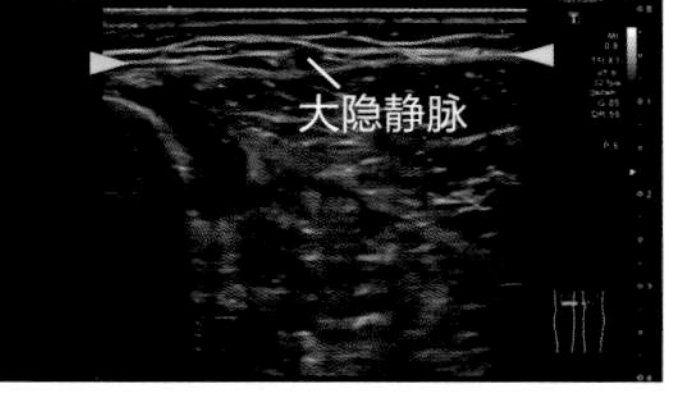


图2.82　主干与分支的区别
准确掌握大隐静脉主干的走行，在区分主干与分支的过程中非常重要。未覆盖筋膜的主干及走行于筋膜间隙之外的分支静脉易受血压影响而曲张。也就是说，有筋膜确切覆盖的部分不易出现静脉的扩张及迂曲。而缺乏筋膜的位置，如膝关节周围等易出现曲张

# 检查/评估方法

## 静脉瓣功能不全的诊断标准

当浅静脉出现 0.5 秒以上，股、腘静脉出现 1.0 秒以上的反流时即可判定为静脉瓣功能不全。交通静脉出现 0.5 秒以上的向浅静脉方向的血流，同时直径达 3.0 ~ 3.5 mm 时也可以判定为静脉瓣功能不全[6]（图 2.83）。

## 检查/评估影像

### 静脉管径（图 2.84）

因静脉管径易受体位和压迫的影响，应将探头轻轻贴于皮肤，双下肢在同一条件下进行测量。并以垂直于纵断面的横断面作为测量平面。此时，应尽量避免血管变形，使静脉管腔呈正圆形。测量观察到画面中前后径，且应取外径[6]。

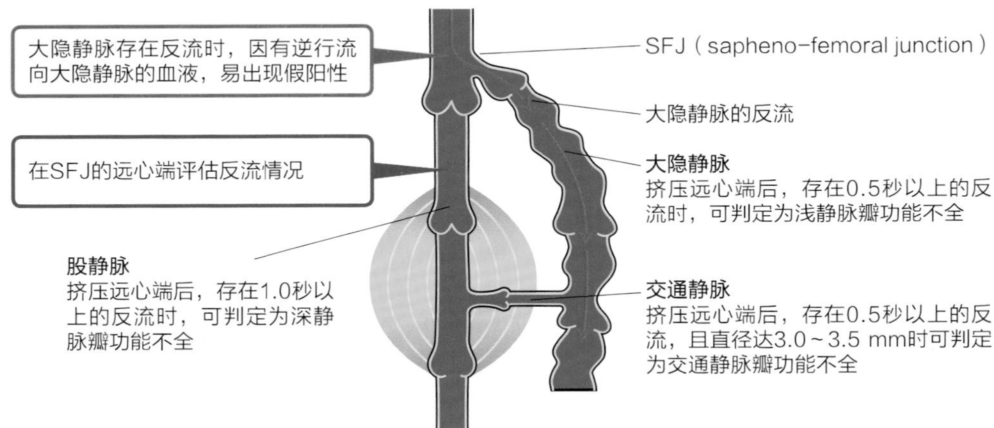


图2.83　静脉瓣功能不全的诊断标准
深静脉的逆流情况应在SFJ、SPJ的远心端的深静脉进行评估

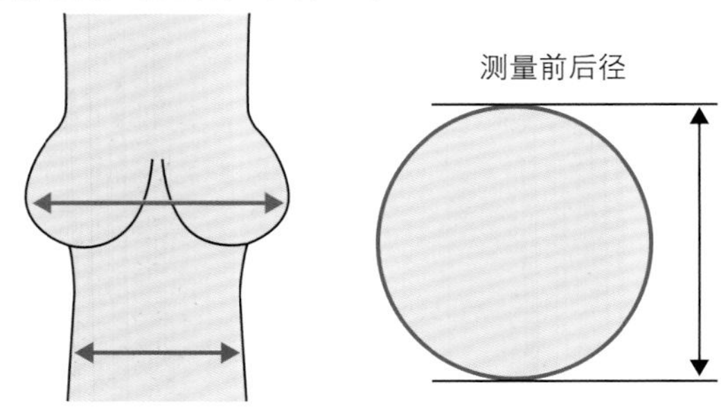


图2.84　测量静脉管径
测量静脉管径时应避开扩张的静脉窦（红色箭头），测量管径均匀处（蓝色箭头）直径。测量观察到画面中前后径，应取外径（黑色箭头）

在大隐静脉系统中至少应测量股静脉与大隐静脉的汇合处（SFJ）周围、大腿段及小腿段。在小隐静脉系统中至少应测量腘静脉与小隐静脉的汇合处（SPJ）周围及小腿段[1,3,6]（图 2.85）。此外，准备对静脉曲张进行腔内治疗时，推荐测量 SFJ 或者是 SPJ 远心端 5 ~ 10 cm 处的隐静脉[7]。测量时应避开局部扩张的部位，应在管径均匀处进行测量。

### 血流评估（图 2.86）

一般来讲，静脉血流因流速缓慢，超声下很难检测到血流信号。因此，需要增强血流并对瓣膜施加血流负荷以进行评估。检查反流的方法主要有：通过 Valsalva 动作施加腹压、挤压肢体远端的静脉压迫法及小腿肌肉运动后观察的方法等[6]。Valsalva 动作可有效评估股静脉和 SFJ，但个体差异较大。同时静脉压迫法因操作简便，目前广泛应用于临床。

在正常肢体的小腿段使用静脉压迫法时，压迫时会产生快速的顺行性血流，解除压迫时，血流便停止。但存在瓣膜功能不全时，解除压迫时会出现持续时间较长的反流（图 2.87）。

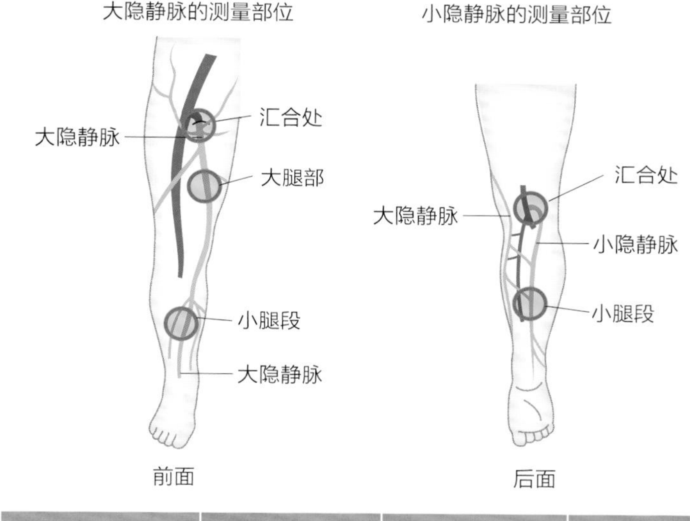


| 部位 | 汇合部 | 大腿段 | 小腿段 |
| --- | --- | --- | --- |
| 大隐静脉管径 | 8 mm 以上 | 5 mm 以上 | 4 mm 以上 |
| 小隐静脉管径 | 4 mm 以上 | — | 4 mm 以上 |

图2.85　静脉管径的测量部位及扩张的判定标准

**要点提示**

**大隐静脉管径与瓣膜功能不全**

常规检查时，每次使用彩色多普勒来评估瓣膜功能则效率较低。所以应从静脉管径来推断瓣膜功能不全的存在与否。判定标准粗略归纳为“三、五、七”，即“管径 3 mm 以下时排除静脉瓣功能不全；3 ~ 5 mm 时怀疑、5 ~ 7 mm 时高度怀疑、7 mm 以上时基本认定存在中度的瓣膜功能不全”。血管管径可与超声画面上表示深度的标尺进行对比来大致推算出。

## 要点提示

### 短轴断面与长轴断面

因需要边确认血管走行边评估扩张与反流情况，所以相较于长轴断面，短轴断面更适用于静脉曲张的超声检查。长轴图像常用于测量血流速度和详细确认血流方向，具有观察视野比短轴图像更宽且易于将信息传达出来的优点。但长轴扫描过程中截面经常发生偏移，所以对检查者手法的要求比较高。一般来讲，检查时无需同时进行长、短轴的扫描，选择一种即可。

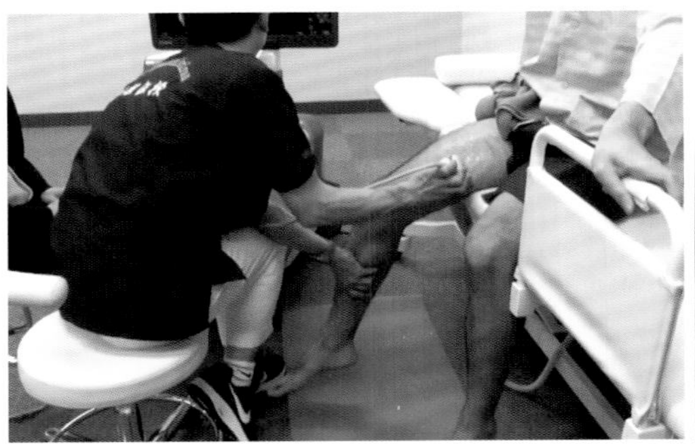
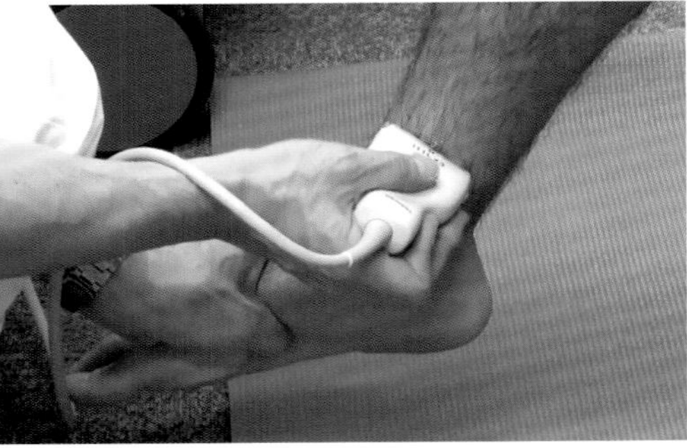

图2.86　检查反流时的血流诱发方法
静脉血因血流速度较慢，静息状态下很难检测出血流信号。挤压检查部位远端的肢体，增加静脉瓣处的负荷，以确认反流情况

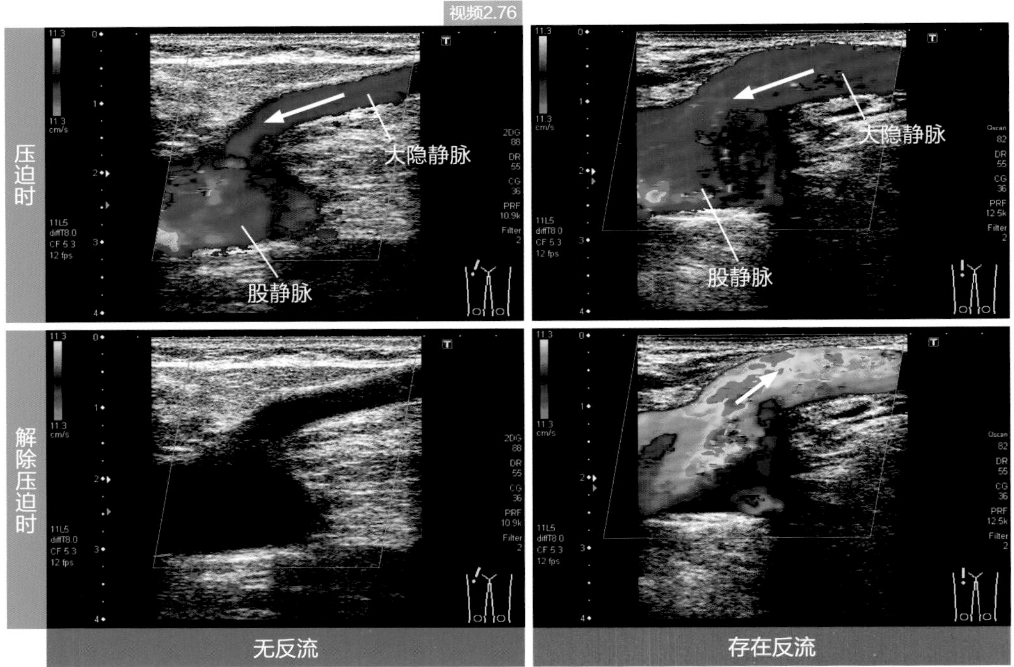


图2.87　反流的判定
大隐静脉-股静脉汇合处（SFJ）。箭头表示血流方向

## 要点提示

**反流时间的测定（图 2.88）**

即使是正常肢体，在静脉瓣关闭之前的很短时间内会出现生理性反流。针对持续时间短的反流应使用脉冲多普勒进行客观评估。通常，超过 0.5 秒 [3,7～9] 的反流可判定为有意义的反流。

检查时将握持探头的手确切固定于下肢，另一只手则用于操作设备及压迫下肢。压迫下肢时因手法的不同，测出的反流时间也会有很大的变化。所以建议初学者最好在他人的帮助下进行检查。一般来讲，反流时间的测定受各种条件的影响，所以数据的再现性很差。因此，它几乎没有多少定量价值，并且反流的持续时间并不总是与疾病严重程度成正比 [10]。

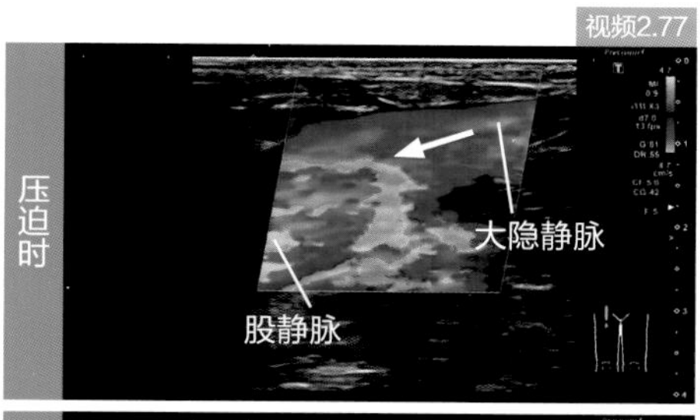


即使是正常肢体，在静脉瓣关闭之前的很短时间内也会出现生理性反流。针对持续时间短的反流应使用脉冲多普勒进行客观评估

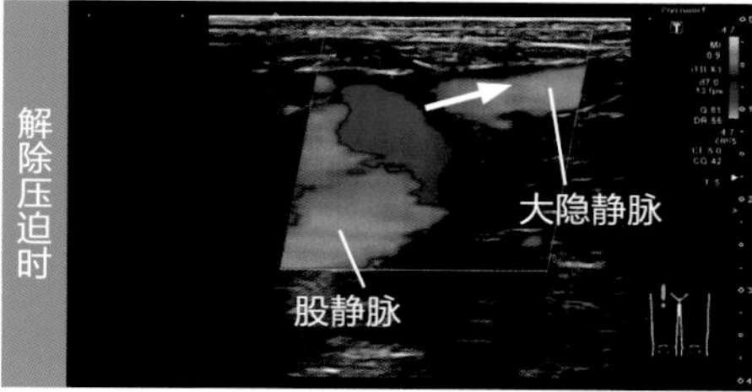


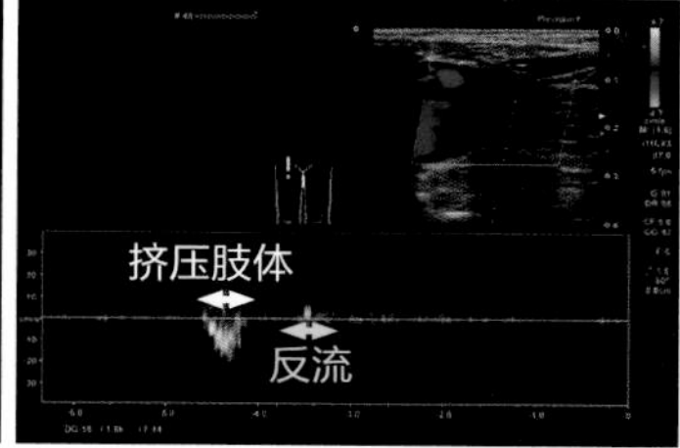


挤压远端肢体后，出现超过 0.5 秒的持续反流判定为有意义的反流

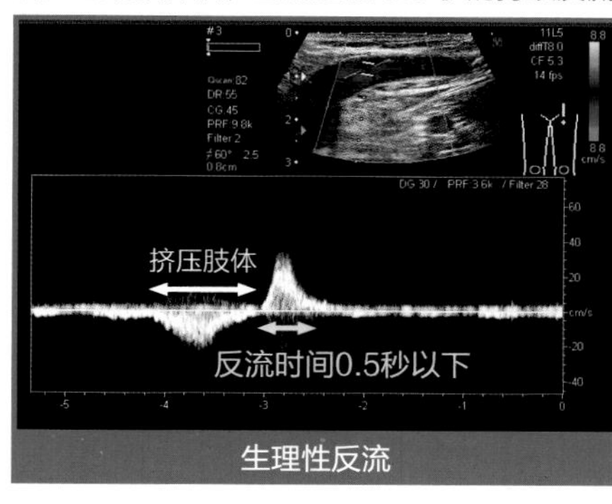


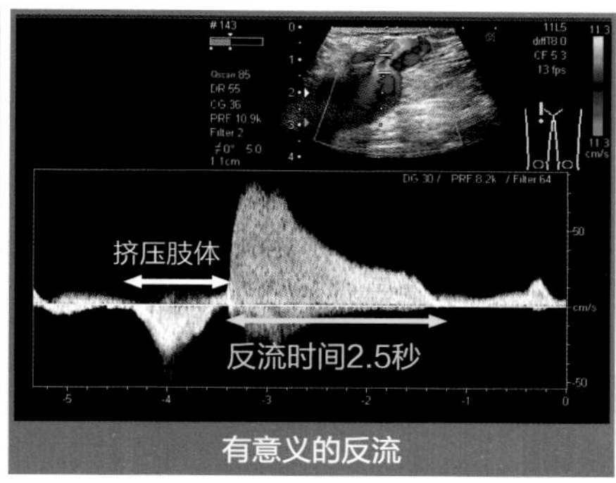


图2.88　反流时间的测定

## 技能教学

**挤压肢体时的操作要点与注意事项（图 2.89）**

应尽量选择检查部位远心端的大腿内侧、小腿后侧及脚等肌肉丰富且易压迫的部位。挤压的力度最好要达到使静脉充分回流的程度，且挤压应以揉搓的形式进行。而手小的检查者也可采取抓握的形式。若连续进行挤压，会导致静脉内的血流储备量减少，而得不到充分的增强回流的效果，所以两次挤压之间应留有使静脉内再度充满血流的间隔。因反流时间短而难以下明确诊断时，不要立即解除压

迫，而保持5～6秒的压迫状态，再解除压迫的话便可做出明确的判定[1]（图2.90）。此外，应注意怀疑合并DVT时，此操作有使血栓脱落的风险

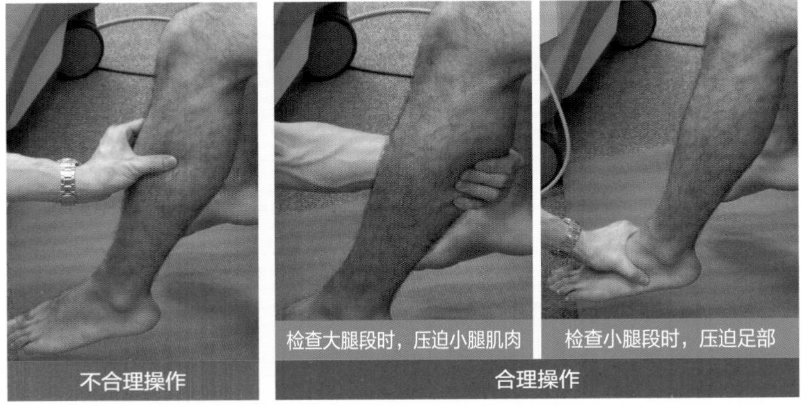


图2.89　挤压肢体时的操作要点与注意事项
即使在胫骨前方进行压迫，也无法增强血流。应尽量选择检查部位远心端的大腿内侧、小腿后侧及脚等肌肉丰富且易压迫的部位。以缓慢揉搓的形式进行压迫，其力度应达到充分增加回流的血液

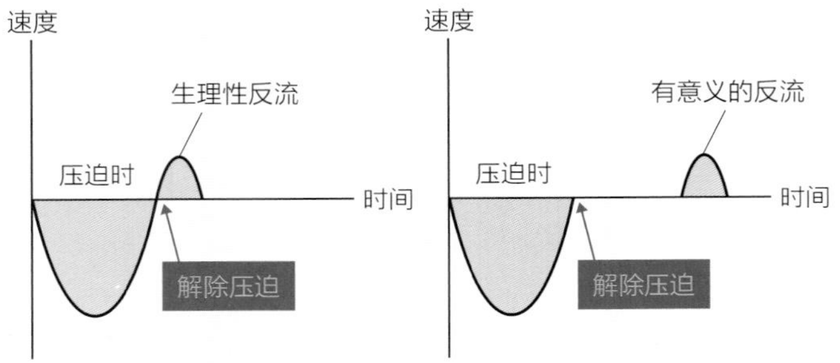


图2.90　反流时间的测定
即使是正常肢体，在瓣膜关闭之前有0.1～0.2秒的生理性反流。因反流时间短而难以下明确诊断时，不要立即解除压迫，而保持5～6秒的压迫状态，再解除压迫便可做出明确的判定

## 简短备忘录

**最大反流速度**

有人提出，用最大反流速度反映疾病严重程度及从反流波形推算出反流量等各种反流指标。但目前使用反流速度的指标并不常用。

### 确认血管走行

（1）确认主干的走行及静脉曲张致病血管（图2.91、2.92）

除了大隐静脉主干的走行外，还要确认曲张静脉的走行，以及确定与曲张静脉相连的血管（大隐静脉、小隐静脉及交通静脉）。特别是静脉迂曲、扩张明显的部位，反流尤为明显。此时，应将检查重点放在曲张静脉的走行上，而不是检查反流情况。

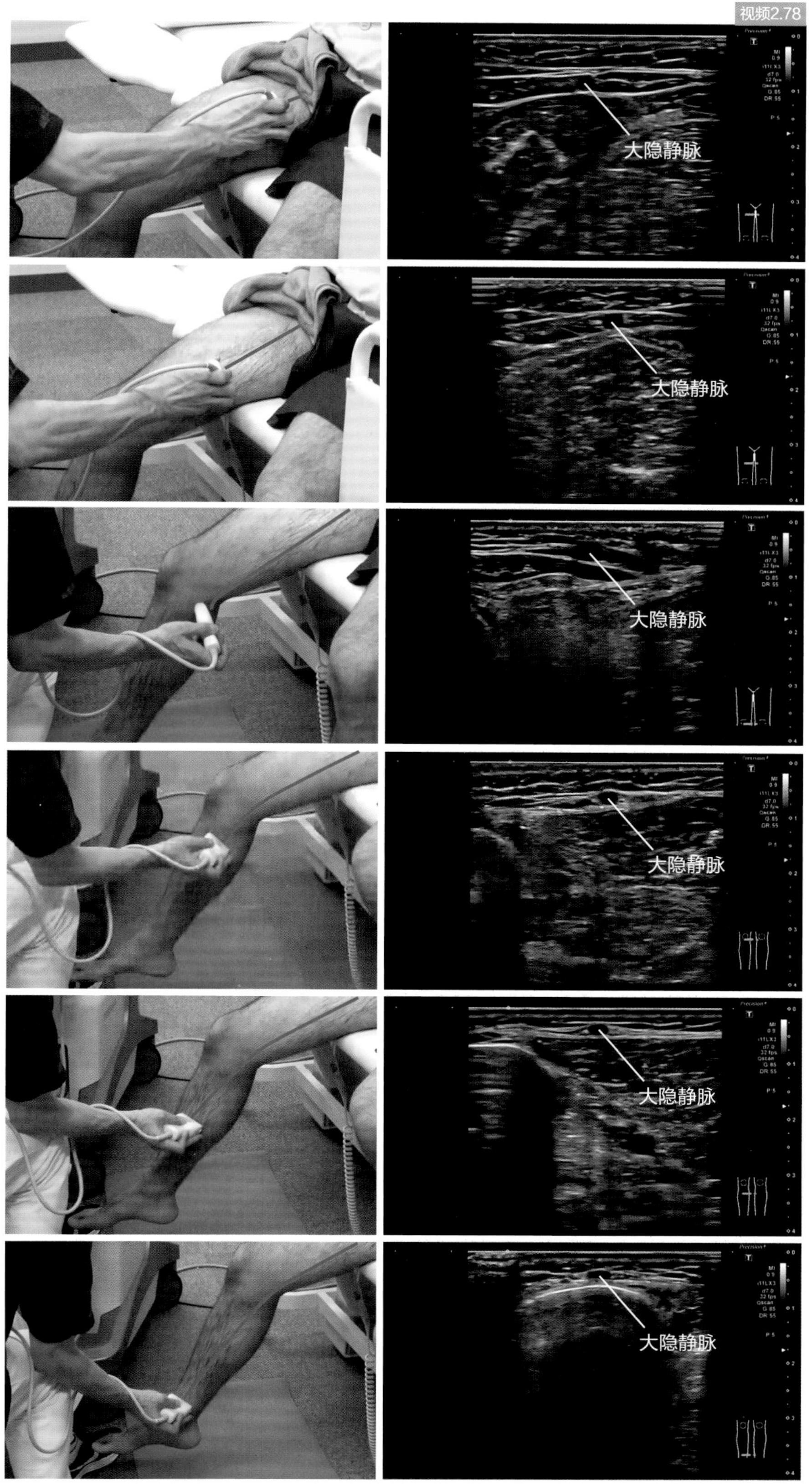


图2.91　大隐静脉的走行：正常者

大隐静脉的主干在直线走行于相对同一深度

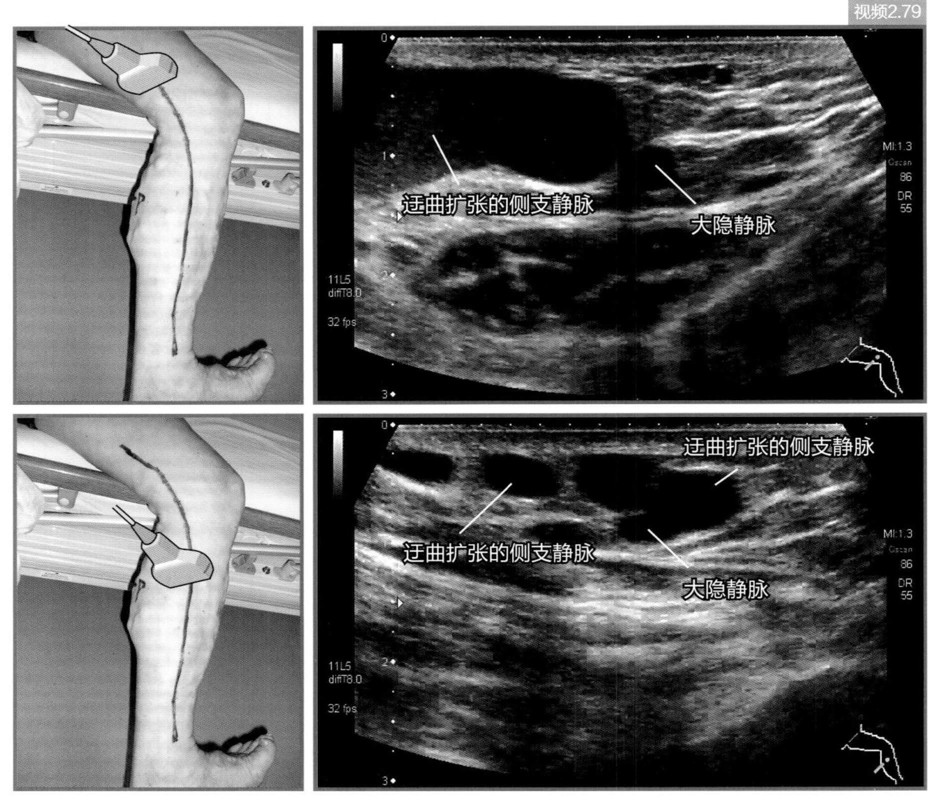


图2.92　大隐静脉的走行：静脉曲张病例

大隐静脉曲张病例中，可见粗大、迂曲的侧支静脉于大隐静脉主干的前方与侧方汇入

（2）寻找瓣膜功能不全的交通静脉（图 2.93）

在轻度静脉曲张病例中交通静脉的意义并不大。但针对出现皮肤症状及重度静脉曲张的患者有必要详细检查交通静脉[6]。首先寻找到连接深、浅静脉的交通静脉，若能在其穿透筋膜的部位检查出静脉管径的扩张及有意义的反流，就可以判定为交通静脉瓣功能不全。但很多情况下，那些通过肌支的间接型的交通静脉，很难判定其存在反流（表 2.10）。这种间接型的交通静脉，腓肠静脉多于比目鱼肌静脉。特别是在小隐静脉曲张中，多见汇入腓肠静脉内侧支的交通静脉。

表 2.10　交通静脉的种类与瓣膜功能不全的判定

| 交通静脉 | 交通路线与血流方向 | 瓣膜功能不全的判定 |
| --- | --- | --- |
| 直接型 | 浅静脉→深静脉 | 深静脉→浅静脉 0.5 秒以上、管径达 3.0 ~ 3.5 mm |
| 间接型 | 浅静脉→肌支→深静脉 | 肌支 →浅静脉 0.5 秒以上、管径达 3.0 ~ 3.5 mm |

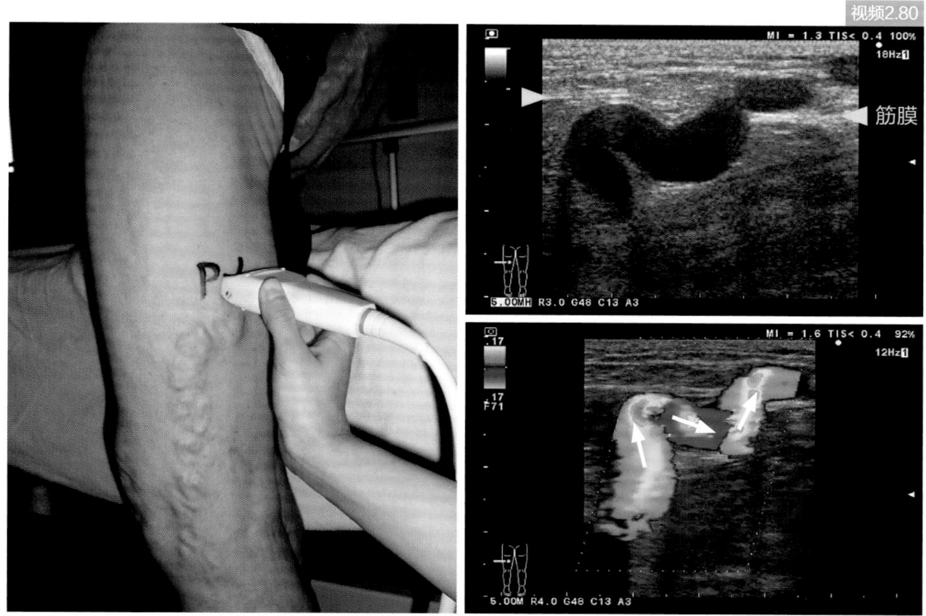


图2.93　交通静脉瓣功能不全

检查曲张静脉的起始部位，可以看到筋膜的连续性中断，且见连接深、浅静脉的粗大的交通静脉。若在筋膜穿透处的交通静脉检查出静脉管径的扩张及有意义的逆行性血流，就可判定为交通静脉瓣功能不全（黄色三角形为筋膜，白色箭头指示血流方向）

## 陷　阱

### 交通静脉管径的测量

交通静脉的管径应在穿透筋膜处（蓝色箭头）测量。但很多时候，交通静脉斜行穿透筋膜，所以被筋膜中断的距离（红色箭头）的管径测量值会偏大。也就会夸大病情，测量时应留意（图 2.94）。

浅静脉

筋膜

交通静脉

穿透筋膜处的管径

交通静脉的管径

深静脉

图2.94　瓣膜功能不全交通静脉的测量

## 技能教学

### 交通静脉的寻找方法 [3]

检查时应留意“视诊、触诊时可疑部位”“静脉突然变粗的部位”及“存在恒定交通静脉的部位”（图2.95）。大腿段与小腿段交通静脉的扫描方法大致相同。以横断面沿曲张静脉进行扫描，并搜索筋膜回声中断的部位。此时，根据血管走行，上下或左右微调探头，确认浅静脉穿透筋膜与深静脉交通的情况（图2.96）。特别是浅静脉管径突然增粗的部位应怀疑存在瓣膜功能不全的交通静脉。确认交通静脉位置后，测量其直径，并判定反流的存在与否。

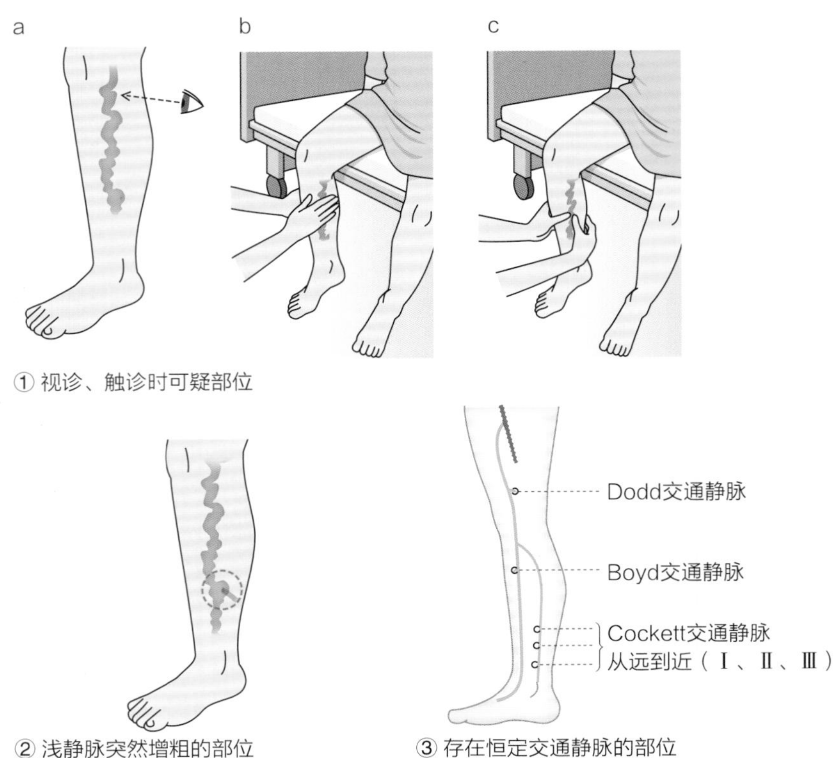


图2.95　瓣膜功能不全交通静脉的寻找方法

① 扫描过程中观察浅静脉与筋膜，搜索筋膜中断的部位；② 测量筋膜中断处交通静脉的管径；③ 用彩色多普勒判定有意义反流的存在与否

视频2.81

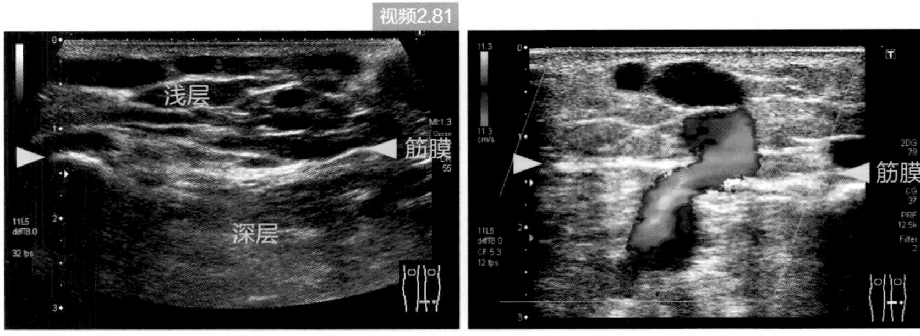


黄色三角形为筋膜，白色箭头指示血流方向

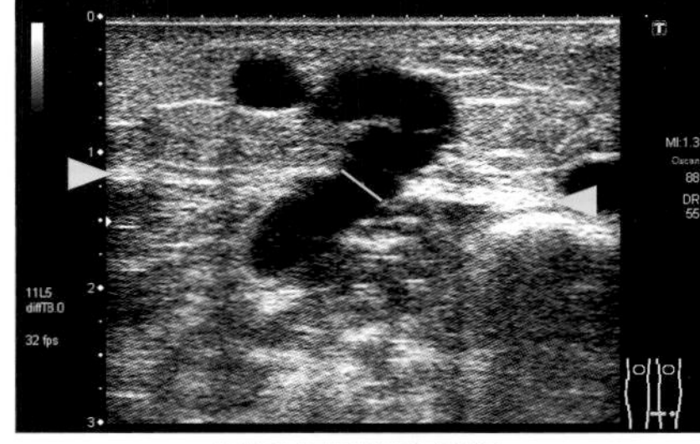

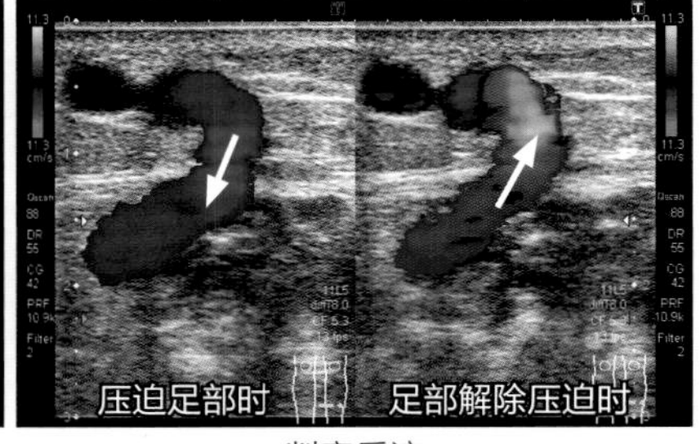


测量交通静脉管径　　判定反流

图2.96　瓣膜功能不全交通静脉的检查步骤

## 要点提示

### 看不到瓣膜功能不全的交通静脉

因正常人的交通静脉管径比较细，超声下经常无法观察到。通常，管径达到 3 mm 左右时才有可能在超声下观察到。如果用上述方法认真、仔细检查也无法找到交通静脉时，不要马上认为是自己的技术水平有问题。请自信地判断因为交通静脉没有瓣膜功能不全才检查不出来。此外，初学者应留意在那些浅静脉明显迂曲的病例中，不要将分支静脉误认为是交通静脉（图 2.97）。

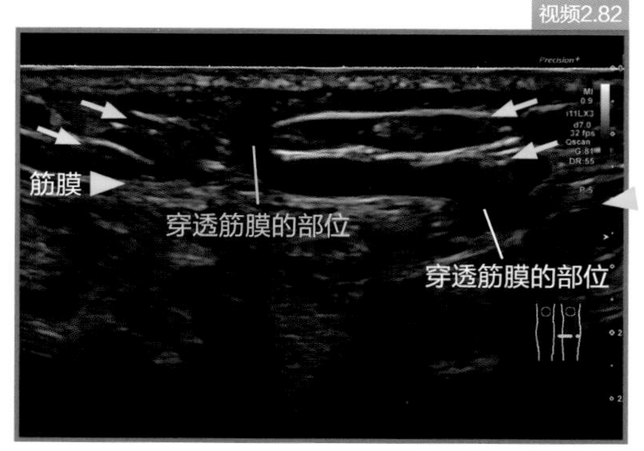


图2.97　交通静脉与分支静脉的鉴别
在浅静脉明显迂曲的情况下，纤维组织及血管壁呈线状高回声（箭头），与筋膜相似。乍一看，分支静脉的走行看似穿透筋膜，所以一定要先确认筋膜的正确位置

## 简短备忘录

### 交通静脉的血流动力学

膝上的大腿段交通静脉可能会引起静脉曲张，但膝下的小腿段交通静脉往往不会引起静脉曲张。由于膝下交通静脉成为了膝上反流的血液回流到深静脉的入口，使膝下交通静脉变粗，导致其瓣膜功能不全。因此，在原发性静脉曲张中，小腿段瓣膜功能不全的交通静脉并非是其病因。基于上述理论，有研究者认为在治疗静脉曲张时不需要结扎小腿段的交通静脉[5]（图 2.98）。

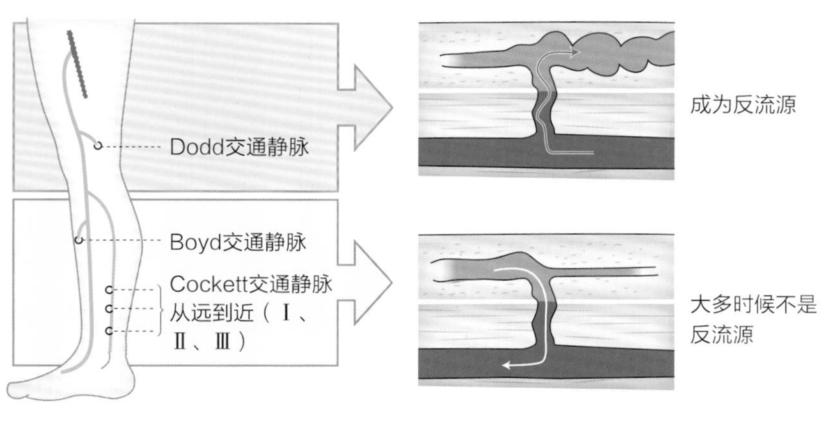


图2.98　交通静脉的血流动力学

### 确认血栓

因通过触诊可以触及硬结，所以浅静脉血栓很容易被发现。沿血管走行用探头进行扫描，以 B 超模式确认血栓影像，用彩色多普勒确认血流信号（图 2.99）。诊断血栓时，应使用能够提供更大视野的纵断面。

在没有看到确切血栓影像时，应用探头直接压迫静脉，并观察管腔的变化。应注意的是以横断面垂直压迫血管，且其力度应小于检查 DVT 时的力度[1,3]。在血栓病例中，还需要评估血栓的性质和其范围。虽然浅静脉血栓引起肺栓塞的可能性很低，但若血栓进展到深静脉，其可能性会大大提高。在为排除继发性静脉曲张的 DVT 检查中，应详细询问既往史，并重点检查大腿段及腘窝等部位。

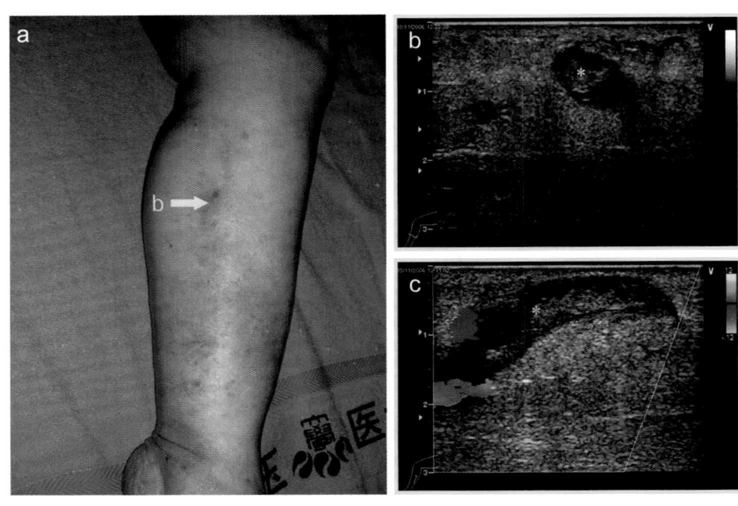


图2.99　确认血栓

a. 大腿下段及小腿上段内侧出现局限性的红肿及疼痛，并可触及沿大隐静脉主干走行的索条状硬结。b. 以横断面观察疼痛部位，可见大隐静脉主干及其分支内血栓回声（ * 为血栓）。c. 纵断面可明确观察到血栓近心端

#### 简短备忘录

**继发性静脉曲张**

虽然原发性静脉曲张的发病机制尚不明确，但已被证明与许多危险因素（遗传、性别、妊娠、职业、年龄等）有关。继发性静脉曲张的病因是：由 DVT 等导致的深静脉循环障碍、交通静脉瓣功能不全，并引起浅静脉血流增多，最终使静脉压升高。也就是说，曲张静脉起着侧支循环的作用，所以这种情况不应行手术治疗（参考图 2.71）。

#### 陷　阱

**深静脉瓣功能不全的判定**

存在静脉曲张且 SFJ 或 SPJ 存在明显反流的病例，在汇合处近心端的深静脉内会出现被吸入到隐静脉的血流。检查时应注意不要把此血流当成深静脉瓣功能不全导致的反流。通常，在 SFJ 或 SPJ 远心端确认深静脉瓣的功能（参考图 2.83）。

# 检查范围与诊断要点

## 检查范围与步骤（表2.11）

先通过视诊、触诊诊断静脉曲张后，再确定检查范围。通常，除隐静脉外，根据需要检查大腿段的股静脉与大腿段交通静脉、腘窝处的腘静脉与腓肠静脉的汇合处、小腿段的交通静脉等。一般来说，若大腿后方及外侧没有曲张静脉，则无需对该部位进行详细检查。另外，针对那些轻度静脉曲张患者，寻找交通静脉的临床意义不大，只有存在皮肤症状或者是重度静脉曲张患者才有必要检查交通静脉 [6]。

检查步骤为：①为寻找致病静脉扫描隐静脉主干，并从腹股沟韧带到足部确认扩张及反流的存在与否及其范围；②确认曲张静脉的走行，并确定与曲张静脉相连的血管（大隐或小隐静脉、交通静脉）；③搜索瓣膜功能不全交通静脉并定位；④排除血栓及动静脉瘘等。在检查过程中，排除继发性静脉曲张尤为重要。

### 大隐静脉（GSV）系统的静脉曲张

在腹股沟韧带处扫描出大隐静脉与股静脉汇合处。在两个血管的连接处可观察到 GSV 的瓣膜，并可确认数条属支汇入 GSV。特别是确认腹壁浅静脉的通畅，在进行腔内治疗时是非常重要的（图 2.100）。

在大腿段，GSV 的主干走行于浅筋膜及深筋膜之间。所以，可将筋膜作为辨别主干与迂曲的分支静脉的参照物。

在膝关节及小腿段确认瓣膜功能不全的交通静脉、大隐静脉、前弓静脉及后弓静脉的反流。此外，当 GSV 的分支与小隐静脉相交通或者静脉反流的远心端与瓣膜功能不全的交通静脉相交通时，应扩大检查范围 [11]。应确切掌握检查范围内的血管走行及分支的汇合状况、与筋膜的关系等，并判定反流及血栓的存在与否以及对目标血管进行精准测量。在隐静脉曲张中，反流到膝关节周围分支的类型最为常见 [12]。

表 2.11　下肢静脉曲张的超声检查范围及步骤

- 先通过视诊、触诊诊断静脉曲张后，再确定检查范围
- 除隐静脉外，根据需要检查大腿段的股静脉与大腿段交通静脉、腘窝处的腘静脉与腓肠静脉的汇合处、小腿段的交通静脉等

① 隐静脉
确认静脉管径扩张及静脉反流的存在与否及其范围

② 曲张静脉
确认是否与大隐静脉、小隐静脉及交通静脉相交通

③ 瓣膜功能不全交通静脉的搜索及定位
存在皮肤症状或重度静脉曲张的患者需要详细检查

④ 血栓的存在与否
确认浅静脉及深静脉，并排除静脉曲张以外的诊断（DVT 或动静脉瘘）

视频2.83

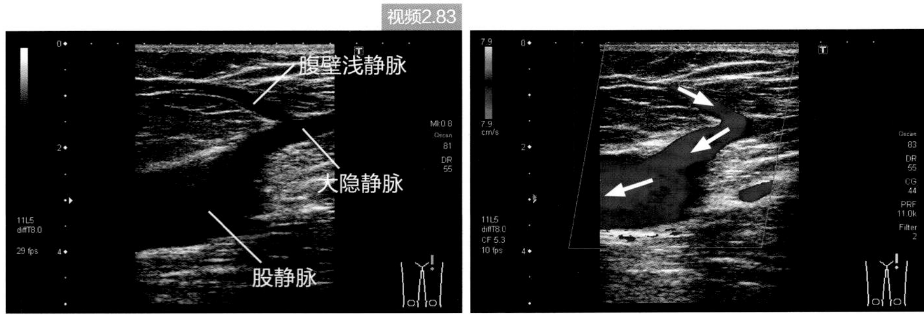


图2.100　腹壁浅静脉

腹壁浅静脉是汇入大隐静脉的属支静脉。确认其通畅性在腔内治疗中非常重要，箭头表示血流方向

## 小隐静脉（SSV）系统的静脉曲张

小隐静脉曲张时应首先确认膝关节上方数厘米处的 SPJ。但很多时候导致静脉曲张不是 SPJ，而是 SPJ 的近心端或远心端。而且 SSV 的汇入形式存在诸多变异。也有 SSV 不在 SPJ 汇入，而走行于股二头肌和半膜肌之间，最终汇入大腿及臀部交通静脉的情况，这称为大腿延伸（thigh extension）[6]。小隐静脉的汇入形式分为三种[13]（参考表 1.1）。

### 要点提示

**确认隐静脉主干的扩张及反流范围**

GSV 系统及 SSV 系统静脉曲张多见的模式有以下几种（图 2.101）。若将这几种模式熟记于心，会对平时的超声检查有很大的帮助。另外通过视诊及触诊确认静脉曲张的部位，即可准确识别曲张的侧支静脉。即使静脉存在明显的迂曲、扩张，只要严格遵循基本步骤，即可对静脉曲张做出准确诊断。

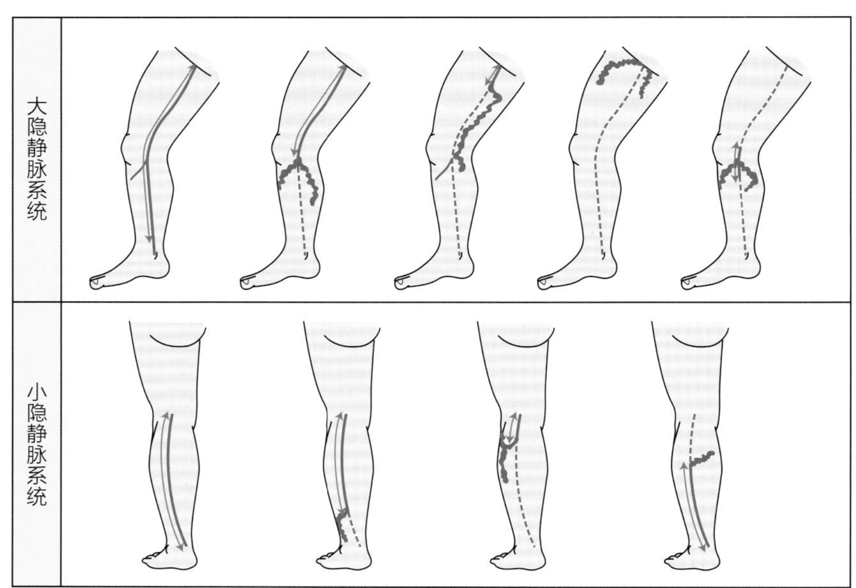


图2.101　确认隐静脉主干的扩张及反流范围

箭头表示隐静脉主干的扩张及反流范围

①大腿延伸或与隐静脉存在交通，并汇入腘静脉。

②大腿延伸或与隐静脉存在交通，并通过小静脉与腘静脉相连接。

③不汇入腘静脉，大腿延伸或走行至隐静脉。

对应于 GSV，SSV 的管径应在 SPJ、腘窝等处进行测量作为参考。

### 瓣膜功能不全交通静脉导致的静脉曲张

没有曲张静脉的部位，无须详细检查交通静脉，特别是在下肢的后侧及外侧。存在交通静脉时，利用彩色多普勒确定是否存在反流，并在穿透筋膜处测量其管径。通常，单凭管径无法判定瓣膜功能是否不全，所以应结合反流时间来判定（图 2.102）。

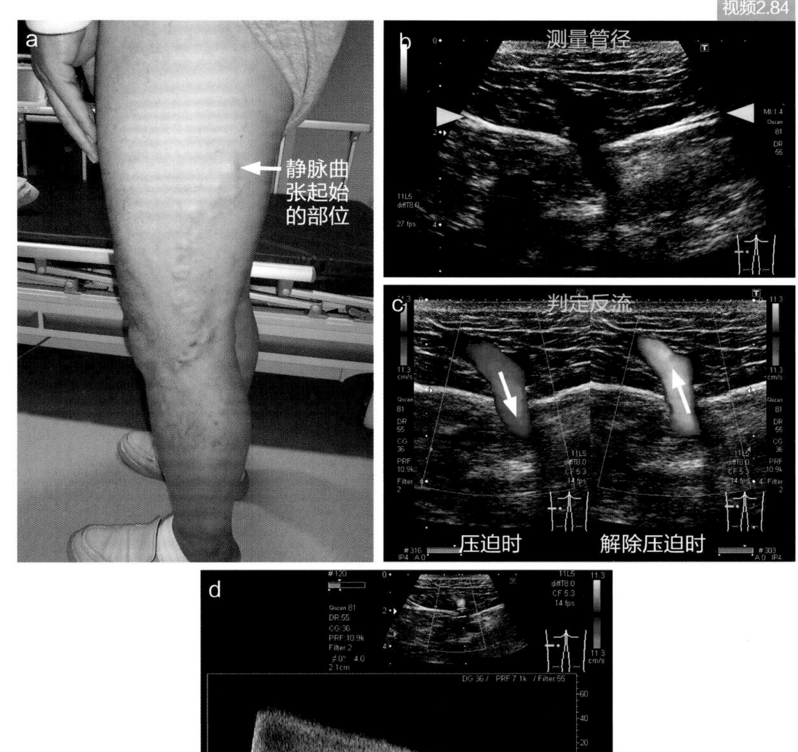


图2.102　瓣膜功能不全交通静脉导致的静脉曲张

a. 大腿外侧见曲张静脉。b. 在静脉曲张起始的部位检查出直径4 mm的交通静脉。c. 彩色多普勒下，挤压远端肢体时，检查出逆向血流信号。d. 用脉冲多普勒测定反流时间为8.5秒，即可判定为交通静脉瓣功能不全（黄色三角形为筋膜，白色箭头为血流方向）

### 特殊类型的静脉曲张

当怀疑是阴部静脉曲张或先天性血管发育异常导致的静脉曲张时，应扩大其检查范围。特别是阴部静脉曲张的病例，对足底的检查也同样重要。但很多时候检查者想对患者没有症状的部位检查会遇到一些困难，所以应向患者充分交代病情，并和患者建立良好的信任关系。

### 诊断要点

正常的 GSV 的管径约为 3 ～ 7 mm，正常的 SSV 的管径约为 2 ～ 4 mm。皮肤或者皮下静脉迂曲、扩张，且管径超过 3 mm，被定义为静脉曲张[6]。当浅静脉存在 0.5 秒以上的反流，深静脉（股、腘静脉）存在超过 1.0 秒以上的反流时可判定为有意义的反流。当反流时间达不到上述数值，则称为生理性反流。当交通静脉存在 0.5 秒以上的反流，且其管径达 3.0 ～ 3.5 mm 时，则可判定为交通静脉瓣功能不全[6]。

## 代表性疾病及其典型超声影像

### 原发性静脉曲张

原发性静脉曲张为先天性静脉壁薄弱导致静脉瓣功能不全的静脉曲张，且与年龄、妊娠、遗传、生活习惯（从事长期站立工作）等因素有关。发病早期即使出现曲张静脉，也很少出现浮肿及皮肤病变。随着疾病的进展，才会出现浮肿及皮肤病变。原发性静脉曲张根据其发生部位分为几种类型，且每种类型的治疗方法也不同。而且，治疗前应排除继发性静脉曲张。

#### GSV 系统的静脉曲张（图 2.103）

多见于大腿内侧及小腿内侧。检查前首先通过视诊及触诊准确掌握汇入 GSV 的曲张的侧支静脉的走行。特别是在小腿段，主干经常没有扩张且不存在有意义的反流。另外，在小腿段经常会检查出交通静脉的扩张及反流，但大多无需特殊处置。

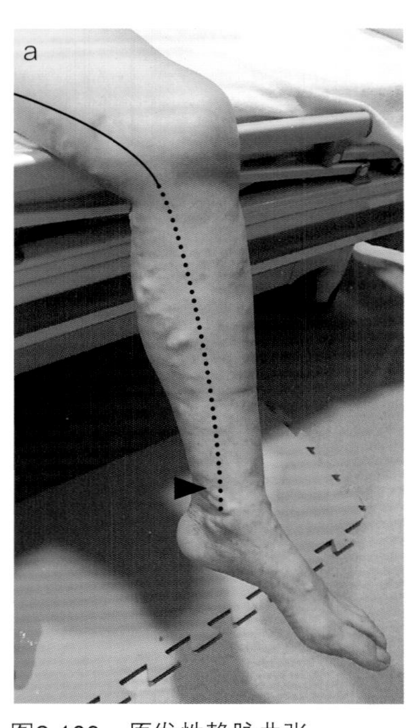


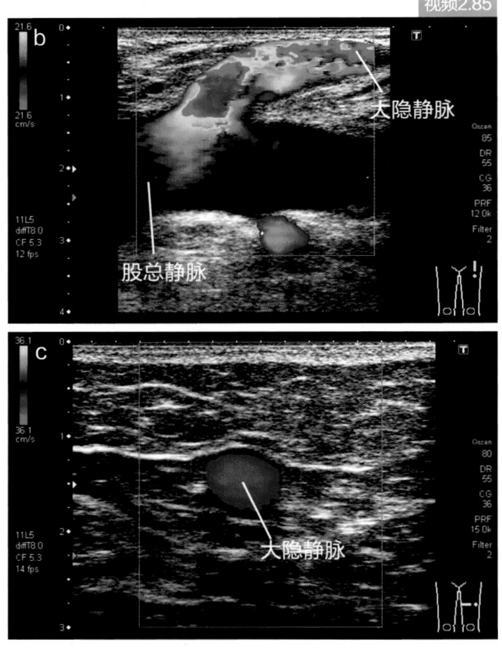


图2.103　原发性静脉曲张

a. 黑线表示主干的走行，箭头为瓣膜功能不全交通静脉的位置。b. 在SFJ处检查出大隐静脉有意义的反流。c. 在大腿中段也检查出反流

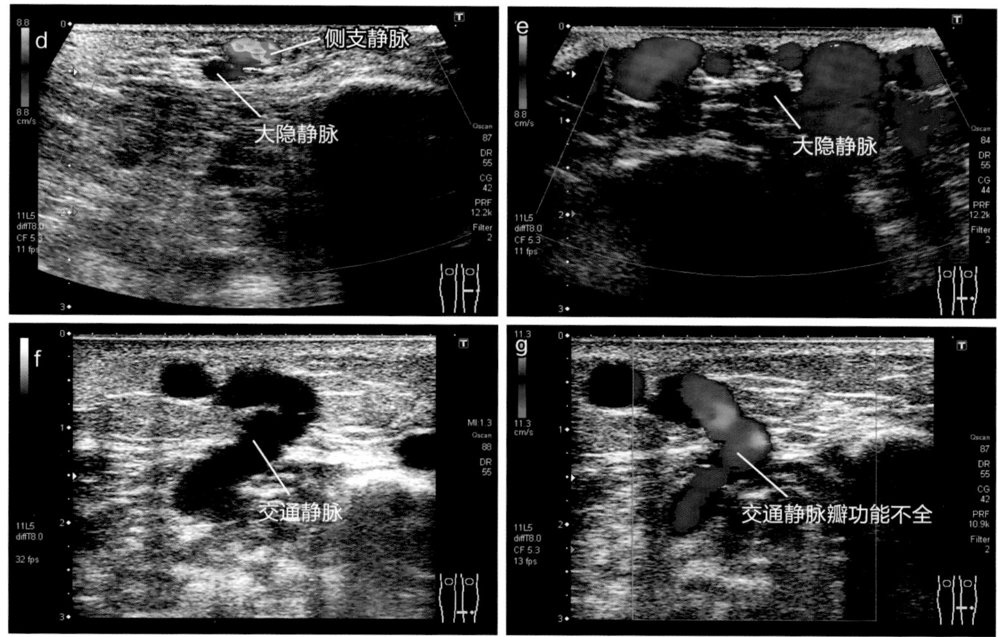


图2.103（续）　原发性静脉曲张

d. 在小腿段未检查出大隐静脉的反流，但汇入大隐静脉的侧支静脉检查出反流。e. 见侧支静脉迂曲、扩张。f. 见足部上方的交通静脉扩张。g. 在交通静脉检查出有意义的反流

## SSV 系统的静脉曲张（图 2.104）

常见于踝关节上方至腘窝之间的小腿后方。因小隐静脉主干大部分走行于筋膜间隙，所以主干很少出现迂曲、扩张。虽然汇入主干的侧支静脉可出现迂曲、扩张，但出现率少于 GSV 系统的静脉曲张。超声检查时应多留意 SSV 汇入形式的变异情况。

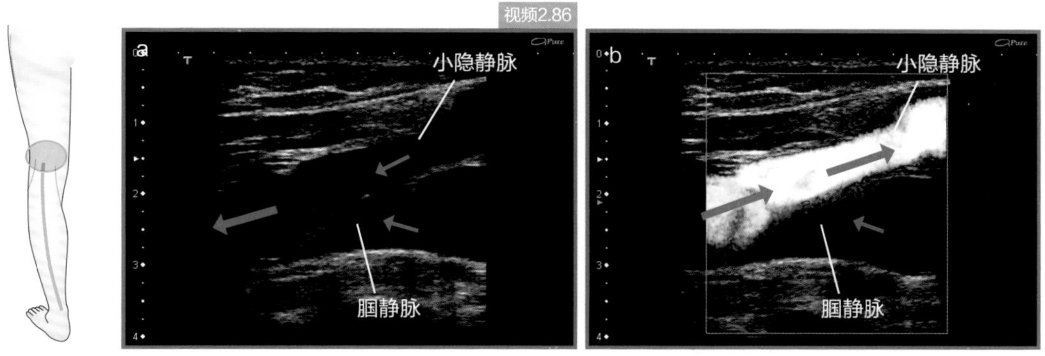


图2.104　小隐静脉系统的静脉曲张

a. 在纵断面B超模式下可观察到SPJ，可见小隐静脉扩张。b. 在高分辨率彩色多普勒超声图像中，挤压远端肢体时出现有意义的逆行性血流，可判定为瓣膜功能不全

## 交通静脉导致的静脉曲张（图 2.105）

交通静脉连接深静脉与浅静脉，是浅静脉的血液流入深静脉的通道。静脉曲张时，因浅静脉的血流量增加，使交通静脉的管径增粗，导致反流。所以在大多数情况下，交通静脉瓣功能不全并不是导致静脉曲张的直接原因。特别是小腿的交通静脉很少成为反流源，除存在皮肤症状及重度静脉曲张患者之外，其临床意义并不大[6]。

视频2.87

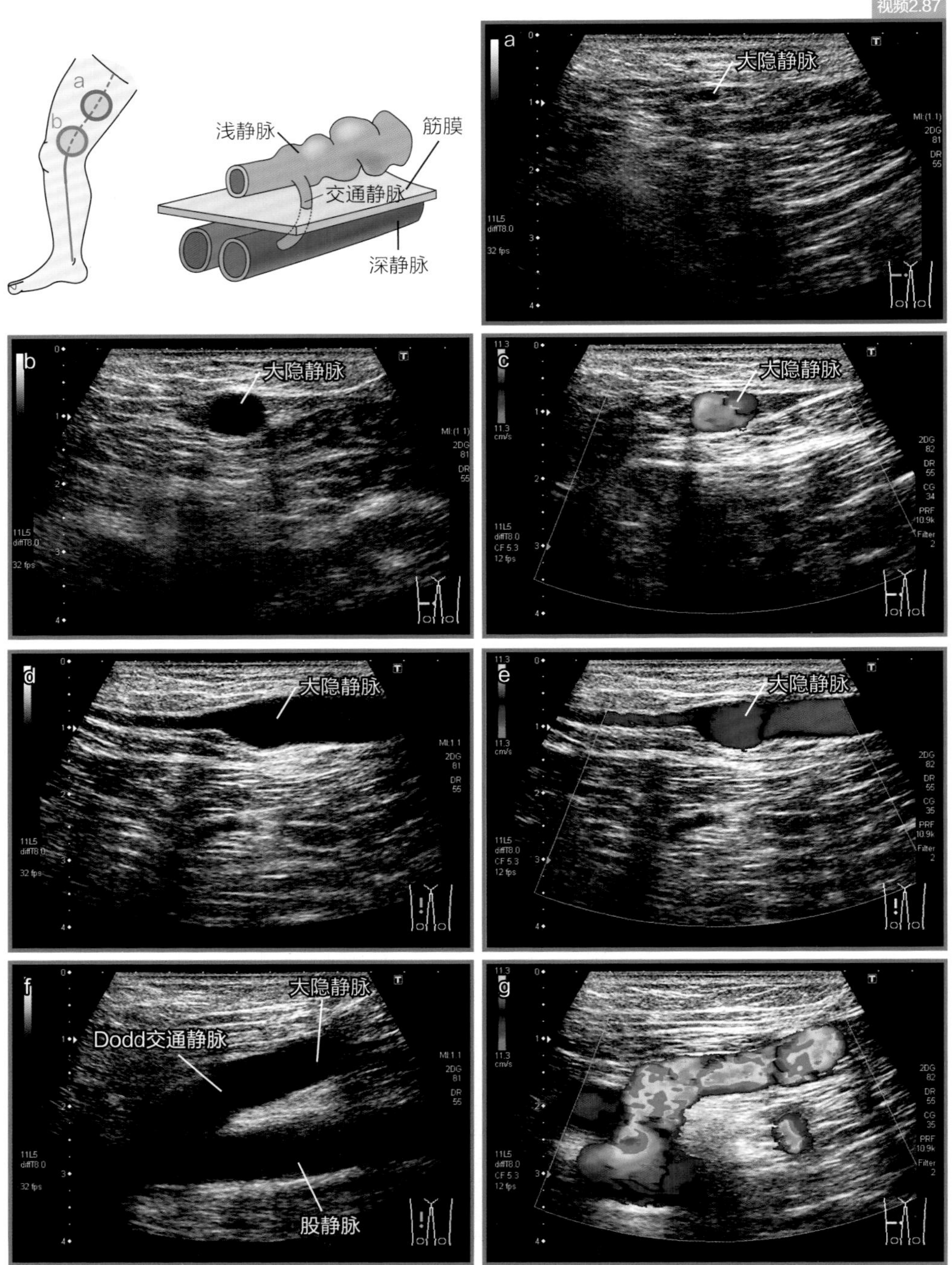


图2.105　Dodd交通静脉导致的瓣膜功能不全

a. 大腿中段的大隐静脉主干未见扩张。b. 大腿下段可见大隐静脉主干扩张。c. 彩色多普勒在该部位检出逆行性血流。d. 纵断面扫描，可见大隐静脉主干突然扩张。e. 彩色多普勒检查出扩张部位的逆行性血流。f. 用探头来回扫描，寻找反流原因，发现连接深、浅静脉的Dodd交通静脉扩张。g. 彩色多普勒下发现Dodd交通静脉的逆行性血流，便判定为交通静脉瓣功能不全

## 继发性静脉曲张

与原发性静脉曲张查体中的鉴别点是：曲张静脉的性质、下肢肿胀及胀痛（表 2.12）。通常，以下肢肿胀及色素沉着等皮肤病变为主，静脉曲张程度较轻。超声检查中若检查出深静脉血栓及瓣膜功能不全，可怀疑为伴有 DVT 的继发性静脉曲张（图 2.106）。另外，继发性静脉曲张多为分支型，隐静脉多无反流。

表 2.12　原发性静脉曲张与继发性静脉曲张的特点

| | 原发性静脉曲张 | 继发性静脉曲张 |
|---|---|---|
| 发生率 | 高 | 低 |
| DVT 既往史 | 无 | 有 |
| 下肢肿胀 | 无 | 有 |
| 胀痛 | 无 | 有 |
| 曲张静脉特征性表现 | 明显 | 不明显 |

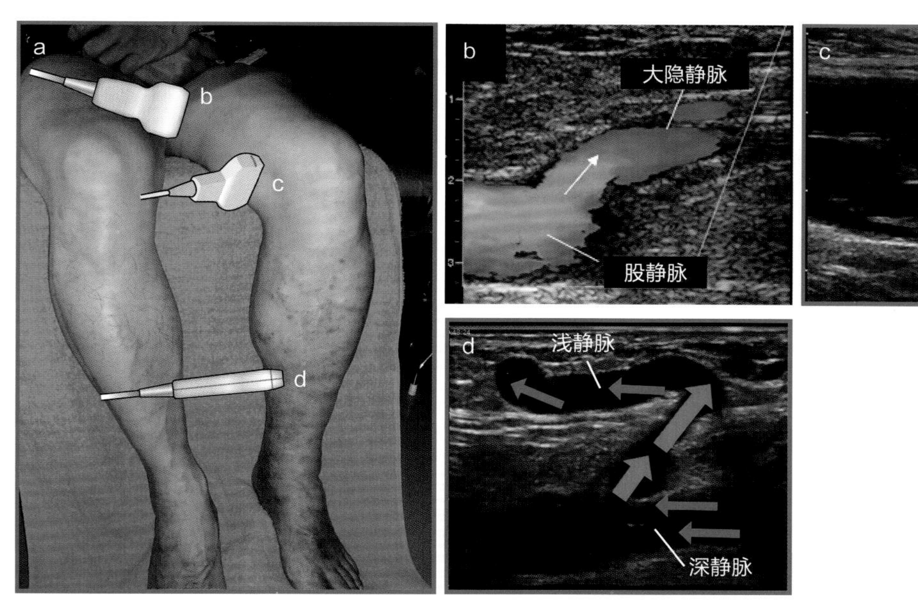


图2.106　继发性静脉曲张

a. 20年前曾患DVT，左下肢较右下肢肿胀，浅静脉走行迂曲。b. 股静脉至大隐静脉可观察到逆行性血流（箭头）。c. 股静脉及股深静脉可见机化的索条状血栓（＊为血栓）。d. 在小腿远心端，与胫后静脉相连的交通静脉及后弓静脉扩张，通过彩色多普勒可以观察到该交通静脉及后弓静脉的反流（箭头），起着向近心端回流的侧支循环的作用

## 要点提示

### 基于反流范围的分类及解读技巧

下肢静脉曲张中，反流不是发生在整个隐静脉，反流范围各有不同[14]。隐静脉曲张通常多在SFJ或者SPJ处存在反流，但同时主干没有反流，而隐静脉的分支（副隐静脉及阴部静脉等）存在局限型反流的情况。此外，大隐静脉小腿段分支（前弓静脉及后弓静脉）曲张，反流至此汇合处的情况也比较多见。

寻找反流范围的操作要点是，以横断面重点检查曲张静脉与主干汇合处的近、远端。一般来讲，若曲张静脉汇入点的主干远心端突然变细，可视为反流在此处消失。但应注意的是，主干突然变细时，不要将扩张的分支静脉误认为是主干。前文也已提到，最重要的是熟练掌握静脉的走行（图2.107）。

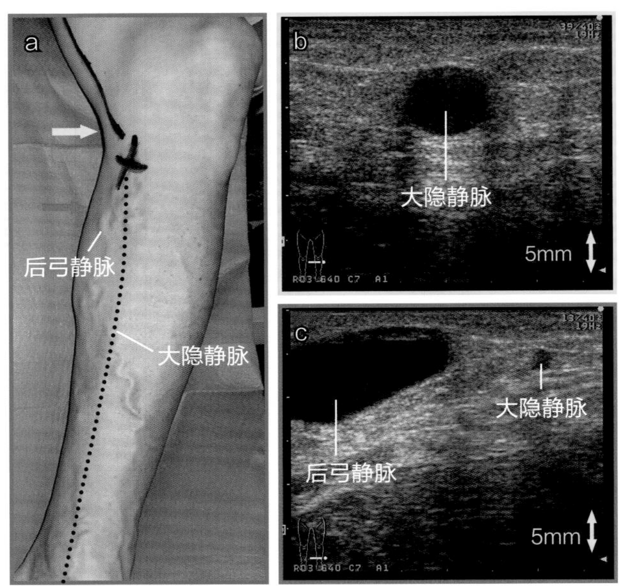


图2.107　大隐静脉主干的反流

a. ×号为后弓静脉与大隐静脉的汇合处。b. 汇合处近心端大隐静脉主干的管径为8 mm，呈明显扩张状态。c. 在汇合处远心端，大隐静脉主干的管径突然变细至正常范围，同时后弓静脉明显迂曲、扩张

## 特殊类型的静脉曲张（图2.108）

特殊类型的静脉曲张的位置与一般的隐静脉型静脉曲张不同，曲张主要发生于阴部静脉等。

阴部静脉曲张起源于髂内静脉系统，且曲张位置主要在外阴部到大腿内侧。大部分可分为前侧型和后侧型。通常，前侧型多汇入GSV[15]。检查时应留意不要漏诊后侧型。

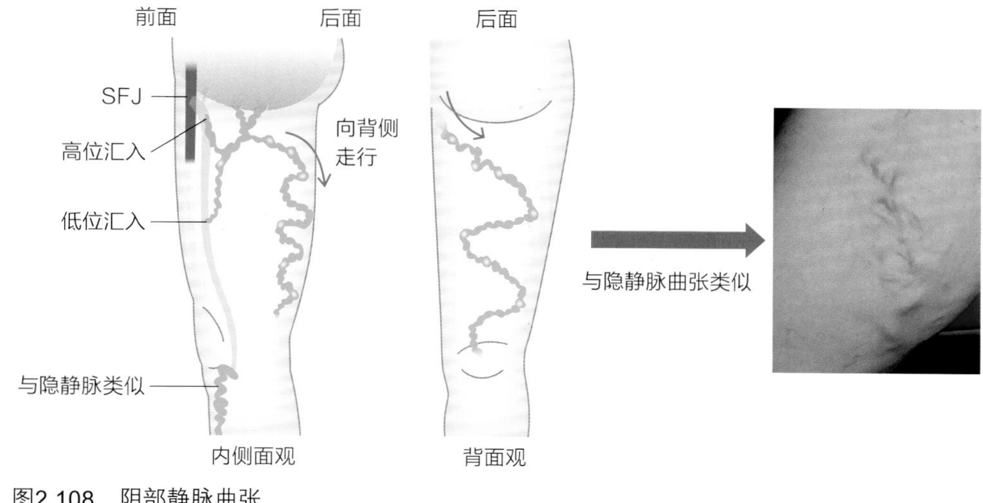


图2.108　阴部静脉曲张

**要点提示**

**先天性静脉畸形肢体肥大综合征（Klippel-Trenaunay syndrome，KTS）的检查要点**

KTS 是以皮肤血管痣（瘤）、软组织及骨肥大、静脉曲张畸形为三联征的先天性静脉发育异常，若在此基础上伴有动静脉瘘则称为 Klippel-Weber 综合征。

进行超声检查之前，应观察整个下肢的外观。若曲张静脉位于大腿外侧至小腿而不是内侧，存在皮肤血管痣样病变及双下肢长度存在明显差异时，应高度怀疑 KTS。

超声检查，应和常规检查一样，首先要确认隐静脉的反流情况。但与一般的静脉曲张不同的是，静脉反流非常弱或不存在。这是因为导致静脉曲张的不是瓣膜功能不全，而是血管瘤样病变。其次，确认深静脉是否缺如，是否存在外侧静脉作为残留血管。此病变有时也会累及外侧的交通静脉。此外，也要确认是否存在动静脉瘘，以判定是否存在 Klippel-Weber 综合征。

## 血栓性静脉炎

为非感染性的局限性静脉炎症，其管腔被血栓阻塞。多发生在浅静脉，累及静脉的体表投影处出现疼痛及红肿，并可触及索条状硬结。多数情况下，炎症消失后红肿及疼痛也随之消失，仅可触及索条状硬结（图 2.109）。

超声检查时，直接检查红肿、疼痛及索条状硬结的部位，可见浅静脉管腔内低回声血栓影像。通常在探头压迫下无法被完全压缩，彩色多普勒多无法检出静脉内的血流信号。在确认血栓范围时，一定要确认血栓是否进展至深静脉。应特别注意，如血栓通过交通静脉进展时容易被漏诊（图 2.109）。此外，随着疾病的进展，也可能在超声下观察到血管壁高度增厚的影像（图 2.110）。

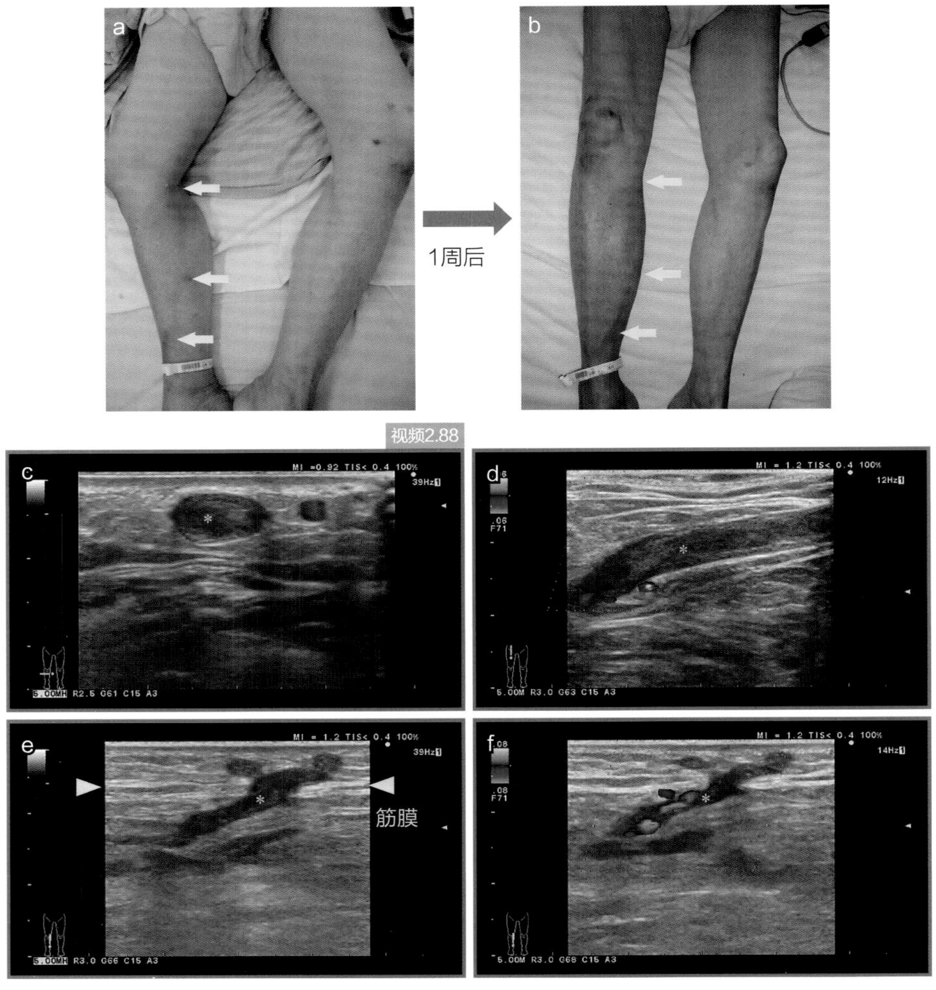


图2.109　浅表血栓性静脉炎（superficial thrombophlebitis）

a. 从大腿下段到小腿段内侧沿大隐静脉走行可见红肿及疼痛，且可触及索条状硬结。b. 1周后，肿胀及疼痛症状改善，病变处皮肤颜色转为暗红色，但仍有索条状硬结。c. 横断面观察疼痛部位，见大隐静脉扩张，压迫后不能被压缩，判定为血栓性静脉炎（ * 为血栓）。d. 彩色多普勒纵断面影像显示，血栓近心端附近完全闭塞。e. 在小腿段见交通静脉扩张，血栓进展至深静脉。f. 彩色多普勒检查出血流信号，排除闭塞

## 要点提示

### 浅静脉与深静脉的血栓

下肢静脉的血流 80% 经深静脉回流，剩余的 20% 经浅静脉回流。如果深静脉能正常工作，即使是浅静脉闭塞因为有深静脉的代偿，所以不会出现静脉回流障碍。但如果深静脉闭塞，则导致静脉回流障碍，会出现明显的临床症状。此外，虽然浅静脉血栓脱落的风险低，但如果血栓进展至深静脉，出现肺栓塞的概率则大大提高。

视频2.89

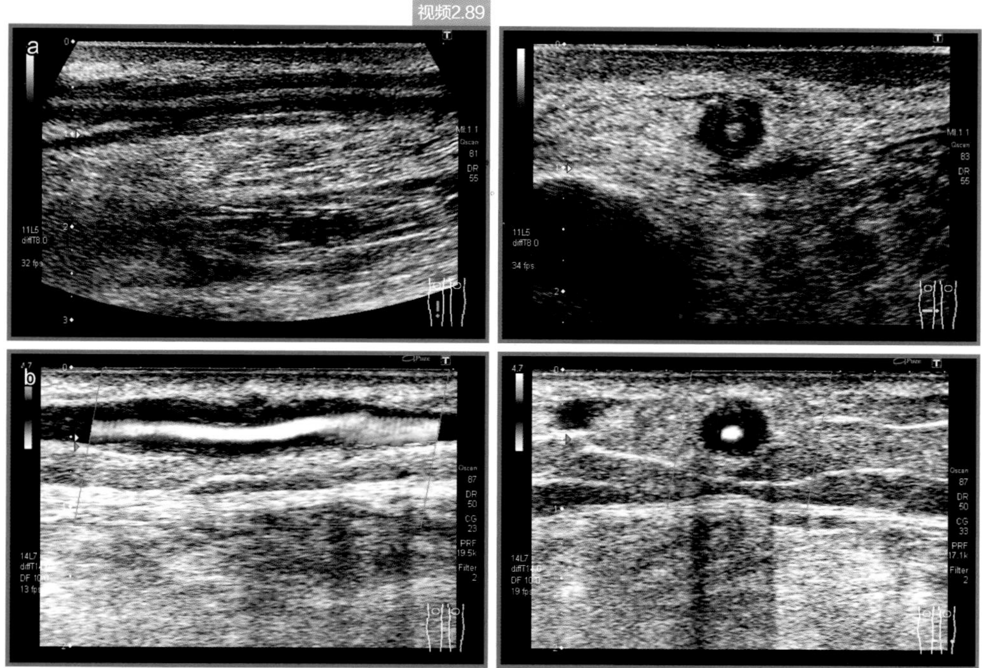

图2.110　静脉曲张患者的炎症性变化

a. B超模式下见大隐静脉周围高度增厚的管壁。管腔内见血液高度淤滞。b. 高分辨率彩色显影中检出血流信号，可排除完全闭塞

## 要点提示

**附着于导管的血栓（图 2.111）**

插入导管导致血管内皮的损伤及血流速度的减慢，所以容易形成静脉血栓。我院的数据显示，用于血液透析治疗的双腔导管（double-lumen catheter，DLC）的血栓发生率与留置天数成正比，平均 8.9（±1.6）天后形成血栓。我们发现留置时间越长、导管直径越粗，血栓发生率越高。超声检查及比较导管插入前后的 D- 二聚体可明确诊断。

血栓形成部位通常在导管周围，但有时也仅限于穿刺部位。另外这种血栓易向近心端进展，有时也会完全阻塞管腔。应注意与导管附着面积小的血栓、活动性大的血栓及体积大的血栓。

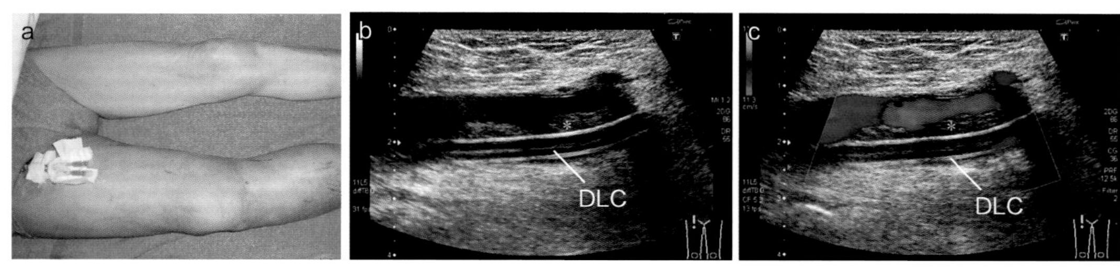


图2.111　附着于导管的血栓

a. 用于血液透析治疗的双腔导管 留置于股静脉。b. 见均匀中等回声血栓附着于DLC前方。c. 因导管周围检查出血流信号，可排除完全闭塞（ * 为血栓）

## 静脉血管瘤（venous angioma）（图2.112）

无特定的好发部位，发生于全身静脉的单发性扩张性病变，临床上比较少见。与发生在下肢隐静脉的瓣膜功能不全导致的静脉曲张不同，静脉血管瘤呈孤立的梭形或呈囊状扩张，而非迂曲走行。除病变部位外，静脉壁的形态基本正常，且发病原因尚不明确。瘤腔内存在血流时，因可确认与流入及流出静脉的连续性，其诊断比较容易。然而，如果整个瘤腔内形成血栓并且没有血流，则可能难以将其与软组织肿瘤区分开来[16]。静脉血管瘤发生在浅静脉时，大多无明显的临床症状，也很少会导致 PE。但是需要注意的是，如果发生在深静脉，特别是腘静脉，瘤腔内的血栓可能会导致致死性 PE。所以当发现腘静脉存在囊状扩张或者是有超过 2 cm 以上的梭形扩张，则应手术切除、重建[15]。

视频2.90

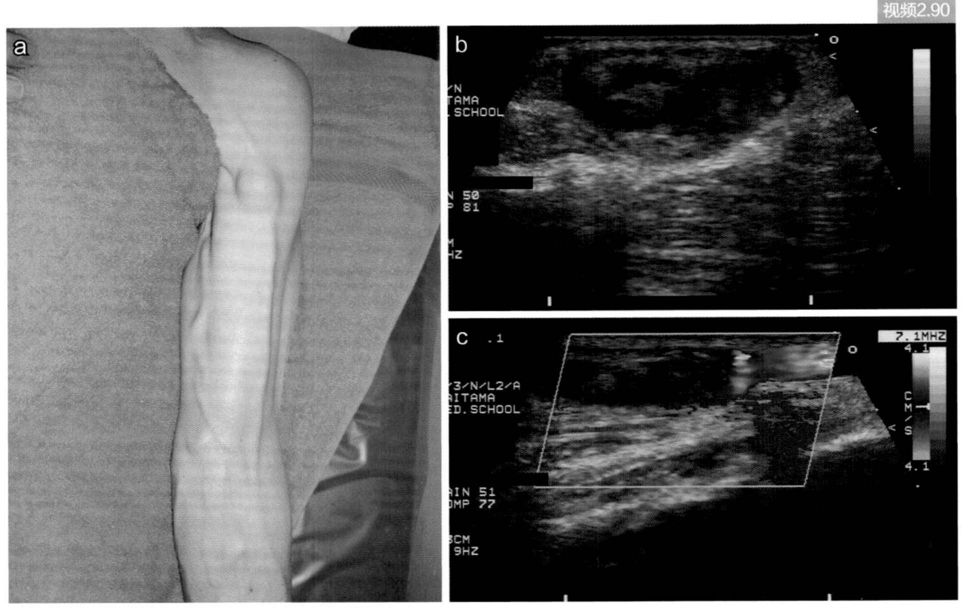


图2.112　静脉性血管瘤

a. 左上肢头静脉可见局限型的瘤样病变，余处未见静脉的迂曲、扩张。b. B超模式纵断面可见瘤样扩张的静脉管腔内大面积血栓。c. 彩色多普勒检查出瘤腔内部的血流信号，可排除完全闭塞

# 应掌握的治疗及评估方法

以往治疗下肢静脉曲张的治疗方法主要有：激光治疗、硬化剂治疗、结扎术、剥脱术等（表 2.13）。一般根据下肢静脉曲张的种类及严重程度选择具体疗法，临床上也经常结合几种疗法进行治疗[1,3]。此外，近年来腔内激光闭合术（endovenous laser ablation，EVLA）及射频闭合术（radiofrequency segmental ablation，RFSA）等微创疗法被迅速普及[6]。RFSA 是一种经插入到血管内的纤维传导热能量至血管内壁，对血管进行烧灼、闭合的疗法。因其微创性、术后恢复快，目前被广泛用作治疗下肢静脉曲张的新方法[1]。在这些腔内治疗中，超声检查对于术前、术中及术后的评估均必不可少[6]。

表 2.13　下肢静脉曲张大体分类与治疗方法

| 分类 | 发病部位 | 治疗方法 |
|---|---|---|
| 隐静脉曲张 | 大、小隐静脉 | 剥脱术、腔内激光闭合术、高位结扎术 + 硬化剂治疗 |
| 侧支静脉曲张 | 隐静脉的粗大分支 | 高位结扎术 + 硬化剂治疗、剥脱术 |
| 网状静脉曲张 | 直径 2 ~ 3 mm 的小静脉 | 硬化剂治疗 |
| 蛛网状静脉曲张 | 直径 1 mm 以下的微静脉 | 硬化剂治疗、激光治疗 |

## 剥脱术

剥脱术是一种通过剥脱大隐静脉主干来阻断反流途径的一种基础疗法，适用于多种病变。剥脱术又分为静脉全段剥脱术（因在小腿下段有损伤隐神经的风险，现在很少使用）、剥脱部分主干的选择性剥脱术（为防止神经损伤，剥脱至膝下第一分支附近）及内翻剥脱术（最大限度减少血管周围组织损伤）等。无论是哪种剥脱术都是复发率低的确切的治疗方法，但相较于其他疗法，剥脱术的创伤较大，且随着腔内治疗的普及，其使用率逐年降低。

**要点提示**

**让记号笔更加耐用的方法**

一旦耦合剂沾到记号笔上，记号笔就无法正常使用。想延长记号笔的使用寿命，就不要用记号笔直接进行标记。检查时，先用没有笔芯的圆珠笔在标记点按压出压痕，擦拭干净耦合剂后，再进行标记。没有圆珠笔时，也可以使用记号笔的笔帽。做好标记后，应再次用超声检查验证标记的准确性。

### 术前评估

确定致病静脉、确认曲张静脉的走行、搜索瓣膜功能不全交通静脉、排除深静脉血栓等，静脉曲张的检查细节参考前文的介绍。

剥脱术不单纯是剥脱隐静脉主干，还要结扎可能导致术后复发的瓣膜功能不全的交通静脉。若在术前超声检查过程中，能准确标记需要结扎的交通静脉，不仅可以缩短手术时间，还可以减少手术创伤。想短时间内完成这种标记，应让患者取使血管扩张的站立位或坐位。但随体位及肢体位置的改变，血管的体表投影可能出现偏差，所以检查的最后应在手术体位下再度进行确认。

在我院主要标记 SFJ 部位、GSV 的反流部位或其远心端、瓣膜功能不全交通静脉穿透筋膜的部位、曲张静脉汇入隐静脉的部位等 [1,3]（图 2.113）。各医疗机构应根据自身情况决定具体标记部位。

### 术后评估

除非术后出现并发症，否则基本不需要术后超声检查。

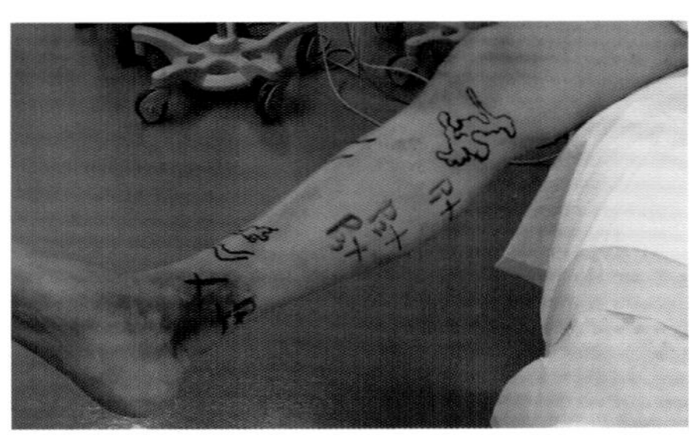

· 大隐静脉与股静脉的汇合处（大隐静脉导致的静脉曲张）
· 大隐静脉的远端
· 小隐静脉穿透筋膜的部位※（小隐静脉导致的静脉曲张）
· 瓣膜功能不全交通静脉穿透筋膜的部位※
· 连接隐静脉与曲张静脉的分支静脉的起始部位
※ 标记穿透筋膜的部位，而不是汇合处

图2.113 下肢静脉曲张的术前标记

## 腔内闭合术

近年来，腔内激光闭合术（EVLA）和射频闭合术（RFSA）等微创治疗方法被迅速普及。腔内闭合术是针对隐静脉型的静脉曲张的一种疗法，将专用的导管插入静脉内，并进行加热，使静脉闭合。区别于剥脱术，腔内闭合术对静脉主干不进行剥脱，而只使其闭合，所以隐静脉逐渐纤维化并消退。

### 术前评估

腔内闭合术主要用于治疗隐静脉存在瓣膜功能不全的原发性静脉曲张。在《下肢静脉曲张腔内治疗指南》[7] 中指出：如在站立位或坐位下，挤压远端肢体或 Valsalva 负荷后，大隐静脉、小隐静脉或副隐静脉存在超过 0.5 秒的有意义的反流，并满足表 2.14 及图 2.114 中叙述的条件时即为该治疗的适应证。通过超声检查获得这些信息对于选择治疗方法起着重要的参考作用。

表 2.14 下肢静脉曲张腔内治疗的适应证[7]

| 适合 | 不适合 |
|---|---|
| • 深静脉通畅<br>• SFJ、或者是 SPJ 远心端隐静脉平均直径 4 ~ 10 mm<br>• 静脉曲张引起的症状（疲劳、疼痛、水肿、痉挛等）或伴有淤滞性皮炎<br>• 即使大隐静脉存在瓣膜功能不全，只要股隐静脉瓣膜（terminal valve）功能正常而无法判定 SFJ 的瓣膜功能不全，就不适合行腔内治疗（Dodd 交通静脉为反流源时除外） | • CEAP 分类为 C1 级（网状静脉曲张及蛛网状静脉曲张）<br>• 患有 DVT 或有 DVT 既往史的患者<br>• 动脉供血不足的患者<br>• 行走困难的患者<br>• 多脏器功能障碍或者是 DIC 的患者<br>• 口服避孕药或者是激素的患者<br>• 严重的心脏病患者<br>• 休克或者是休克前期的患者<br>• 妊娠或者是疑似妊娠的患者<br>• 接受类固醇治疗的患者<br>• 贝赫切特综合征患者<br>• 服用治疗骨质疏松症药物（雷洛昔芬）、多发性骨髓瘤药物（沙利度胺）的患者<br>• 易栓症患者（蛋白 C 缺乏症、蛋白 S 缺乏症、抗凝血酶Ⅲ缺乏症、抗磷脂抗体综合征等） |

（1）确认深静脉通畅性及其瓣膜功能

深静脉通畅是此项治疗的首要条件。此外，当发现股静脉或腘静脉存在瓣膜功能不全时，应怀疑有 DVT 既往史。当曲张静脉起着回流通路的作用时，不适合行腔内治疗。

（2）血管管径

测量 SFJ 或者是 SPJ 远心端 5 ～ 10 cm 处的多处静脉管径，取其平均值（图 2.115）。或者在短轴下确认隐静脉走行，测量管径相对均匀的部位。平均直径 4 ～ 10 mm 为腔内治疗的适应证 [7]。

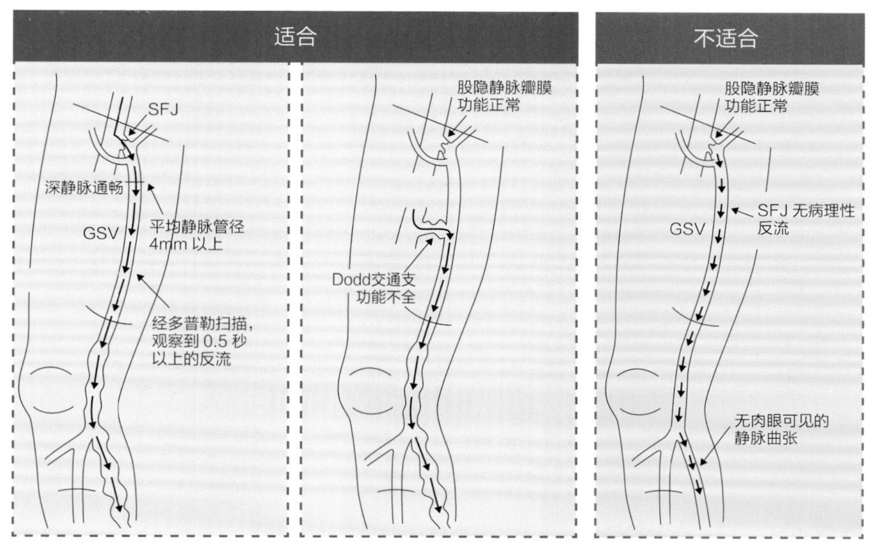


图2.114　超声检查下下肢静脉曲张腔内治疗的适应证[7]

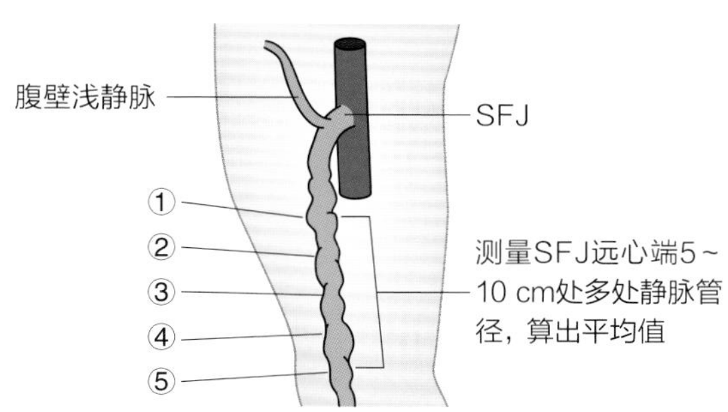


图2.115　管径的测量

SFJ远心端5～10 cm处隐静脉平均管径应达4 mm以上

（3）瘤样扩张静脉的确认与测量

静脉瘤样扩张时，首先应确认其与 SFJ 或者是 SPJ 相距一定距离还是紧邻 SFJ 或 SPJ。与 SFJ 相距一段距离时，梭状瘤直径 25 mm 以下，囊状瘤直径 20 mm 以下，紧邻 SFJ 时梭状瘤直径 15 mm 以下，囊状瘤直径 5 mm 以下才能行腔内治疗 [5]（图 2.116）。

（4）迂曲程度

GSV 及 SSV 主干的走行非常迂曲时，可能导致导管无法顺利通过，所以事先要确认其迂曲程度。

（5）隐静脉的位置及血管深度

如果隐静脉离皮肤太近，就会有皮肤灼伤的风险。如隐静脉走行于筋膜浅层的皮下时应确认其位置，并进行记录。

（6）确认腹壁浅静脉

欲行 GSV 腔内治疗时，确认腹壁浅静脉是否通畅非常重要。若能确认腹壁浅静脉通畅，腔内闭合应从其汇入口远端开始。若无法明确定位腹壁浅静脉时，腔内闭合应从 SFJ 远心端 10 ～ 20 mm 处进行。

### 术后评估

术后 72 小时以内在超声下确认烧灼部位的闭合情况、血流情况及血栓是否向深静脉进展（EHIT）[17,18] 等情况。并在此后的 1 ～ 3 个月，为评估治疗效果而进行超声检查。此时，静脉管径的测量有助于对腔内治疗的静脉退化、缩小情况进行客观的跟踪观察。进行闭合的静脉消失，或静脉管径小于 2 ～ 3 mm 时，可视为治疗成功 [7]。后期若怀疑复发时，可根据情况随时进行检查。此外，为评估远期效果，应以年为单位进行定期复查 [6]。

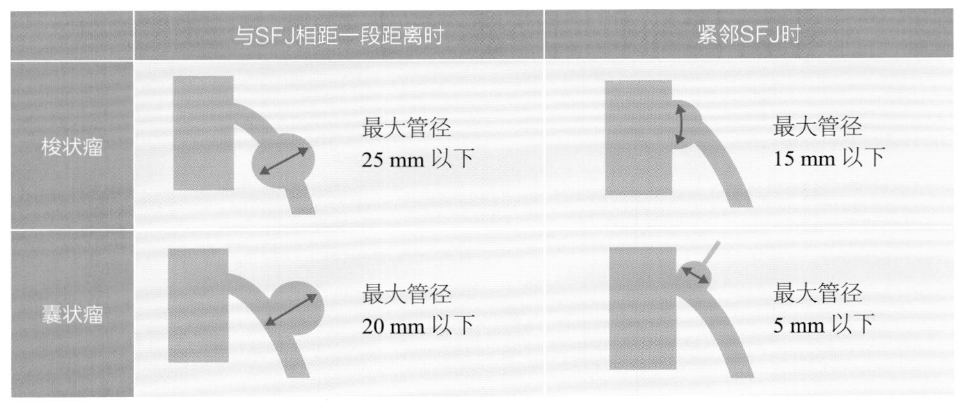


图2.116　大隐静脉瘤样扩张时，腔内闭合术的适应证[5]

腔内治疗前所须的SFJ附近的瘤样扩张的观察

## 简短备忘录

**确认腹壁浅静脉**

腹壁浅静脉是在大隐静脉汇入股静脉之前汇入大隐静脉的属支静脉。行腔内治疗时，确认其通畅性非常重要。因为自腹壁浅静脉到大隐静脉的血流可有效防止大隐静脉主干的血栓向股静脉进展，即可预防 EHIT。术前、术后确认腹壁浅静脉的通畅性非常重要，有些医疗机构规定在术前要专门测量腹壁浅静脉与 SFJ 之间的距离。

## 简短备忘录

### 腔内热损伤致血栓形成（endovenous heat induced thrombus，EHIT）

腔内闭合术后，有时血栓从已行闭合术的 SFJ 或者是 SPJ 处进展至股静脉，这称为 EHIT。虽然 EHIT 有 15% ~ 20% 的发生率，但最终发展为 VTE 的并不多。根据血栓进展的范围具体分为：阶段 1，血栓仅限于 GSV 或者是 SSV；阶段 2，血栓凸出于深静脉内，但其长度小于静脉管径的 50%；阶段 3，进入深静脉内的血栓长度超过静脉管径的 50%；阶段 4，血栓几乎阻塞深静脉管腔。不同范围的 EHIT 的治疗方法也各不相同。一般来讲，阶段 1、阶段 2 无需特殊治疗，定期随访；阶段 3 行抗凝治疗（用华法林等）；Class4 应行血栓清除术（图 2.117）[17-19]。

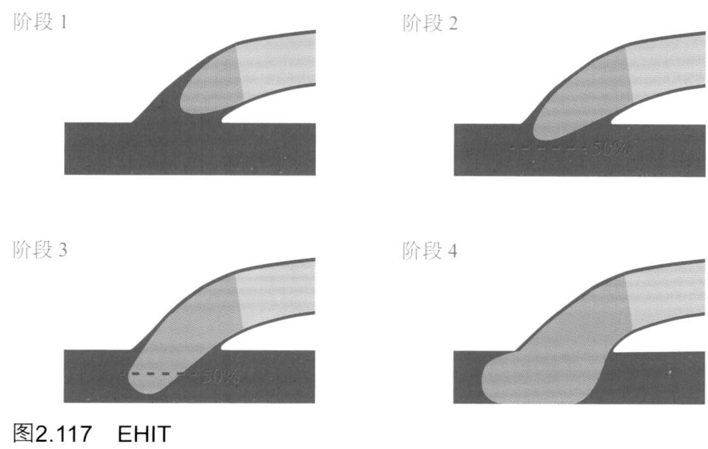


图2.117　EHIT

## 陷　阱

### EHIT 的测量方法

血栓凸出至深静脉时，有向近心端进展的风险。所以有必要对血栓进行定期随访，并且需要具有高度重现性的精确测量。特别是在阶段 2 和阶段 3 中，应精确随访血栓凸出到深静脉管腔内的情况，应注意沿血栓纵轴进行测量，而且各医疗机构间应使用统一的测量方法（图 2.118）[20,21]。

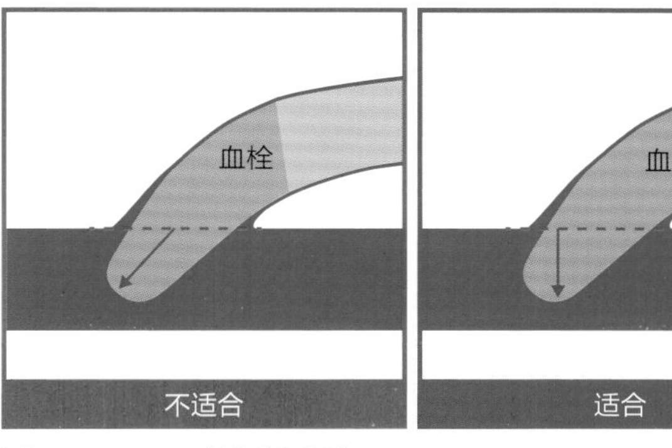


图2.118　EHIT的测量方法

### 硬化剂治疗

硬化剂治疗是一种将硬化剂（聚多卡醇）直接注射到曲张的静脉，并进行压迫的疗法。硬化剂能够破坏血管内皮，使静脉闭塞，导致静脉纤维化和退化。目前主流方法是将硬化剂与空气混合的泡沫硬化疗法。主要用于轻度静脉曲张及侧支静脉曲张，有时也用于网状及蛛网状静脉曲张。

术后的超声检查主要观察目标血管的硬化程度、管径及其范围。应留意此方法有血栓性静脉炎和深静脉血栓的术后并发症。此外，应评估隐静脉瓣功能不全的存在与否。

### 曲张静脉切除术

在隐静脉主干的分支明显迂曲、扩张时，曲张静脉切除术可结合前面讲到的剥脱术及腔内治疗术进行。切除曲张静脉目前主要通过点式剥脱术（stab avulusion），即用专用的器械于皮肤作 2 ～ 3 mm 切口，并从此切口将曲张静脉直接取出。

术前及术后的评估主要针对的是目标区域及其周围有限的区域。同时也应评估是否存在隐静脉瓣功能不全。

## 参考文献


[1] 山本哲也. “下肢静脈エコー”. めざせ! 血管エコー職人. 東京，中外医学社，2013，150-92.

[2] 山本哲也. “下肢静脈”. 血管エコー. 東京，ベクトル・コア，2014，140-75.（コンパクト超音波 α シリーズ).

[3] 山本哲也ほか. “下肢静脈瘤の超音波検査法”. 下肢静脈疾患と超音波検査の進め方. Medical Technology 別冊. 東京，医歯薬出版，2007，81-95.（超音波エキスパート 6).

[4] Goldman, MP. et al. “Anatomy and histology of the venous system of the leg”. Sclerotherapy : treatment of varicose and telangiectatic leg veins. 4th ed. Mosby, 2006, 311-6.

[5] 広川雅之. 下肢静脈瘤血管内レーザー治療. 東京，日本医事新報社，2011，199p.

[6] 松尾汎ほか. 超音波による深部静脈血栓症・下肢静脈瘤の標準的評価法. 日本超音波医学会. 2017. http://www.jsum.or.jp/committee/diagnostic/pdf/deep_vein_thrombosis.pdf（2018 年 3 月閲覧）

[7] 日本静脈学会. 下肢静脈瘤に対する血管内治療のガイドライン（2009-2010 年小委員会報告). 静脈学. 21，2010，289-309.

[8] van Bemmelen, PS. et al. Quantitative segmental evaluation of venous valvular reflux with duplex ultrasound scanning. J Vasc Surg. 10（4), 1989, 425-31.

[9] Vasdekis, SN. et al. Quantification of venous reflux by means of duplex scanning. J Vasc Surg. 10（6), 1989, 670-7.

[10] Rodriguez, AA. et al. Duplex-derived valve closure times fail to correlate with reflux flow volumes in patients with chronic venous insufficiency. J Vasc Surg. 23（4), 1996, 606-10.

[11] Labropoulos, N. et al. Development of reflux in the perforator veins in limbs with primary venous

disease. J Vasc Surg. 43（3), 2006, 558-62.

[12] 小谷野憲一．下肢一次性静脈瘤の手術　超音波検査に基づいたストリッピング手術の実際．静脈学．10，1999，369-78.

[13] Cavezzi, A. et al. Duplex ultrasound investigation of the veins in chronic venous disease of the lower limbs：UIP consensus document. Part Ⅱ. Anatomy. Eur J Vasc Endovasc Surg. 31（3), 2006, 288-99.

[14] Koyano, K. et al. Selective stripping operation based on Doppler ultrasonic findings for primary varicose veins of the lower extremities. Surgery. 103（6), 1988, 615-9.

[15] 広川雅之．これでわかった下肢静脈瘤診療．東京，日本医事新報社，2009，176p.（jmed 05).

[16] 松村誠．その他の静脈疾患：頸静脈、上肢静脈、皮静脈炎．臨床検査．51（3)，2007，305-12.

[17] Kabnick, L. et al. "Endothermal heat induced thrombosis after endovenous ablation of the great saphenous vein：clinical relevance?" Best practice in venous procedures. Wittens，C., ed. Tulin, Minerva Medica, 2010, 111-6.

[18] 佐戸川弘之ほか．EHIT．Angiology Frontier．14（1)，2015，1-5.

[19] Frasier, K. et al. Minimally invasive vein therapy and treatment options for endovenous heat-induced thrombus. J Vasc Nurs. 26（2), 2008, 53-7.

[20] 平井正文ほか．臨床静脈学．阪口周吉編．東京，中山書店，1993，222p.

[21] 山本哲也ほか．表在静脈エコーの撮り方と報告書の記入．心エコー．6，2005，920-34.

# 相似超声影像的诊断技巧

在行下肢静脉超声检查时，除血栓外还能经常发现腘窝囊肿（Baker's cyst）、肿大的淋巴结、血管畸形等。应注意，这些疾病有时在超声下有着与静脉疾病相似的影像学表现。下面将介绍这些疾病与静脉疾病的鉴别要点。

## 云雾状回声（图2.119）

云雾状回声指的是血液异常聚集并淤滞于部分静脉中，超声下呈类似血栓的影像。尤其多见于坐位下检查时的小腿段静脉。当观察到血液淤滞的影像时，用探头施加轻微的震动，可观察到血管内部流动的回声。但若是存在血栓时，则无法观察到其流动性。另外，血流淤滞的超声影像特点是，分布均匀的、细微的点状回声。血栓影像比血流淤滞的回声稍欠均匀且细微的点状回声分布也稍欠均匀（图 2.120）。体位和肢位的改变及踝关节的屈伸运动有助于消除血流的淤滞状态[1]。

视频2.91

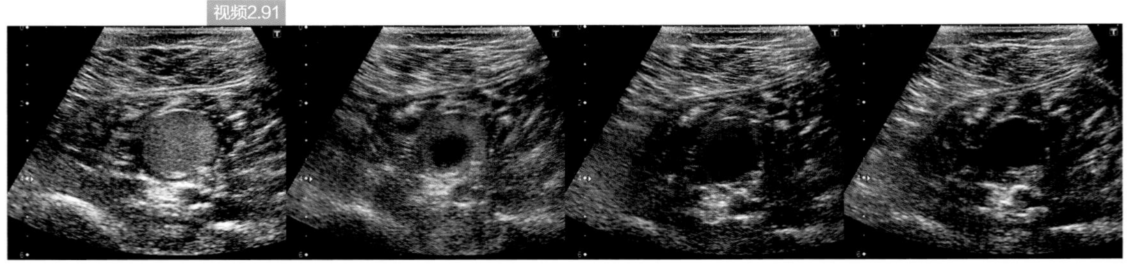

图2.119　云雾状回声

比目鱼肌静脉扩张并血流淤滞。乍一看，类似于充满血栓的急性期血栓影像。为了安全起见，不宜用探头突然施加压力。通过改变体位或肢位来消除淤滞状态，或者向静脉施加细微的震动（反复进行轻微的压迫）来确认流动回声。当云雾状回声缓慢消失时，可完全排除血栓，并可判定为血流淤滞状态

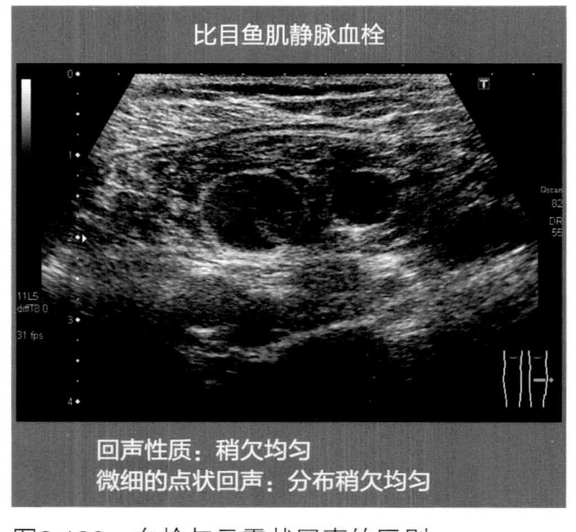


云雾状回声

回声性质：均匀
微细的点状回声：分布均匀

图2.120　血栓与云雾状回声的区别

**要点提示**

**“云雾状回声”是否写进超声报告**

近年来，超声诊断设备可扫描出高分辨率、多断层及高帧率的断层图像。所以在静脉超声检查过程中“云雾状回声”的检出率明显提高。当在心脏或主动脉观察到“云雾状回声”时，意味着血流淤滞，要注意血栓风险。但在静脉超声检查中即使没有血流淤滞，在一些超声波穿透性良好的病例中也可以观察到流动回声（可移动的微细的点状回声）。也就是说，在静脉超声中“云雾状回声”未必是血液高凝状态，只需将其理解成容易被误认为血栓的影像。

是否将“云雾状回声”写进超声报告，主要取决于各医疗机构的具体情况。在我院，我们会从报告是否能使患者受益的角度进行记录。比如长期制动、耗时长的术前及长期卧床患者，若发现静脉管径明显扩张并观察到“云雾状回声”时，考虑到血栓风险，应将其写进报告。但明确的低风险病例，不用将其写进报告，只保存图像。

## 腘窝囊肿（图2.121）

腘窝囊肿的影像表现为腘窝附近的无回声至低回声肿物，与血管疾病比较容易鉴别。但囊肿破裂时，会出现小腿肿胀、发红及压痛，小腿后内侧的腘窝囊肿超声影像有时与比目鱼肌静脉血栓相似。鉴别要点是，静脉血栓位于肌肉内，而腘窝囊肿破裂见于肌肉间隙，与血管无关联，且肿物影像与膝关节腔相通[1]（图 2.122）。

从病理学上讲，腘窝囊肿是位于股骨内、外上髁后内侧的腓肠肌和半膜肌之间的滑膜囊肿。是由于滑囊等炎症导致滑液异常积聚的状态，多见于类风湿性关节炎、膝骨性关节炎等关节疾病。可能无明显临床症状，也可出现腘窝处的肿胀、不适。另外，偶尔出现血栓性静脉炎的症状，有时也有可能导致 DVT。无明显临床症状时无需特殊处理，但出现症状时应进行治疗。

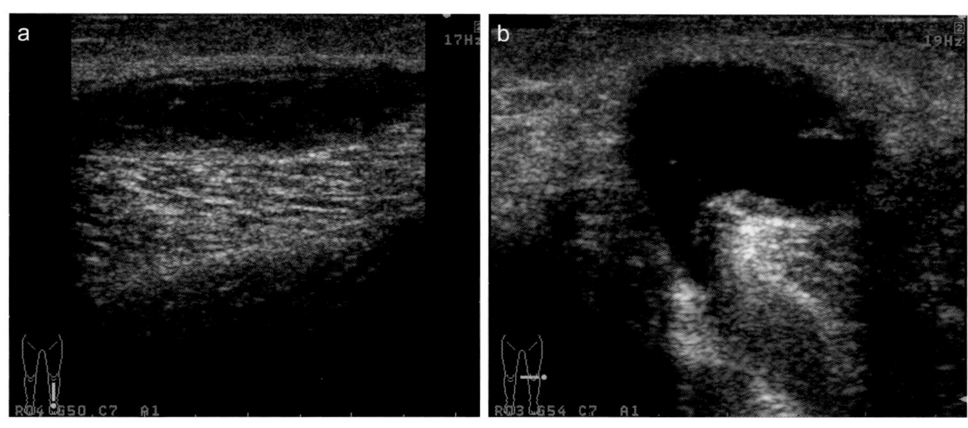


图2.121　腘窝囊肿

a. 小腿后内侧可见低回声肿物样回声。b. 腘窝囊肿与血管无关联，且在腘窝处可见通向关节腔的无回声区域，考虑为关节积液

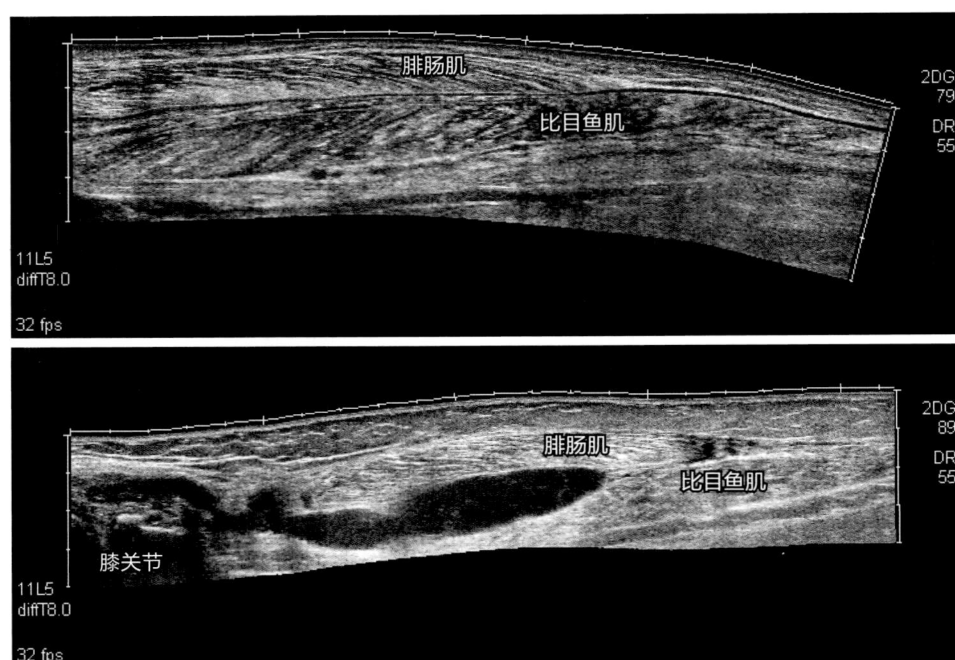


图2.122　腘窝囊肿的全景图

腘窝囊肿位于腓肠肌与比目鱼肌之间，且与关节腔相通

**技能教学**

**简单鉴别腘窝囊肿与静脉血栓**

因腘窝囊肿与静脉血栓在病因学上有很大差异，所以仅通过问诊基本上可以鉴别二者。

通常，腘窝囊肿有明确的诱发因素（如上楼梯、屈曲膝关节及按摩膝关节后发病），且起病比较急。但静脉血栓无明显诱发因素，因长时间保持同一姿势引起。此外，腘窝囊肿患者常有类风湿关节炎病史，膝关节疼痛史。若出现小腿突发肿胀及伴有疼痛，可考虑腘窝囊肿破裂。

## 肌肉内血肿（图2.123）

外伤及激烈运动导致的肌肉撕裂，会在肌肉内及筋膜与肌肉间隙引起血肿。血肿形成部位会出现肿胀及疼痛的症状。这种血肿与静脉血栓一样会随着病程出现回声的变化，即从低回声（急性期）到高回声（慢性期）[2]。

该血肿与静脉血栓的鉴别要点是与血管的连续性，若与近心端的静脉相交通则可怀疑为血栓；若呈与血管无关联的、孤立的影像，则应怀疑为肌肉内血肿。此外，该血肿还应与位于筋膜间隙的筋膜间血肿、位于腓肠肌内侧头与比目鱼肌之间的呈索条状结构的足底肌肉相鉴别（图 2.124）。

视频2.92

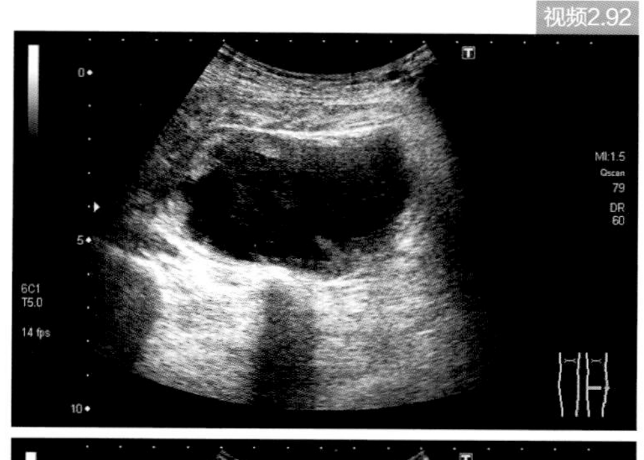

比目鱼肌内可见巨大的肿物样回声。其内部呈低回声，且分布均匀。彩色多普勒无法观察到血流信号，提示为血肿

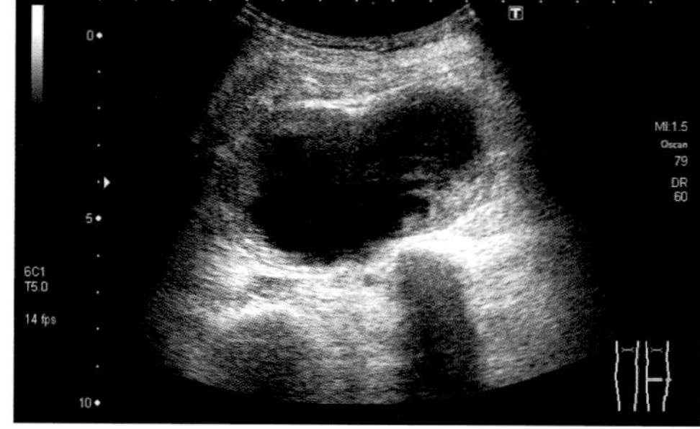

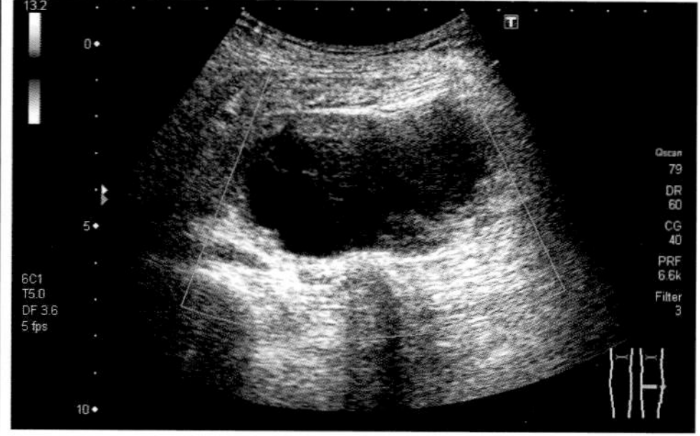

图2.123　肌肉内血肿

视频2.93

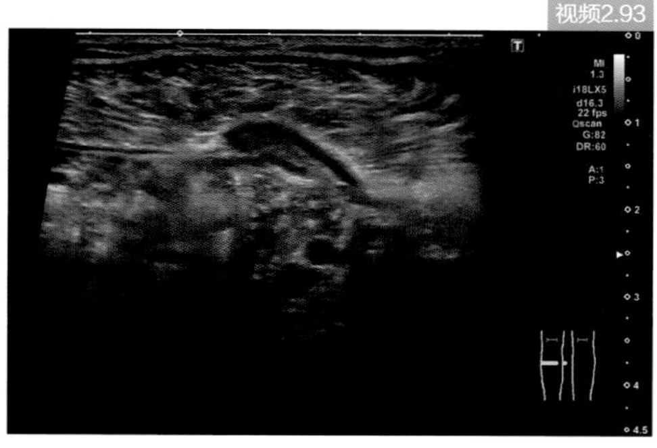

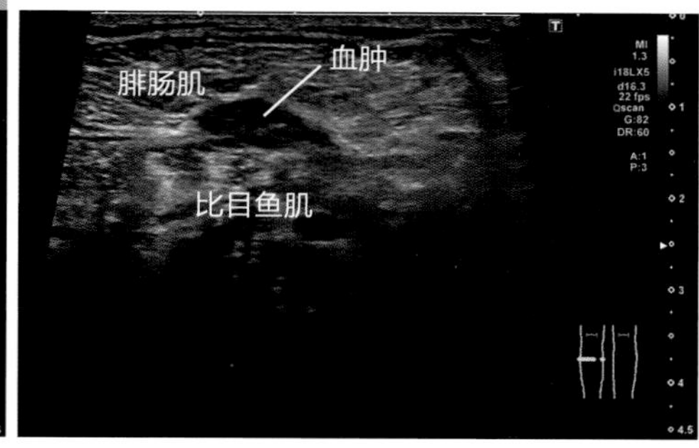


图2.124　筋膜间血肿

血肿位于筋膜间隙，易与血栓相鉴别

## 脂肪瘤（lipoma）（图2.125）

脂肪瘤为位于皮下组织、肌肉内及筋膜间隙的肿物样病变，很多时候类似于血管病变。是否与血管相交通是脂肪瘤与血管病变的主要鉴别要点。有别于与血管相连的血管病变，脂肪瘤的特征为孤立性病变。即在横断面扫描时，与血管无关联而突然出现又突然消失。

脂肪瘤是一种由脂肪组织组成的良性肿物，数据显示多见于 40 ～ 50 岁人群，以及女性和肥胖人群。脂肪瘤包括位于皮下组织的浅表脂肪瘤和位于筋膜下、肌肉内及筋膜间隙的深层脂肪瘤。脂肪瘤大多为单发，但脂肪瘤易患体质者可呈多发性。一般来讲，脂肪瘤多见于背部、肩部及颈部，其次是上臂、臀部及大腿。而颜面部、小腿及足部比较少见。

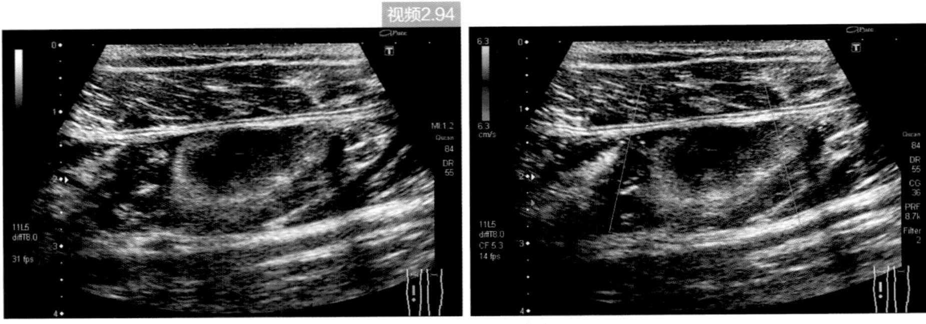


位于肌肉内，未与血管相交通。扫描时突然出现又突然消失

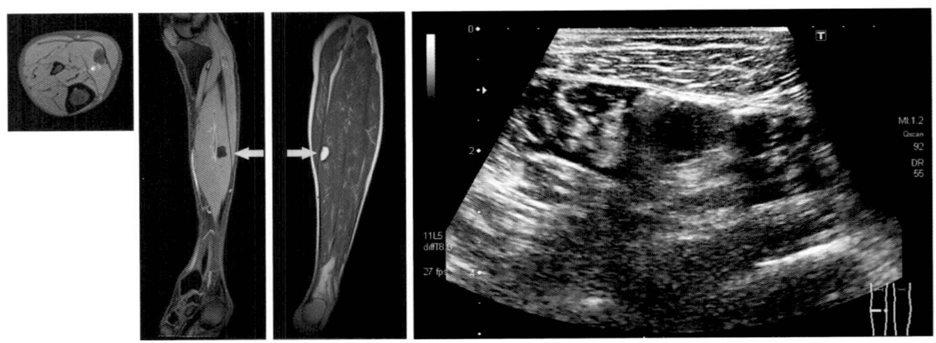

图2.125　脂肪瘤

## 骨筋膜室综合征（osteofascial compartmental syndrome）（图2.126）

骨筋膜室综合征是一种由筋膜、骨骼、骨间膜等包绕的有限空间（筋膜室）内压力升高，导致内部组织（肌肉和神经）循环和功能障碍的疾病。原因是筋膜室容积减少、由于血液循环障碍（如出血和缺血）导致的内部压力增加（增加 35 ~ 40 mmHg）及外部压迫。其主要症状为 5P 征，即难以耐受的疼痛（pain）、苍白（pallor）、无脉（pulselessness）、感觉异常（paresthesia）和麻痹（paralysis）。毛细血管通透性随着下肢再灌注而增加，引起局部水肿和筋膜室内压力增加。这会导致局部的小静脉闭塞、神经功能障碍，并最终导致毛细血管和小动脉闭塞，以及肌肉和神经坏死。其临床症状有与体征不符的疼痛、感觉障碍及水肿。

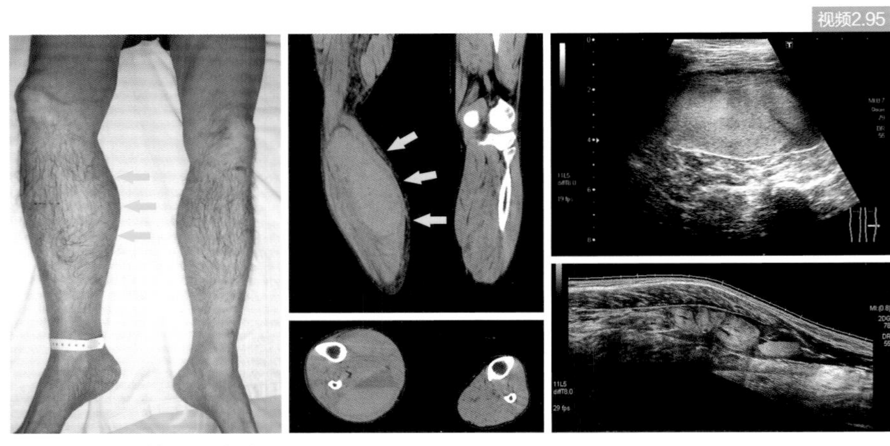


图2.126　骨筋膜室综合征

## 肿大的淋巴结（图2.127）

有时肿大的淋巴结可能与血管病变相混淆。腹股沟周围淋巴结较多，且位于动脉前方。所以触诊肿大的淋巴结时与假性动脉瘤的搏动性肿物相似。超声下肿大的淋巴结的特点为：中心呈略高回声，而其周围呈低回声，且外观呈椭圆或者圆形。

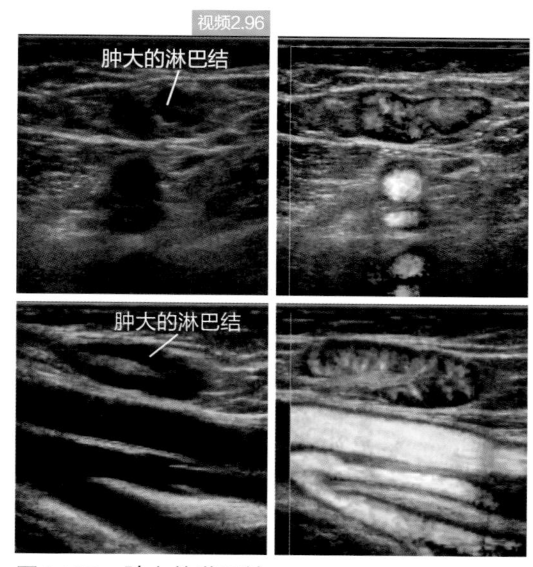


图2.127　肿大的淋巴结

股动脉前方可见肿物样回声。乍一看，疑似浅静脉病变。此肿物内部呈略高回声，而其周围呈低回声，且外观呈椭圆或者圆形。可判定为肿大的淋巴结。其内部经常检测到血流信号

## 神经鞘瘤（图2.128）

神经鞘瘤是起源于周围神经的典型的软组织肿瘤。多见于 20 ~ 70 岁成年人，好发于四肢、躯干及颈部的周围神经。神经鞘瘤为良性肿瘤，其生长速度大多较慢，但偶尔也有快速生长的情况。因与神经相连可伴有疼痛。其特点是压迫瘤体时出现压痛以及沿神经走行出现放电样疼痛（Tinel 征）。另外，当神经鞘瘤的位置较深时，会出现不明原因的麻木及疼痛。 超声检查中可见其边界清楚，内部大部分呈低回声，夹杂高回声。此外，神经鞘瘤的检查要点是瘤体与前后的神经干存在连续性。

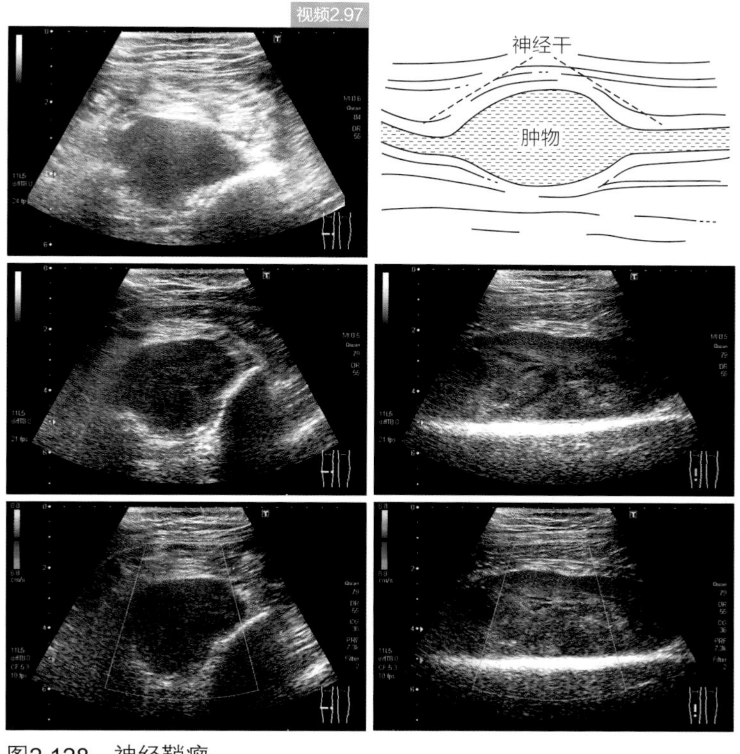


图2.128　神经鞘瘤

超声检查中可见肿物边界清楚，内部大部分呈低回声，夹杂高回声。此外，神经鞘瘤的检查要点是瘤体与前后的神经干存在连续性

## 瘤栓（图2.129）

肾细胞癌等肿瘤进展，并阻塞下腔静脉，可能导致下半身严重的静脉回流障碍。特别是当肝静脉汇入处近心端的下腔静脉出现狭窄或闭塞时，因此处侧支循环欠发达，症状会更加明显。当下肢存在明显肿胀，但下肢静脉未检查出血栓时，应扩大检查范围，自下腔静脉开始进行检查。

视频2.98

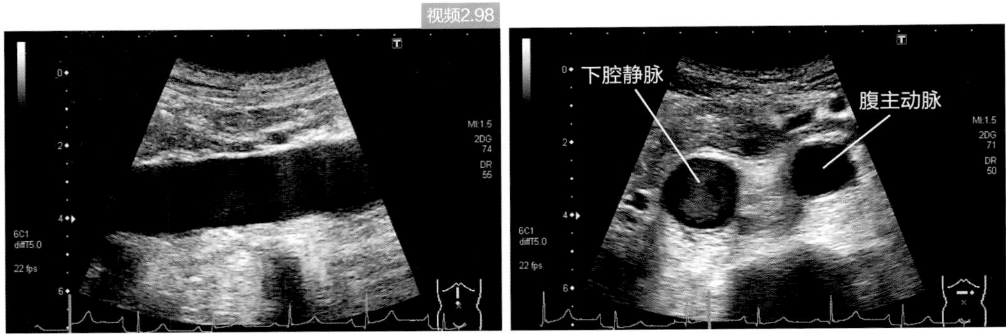


为寻找双下肢肿胀的原因进行了下腔静脉超声检查。因双下肢未能检查出深静脉血栓，进一步检查了下腔静脉。虽然未检查出血栓，但见下腔静脉较腹主动脉扩张并呈正圆形，提示静脉压升高

视频2.99

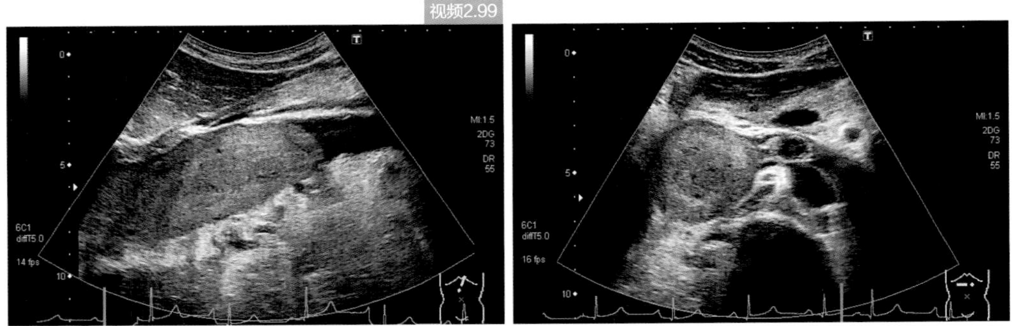

将检查范围向近心端扩大，见肾静脉近心端的下腔静脉内充满肿物样回声，并阻塞其管腔。因该肿物自肾静脉开始延续，所以怀疑肾细胞癌进展至下腔静脉

视频2.100

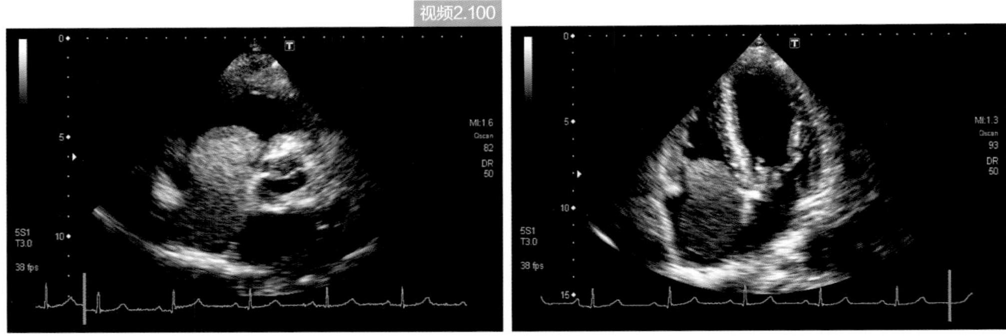

进一步向近心端扫描，可见肿物近心端已进展至右心房。此病例为因下肢肿胀接受 DVT 检查时，超声下偶然发现的肾细胞癌进展至下腔静脉及右心房

图2.129　累及下腔静脉的肾细胞癌

## 动静脉瘘（arteriovenous fistula）（图2.130）

动脉与静脉之间出现短路，即动静脉之间出现不通过毛细血管的异常通道的病理状态称为动静脉瘘。动静脉瘘分为先天性和获得性。获得性动静脉瘘是在动静脉并行的部位因受某种原因导致的损伤引起。其症状因瘘管形成的部位而异。发生在下肢时，会出现突发的疼痛及肿胀，有时会出现静脉曲张。不少病例是因为这些症状怀疑为下肢静脉疾病而进行检查时偶然发现的。

**简短备忘录**

**何谓穿破、穿孔及穿通?**

血管超声检查中，经常使用的术语中有穿破、穿孔及穿通。一般来说，"穿破"是指穿过管壁通往某个腔内;"穿孔"是指管腔内容物穿过管壁泄漏到其外部空间;"穿通"是指穿过管壁后面对的不是空腔而是实质性组织。这几个词虽然看起来相似，但所表示的状况大不相同。

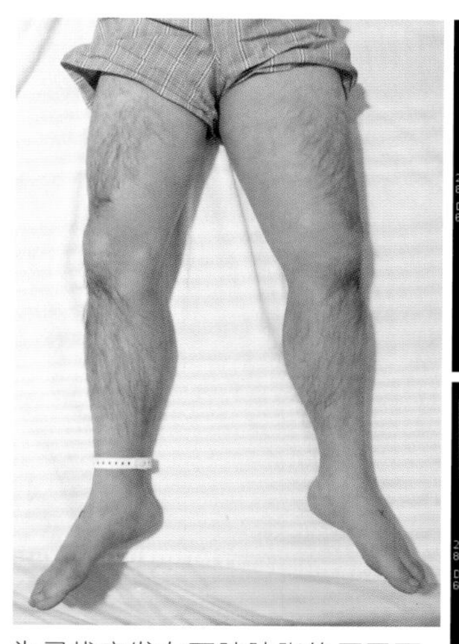

为寻找突发左下肢肿胀的原因而进行了超声检查。左下肢未检查出血栓

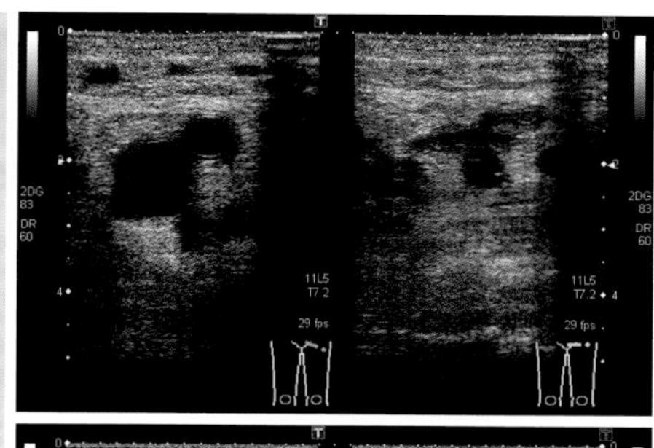

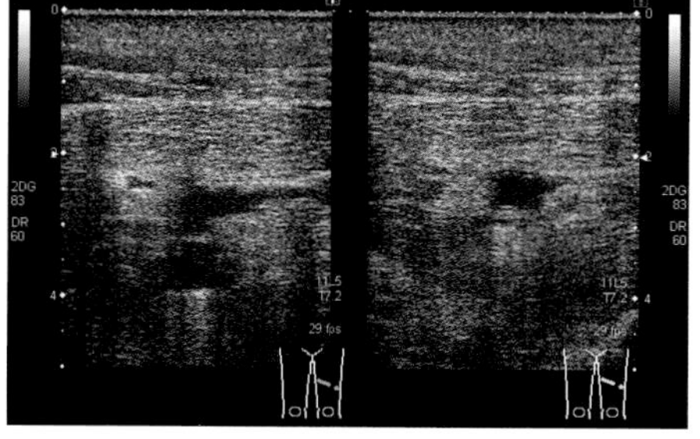

视频2.101

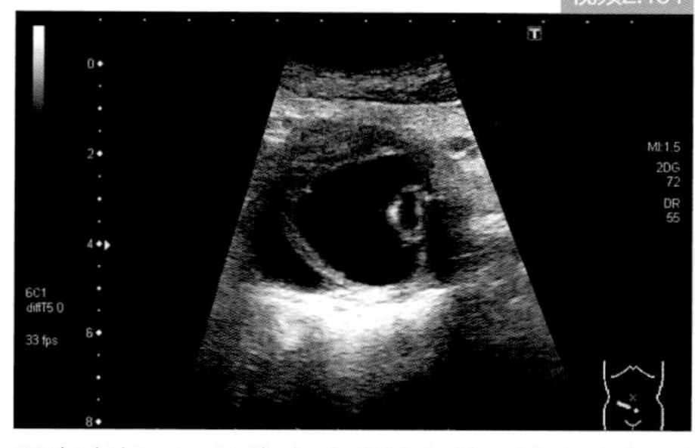

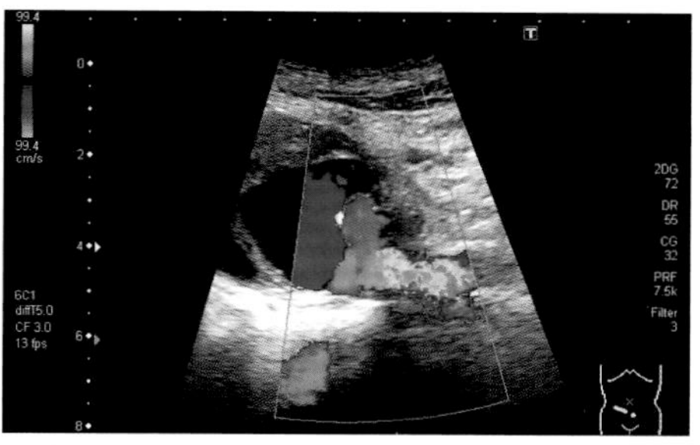

观察腹部，可见腹主动脉扩张并见管壁游离。左髂总静脉被腹主动脉所压迫。彩色多普勒可见静脉内马赛克样血流信号

图2.130　动静脉瘘

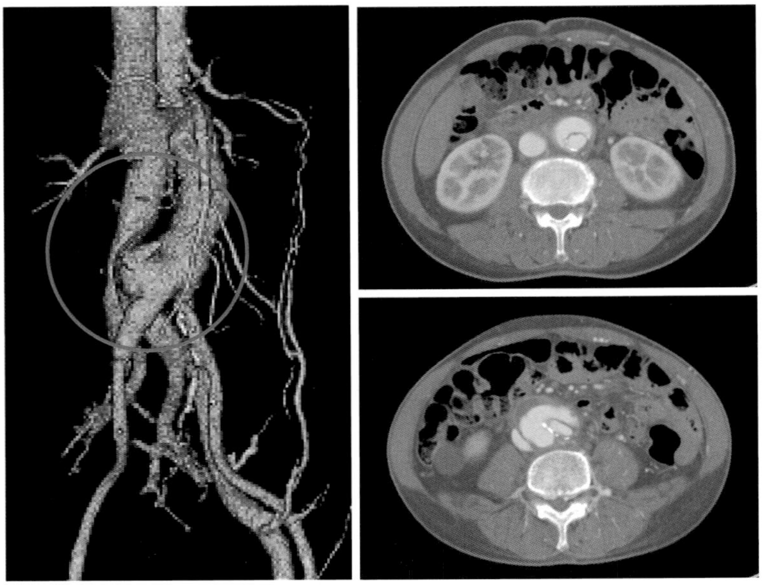

CTA 同样显示腹主动脉扩张，管壁游离。同时见左髂总静脉被腹主动脉瘤所压迫

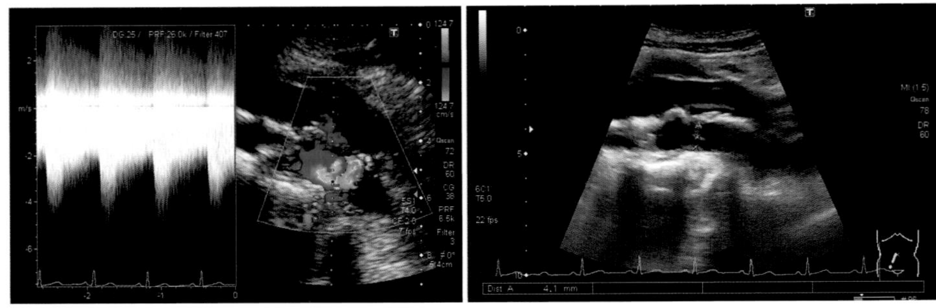

用连续多普勒测定左髂总静脉内的马赛克样血流，检测出超过 PSV 4.0 m/s 的连续性血流信号，判定为动静脉瘘。瘘口直径为 4 mm。腹主动脉瘤破裂，穿破至左髂总静脉形成了动静脉瘘

图2.130（续） 动静脉瘘

# 参考文献


[1] 山本哲也ほか. “下肢動脈エコー”. 下肢動静脈エコー実践テキスト. 東京，南江堂，2008，60-110.

[2] 山本哲也. “下肢静脈”. 血管エコー. 東京，ベクトルコア，2014，140-75.（コンパクト超音波 α シリーズ）.

# 自体静脉移植术的术前评估方法

下肢静脉超声检查同样用于冠脉疾病及下肢动脉疾病的术前评估。对此类疾病有时会行自体静脉旁路术，所以针对静脉的术前超声评估是决定手术方式的重要因素。相较于常规的下肢静脉疾病的术前评估，下列手术术前评估的检查内容及目的上存在差异，但此时的静脉超声检查可以在很大程度上左右着术后效果。

## 冠状动脉搭桥术（CABG）

目前常用于 CABG 中的移植物有：下肢的大隐静脉、胸廓内动脉（ITA）、桡动脉和胃网膜右动脉等。但在某些情况下这些血管无法使用。而且，有时会有移植物在早期出现闭塞的情况，所以有必要在术前及术后对这些血管进行评估[1]。

术前评估的重点，是确认大隐静脉在腹股沟至足部是否走行于其常规位置（下肢内侧的表浅位置）。有时存在走行异常及形成静脉曲张的情况。若在坐位下血管直径达到 2 mm 以上时较为理想，并应同时确认目标静脉是否曲张、血管壁是否存在增厚及钙化。检查时应注意探头不要压迫静脉，并保持同一体位。此外，应注意的是正在接受透析治疗的患者，透析后静脉会塌陷，所以静脉管径可能会被低估。

## 下肢动脉重建术

下肢动脉重建术中常用的移植物是人工血管或自体静脉。特别是腘动脉到其远心端的旁路术中，人工血管的术后的效果不理想，所以使用自体大隐静脉。自体大隐静脉旁路术分为，倒置大隐静脉旁路术及大隐静脉原位转流术。倒置大隐静脉旁路术中，取自体大隐静脉，将移植大隐静脉的近心端及远心端进行翻转，与动脉进行吻合。而大隐静脉原位转流术中，无需切取自体静脉悉数结扎大隐静脉分支，并用瓣膜刀破坏静脉瓣。于 SFJ 处切断大隐静脉，并与股动脉进行吻合，远端大隐静脉与闭塞段动脉远心端进行吻合。此术式的优点是，即使是在小腿远端进行旁路术，动静脉之间无明显管径差异，易于吻合[2]。

大隐静脉原位转流术的术前评估要点是，在上述 CABG 的术前评估的基础上，应明确定位分支血管的位置。定位分支血管对术后防止动静脉瘘的发生也非常重要。此外，精确标记大隐静脉的走行，可在切断大隐静脉近远端时，最大限度减少瓣膜的面积，有效减少手术创伤。

## 参考文献


[1] 山本哲也ほか.“モニターとしての血管超音波検査”. 頸動脈・下肢動静脈超音波検査の進め方と評価法. Medical Technology 別冊. 東京，医歯薬出版，2004，101-6.（超音波エキスパート 1）

[2] 山本哲也.“下肢動脈”. めざせ！血管エコー職人. 東京，中外医学社，2013，108-48.

# 第 3 章

# 水肿的超声诊断技巧

# 检查前需掌握的基础知识

## 检查的意义

通过超声检查可详细观察皮下组织的性质，可诊断出早期的水肿。此外，超声检查有助于对水肿的病程及治疗阶段进行分类，并可预测治疗效果，有望成为水肿的标准检查方法。另外，即使超声检查能够确认水肿性质，也无法确定其病因，所以需寻找其全身及静脉方面的病因。 此外，尚无检查步骤与评估方法统一的标准化检查方法，所以超声检查水肿尚未作为单独的领域被划分出来。

在本文中，将以我院的检查方法来解说目前水肿的一些基本观点。

## 水肿的基础知识

### 肿胀与水肿的区别

#### 肿胀（swelling）

肿胀是指身体的某一部位的体积大于正常时的状态。其原因包括水肿、感染、炎症、血肿、肌肉肥大、脂肪组织增生、囊肿和肿瘤。也就是说，水肿是导致肿胀的病理状态之一。

#### 水肿（edema）

水肿是因组织间液异常增加导致肉眼可见的肿胀的一种临床症状[1]。引起水肿的疾病有很多，所以需要进行各种血液检查和影像诊断来明确其原因。

### 水肿的发生机制

含有氧气和营养物质的水分从毛细血管的动脉端渗出，为细胞提供氧气和营养物质。在细胞中完成组织代谢后，80% ~ 90% 的含有二氧化碳及其他代谢产物的水分自毛细血管的静脉端 10% ~ 20% 从淋巴管吸收（再吸收）。因这种渗出及再吸收之间存在动态平衡，所以组织间液可始终保持一个恒定水平。然而，这种平衡一旦被破坏，如渗出量增加或再吸收减少，则组织间液的量会过度增加，这种状态为水肿。如因淋巴管吸收不良导致的水肿则称为淋巴水肿[2]（图 3.1）。

### 水肿的判定

#### 全身性水肿与局限性水肿

根据水肿的发生部位可区分全身性水肿与局限性水肿。一般来讲，心、肾功能不全导致的全身性水肿因受重力影响在身体低垂部位尤为明显。所以此类患者卧床时，根据体位的不同，水肿的位置也会发生变化。此外，在局限性水肿时无论发生在单侧还是双侧，都要确认左右是否存在差异（图 3.2）。通常病因存在于出现症状的一侧。

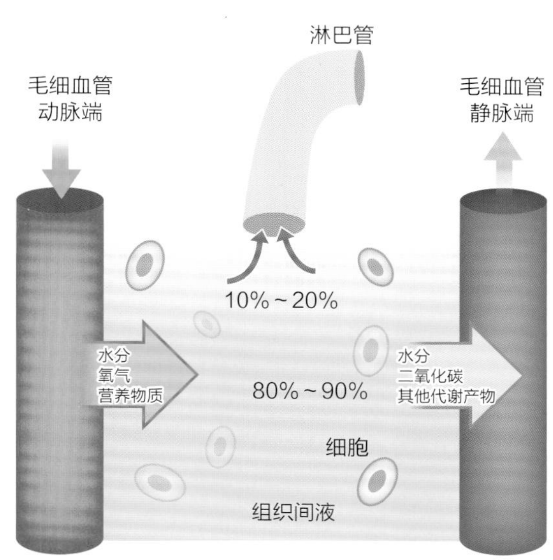


图3.1　水肿的发生机制
组织间液过度增加的状态称为水肿，其主要发生原因包括：
① 动脉端的渗出量增加（低蛋白血症及毛细血管通透性的增加）；
② 静脉及淋巴管循环障碍导致再吸收障碍；
③ 淋巴循环障碍导致的再吸收障碍

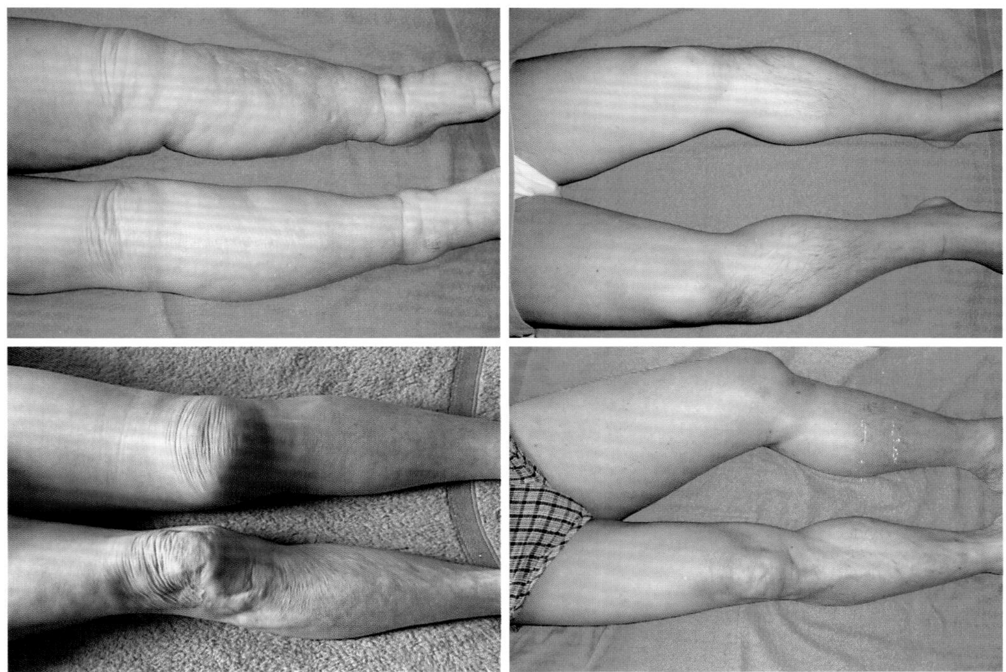

图3.2　双侧水肿与单侧水肿

### 凹陷性水肿与非凹陷性水肿

用手指压迫皮肤 10 秒后，解除压迫后若残留压痕称为凹陷性水肿，若不残留压痕则称为非凹陷性水肿（图 3.3）。一般来讲，若蛋白浓度较低的组织液潴留，会出现凹陷性水肿；若蛋白浓度较高的组织液潴留，会出现非凹陷性水肿。

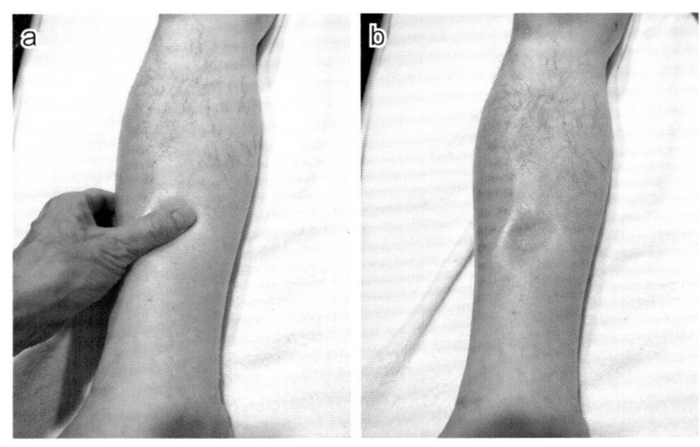

图3.3 凹陷性水肿

a. 用手指压迫皮肤10秒。b. 若皮下组织富含水分，解除压迫后残留压痕

#### 简短备忘录

**肾性水肿（肾功能不全、肾病综合征）和肝性水肿**

肾性水肿及肝性水肿多伴有全身性水肿。肾性水肿的特点是，晨起时颜面部及眼睑周围出现明显水肿，且出现泡沫尿（存在蛋白尿）、血尿及尿量减少。而肝性水肿则出现明显腹水。肝性水肿的患者应确认慢性肝炎及肝脏疾病的既往史，以及家族史、输血史、饮酒史等。

### 快速恢复型水肿与缓慢恢复型水肿

上述的凹陷性水肿，根据其压痕恢复时间分为恢复时间不到 40 秒的快速恢复型水肿与 40 秒以上的缓慢恢复型水肿。一般来讲，快速恢复型水肿发生时怀疑肝功能不全、肾病综合征、蛋白丢失性肠病及营养失调等低蛋白血症（血清白蛋白 3.5 g/dL 以下）等。而缓慢恢复型水肿发生时则怀疑存在心功能不全及肝功能不全等因细胞外液过滤状态异常导致的静脉压升高。

### 皮肤颜色

首先要确认是否存在与炎症相关的皮肤颜色潮红。一般来说，水肿不会引起肤色变化，但在发病初期或迅速恶化时，即使没有炎症迹象，也可能会出现暗红色或粉红色。此外，也要确认皮下静脉的可见度是否存在左右差异。水肿时，因皮下组织增厚，皮下静脉不易被观察到。

**是否存在局部的发红及发热**

若存在局部发热及疼痛，则怀疑存在蜂窝织炎或血栓性静脉炎。

## 水肿的鉴别诊断

很多疾病可以导致水肿。对以水肿为主诉的患者进行检查时，问诊、视诊及触诊极为重要（表 3.1）。图 3.4 中详细叙述了通过视诊及触诊鉴别水肿的流程 [3]。要鉴别下肢水肿是局限性水肿还是全身性水肿，以及是否为凹陷性水肿，并借此来推测原发病。局限性的凹陷性水肿大多情况下通过超声检查就可以确诊。但其他类型的水肿，须在超声检查的基础上结合血液、生化检查及尿液检查 [4]。

表 3.1　问诊、视诊及触诊的要点

| | |
|---|---|
| 问诊 | • 现病史、既往史、家族史<br>• 有无妇科及泌尿科肿瘤的手术史或者大面积外伤、烧伤病史<br>• 有无心、肝、肾及甲状腺功能障碍<br>• 有无四肢瘫痪<br>• 高龄患者有无降压药、降糖药及消炎镇痛药的服药史<br>• 水肿的诱因<br>（手术、接受某种治疗后、旅行及长期卧床等）<br>• 水肿的进展情况<br>（继发性多从四肢的近心端，原发性多从四肢的远心端开始发病）<br>（通常进展较为缓慢，但有时存在炎症时，发病较为急骤） |
| 视诊 | • 确认双侧还是单侧发病，双侧发病时确认左右是否存在差异<br>• 确认皮下静脉的可见度左右是否存在差异<br>• 观察患肢下垂时的皮肤颜色变化<br>（变成紫红色时，怀疑伴有静脉疾病）<br>• 确认皮肤是否存在硬化、角质化、淋巴漏及溃疡 |
| 触诊 | • 捏起皮肤，确认水肿的范围及其左右差异<br>• 手指压迫皮肤，确认是否残留压痕<br>• 确认皮肤变化的范围<br>• 患肢皮肤多呈干燥状态<br>※ 在淋巴水肿的早期为凹陷性水肿，随后进展为非凹陷性水肿 |

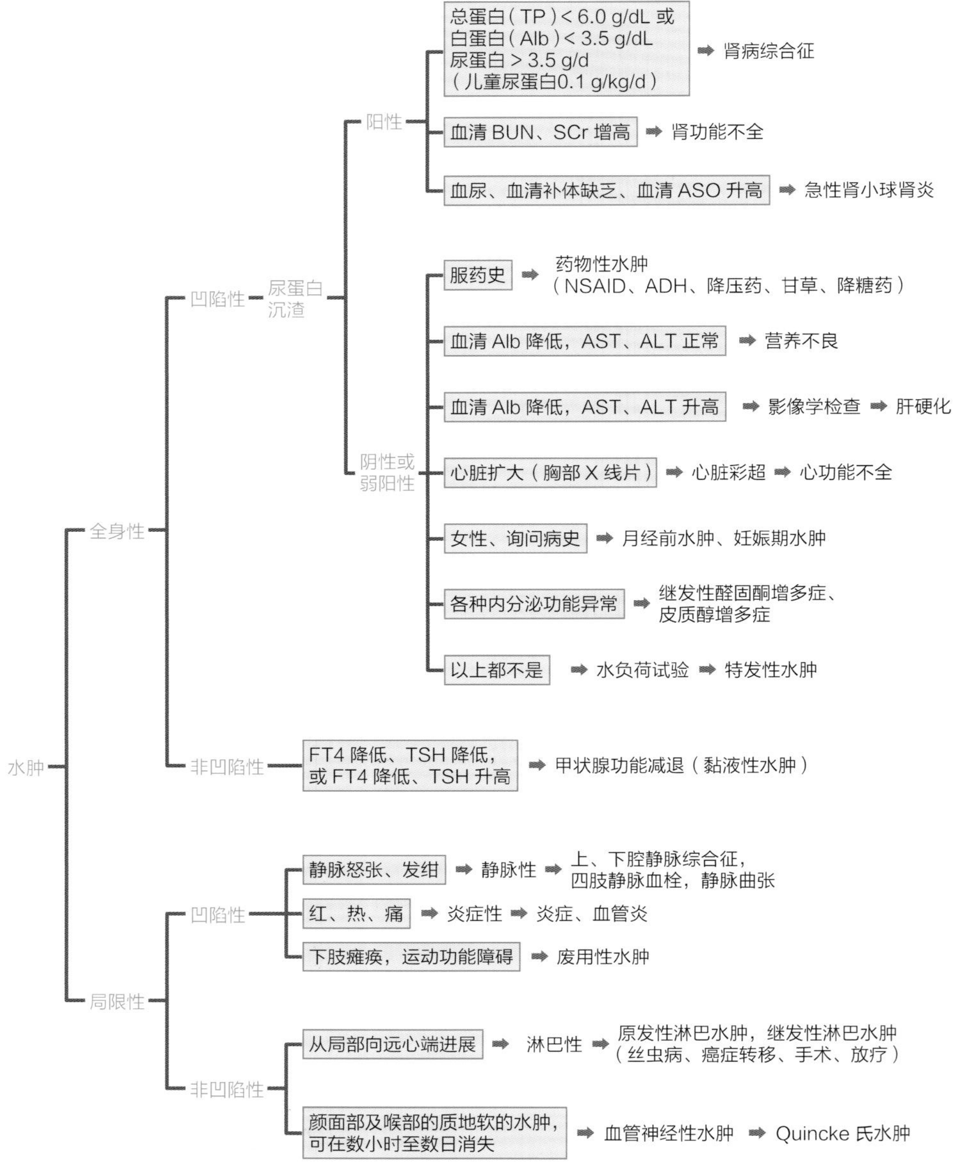


图3.4　鉴别水肿的流程[3]

# 参考文献

[1] 松尾汎. “浮腫の診療：概論”. むくみの診かた. 東京，文光堂，2010，1-9.

[2] 平井正文. “リンパ浮腫を知ろう”. 新 弾性ストッキング・コンダクター. 東京，へるす出版，2010，35-41.

[3] 下澤達雄. “浮腫”. 臨床検査のガイドライン JSLM2012. 日本臨床検査医学会. 2012，83-7.

[4] 山本哲也ほか. “下肢浮腫で依頼された時のポイント”. 心エコーベッドサイド検査. Medical Technology 別冊. 東京，医歯薬出版，2015，92-101.（超音波エキスパート 16）.

# 超声检查下的水肿

## 水肿的观察方法

### 超声诊断设备及条件的设定

使用 7 ～ 18 MHz 的高频线阵探头，可清晰描绘出皮肤、皮下组织及肌层，便于进行评估。此外若想排除静脉性水肿及全身水肿，需使用凸阵探头及扇形探头。利用浅表静脉检查时的预设参数，调整焦点位置、增益及动态范围，使皮下组织及肌层清晰显影。此外，在观察表皮和真皮层时，通过放大图像，将焦点调整到近距离，将频率设置为最高更便于进行观察和评估。

### 检查体位

取使水肿最为明显的体位，但实际操作时，应根据患者全身状态取合适体位。如需判定治疗效果，与上一次检查进行对比时，应取与上一次检查同一体位。

### 检查方法

检查之前根据体格检查，应大致掌握水肿的特点及部位。在我院，已将下肢周径的测量列为必查项目，并针对水肿明显的部位扩大其检查范围（图 3.5）[1]。各医疗机构应将双下肢的某几处平面规定为检查点，便于之后的随访。且检查范围不应局限于患肢，同时也应检查健侧肢体。在检查时，应交替检查左右同一平面。这样便于对两侧进行比较，且便于观察水肿的状态 [2]。

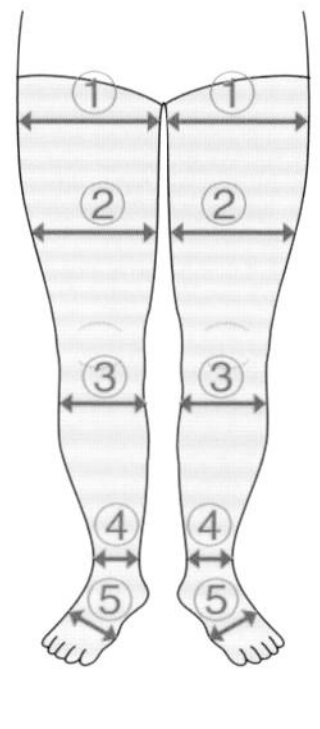


| 测量部位 | 周径（cm） | | 周径差（cm） | 水肿处硬度 | 皮下组织厚度（cm） | |
|---|---|---|---|---|---|---|
| ①大腿根部 | 右 | 左 | | | 右 | 左 |
| ②膝关节近心端 10 cm 处 | 右 | 左 | | | 右 | 左 |
| ③膝关节远心端 5 cm 处 | 右 | 左 | | | 右 | 左 |
| ④踝关节 | 右 | 左 | | | 右 | 左 |
| ⑤第 1 至第 5 跖骨远端（足弓的远端） | 右 | 左 | | | 右 | 左 |

图3.5　周径的测量检查部位[1]

## 观察及评估项目

超声检查的主要评估项目是：水肿的范围，表皮层、真皮层及皮下组织的厚度及回声强度。此外，在皮下组织及肌层要确认结构层次的变化及是否存在水分潴留层（图 3.6）。

一般来说，发病早期的特点是，表皮及真皮层变厚及其回声降低。水肿严重的病例可见皮下脂肪组织周围液体成分明显增多，超声下呈“铺路石”样改变。这种“铺路石”样改变亦可见于心功能不全等很多水肿，而非淋巴水肿特有的超声影像，只要是存在明显凹陷性水肿的病例都可出现。通常，若在皮下组织观察到大量液体成分，其预后较好（图 3.7）。此外，因淋巴管走行于皮下组织，若在筋膜下及肌肉内观察到液体潴留时应考虑淋巴水肿以外的其他病因[3]。

### 简短备忘录

**重点观察内侧的原因**

四肢的血管走行于肢体内侧中心。因淋巴管沿血管上行，故水肿多起于肢体内侧。此外，四肢内侧皮肤较外侧柔软，水分的潴留内侧也多于外侧。所以肢体内侧为主要观察区域。

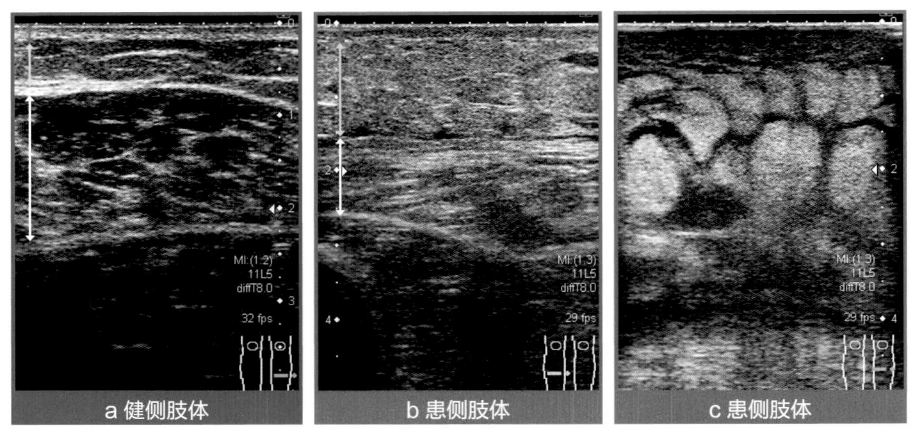


图3.6　健侧肢体与患侧肢体的超声影像

a. 在健侧肢体，皮肤及皮下组织层次清晰。b. 表皮和真皮层回声减弱，皮下组织回声增强，纤维组织不明显，结构层次欠清晰。c. 皮下组织明显增厚，且见液体成分潴留（红色箭头为表皮及真皮层；黄色箭头为皮下组织；白色箭头为肌层）

### 陷　阱

**超声报告中如何记录水肿**

尽管在超声检查中详细观察了水肿，但能够记录到超声报告上的只是超声所见。也就是说，不能记录水肿的最终诊断，无论如何也不能写“怀疑淋巴水肿”。但报告中通过确认 DVT 及静脉曲张的存在与否，可以写“排除静脉性水肿”，或通过心脏超声结果可以记录为“排除心功能不全导致的水肿”。此外超声所见除超声检查影像外还应记录代表性体征。

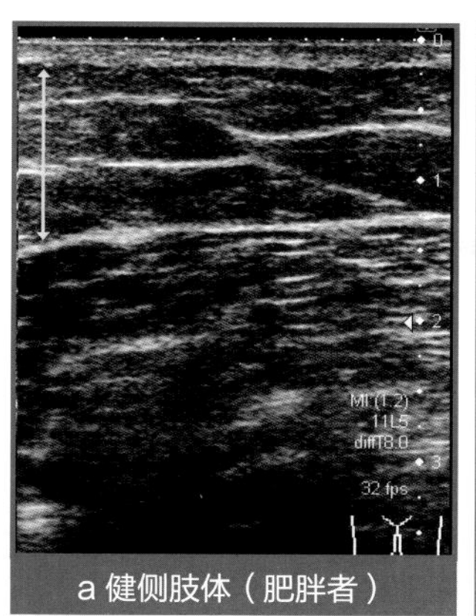

a 健侧肢体（肥胖者）

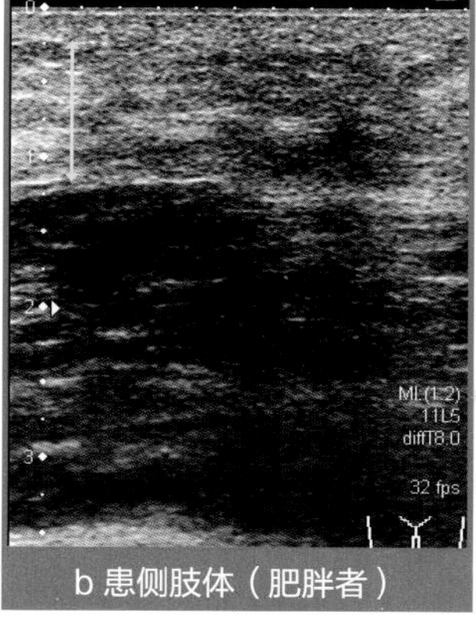

b 患侧肢体（肥胖者）

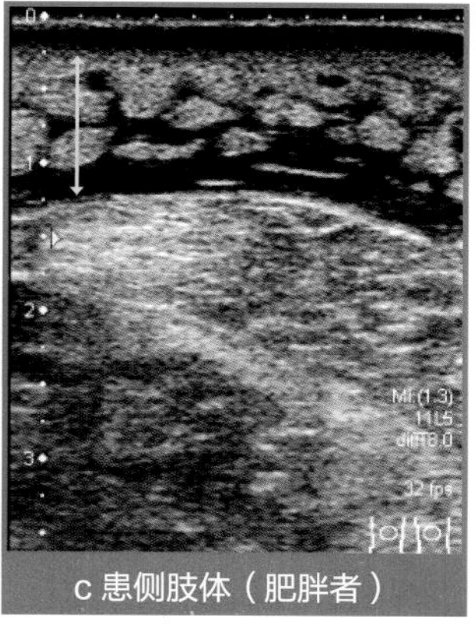

c 患侧肢体（肥胖者）

图3.7　治疗效果的预测

应重点观察水分潴留状态、纤维化状态及脂肪增生的程度等。从这些组织所处的状态可大致预测出治疗后水肿改善程度。通常，富含水分、纤维化程度轻时预后较好（箭头为皮下组织）。a. 皮下组织增厚，且与表皮及真皮层的边界清晰；虽然脂肪层增厚，但其层次结构清晰，未见液体成分。b. 皮下组织明显增厚，但未观察到液体成分。c. 皮下组织间较多液体成分潴留

## 要点提示

### 全景成像

相较于其他影像学检查，超声检查存在视野较小，只有检查者才能了解所观察的整体状况的缺点。若使用全景成像模式，使旁人也能了解到整体影像。比如图 3.8a，双画面显示易于对比左右侧，但无法展现整体状况。而使用全景成像模式观察，不仅能观察到整体影像，也易于进行左右对比（图 3.8b）。该病例超声下可见左下肢大范围“铺路石”样影像。

全景成像扫描的操作要点是，用探头以恒定的相对快的速度进行扫描。所以，应在目标区域大范围涂上耦合剂，便于探头移动。这是获得清晰图像的诀窍。

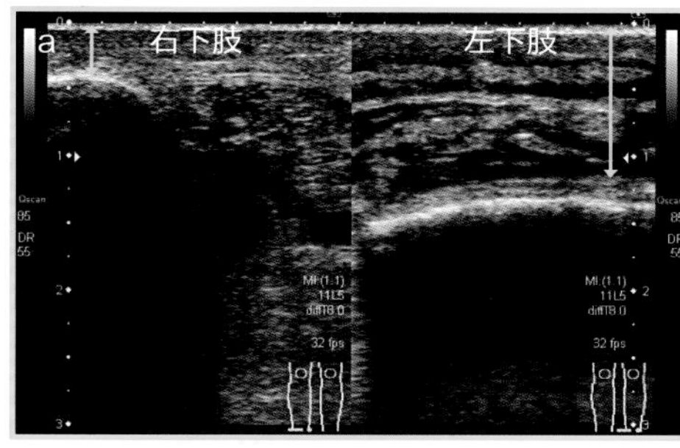


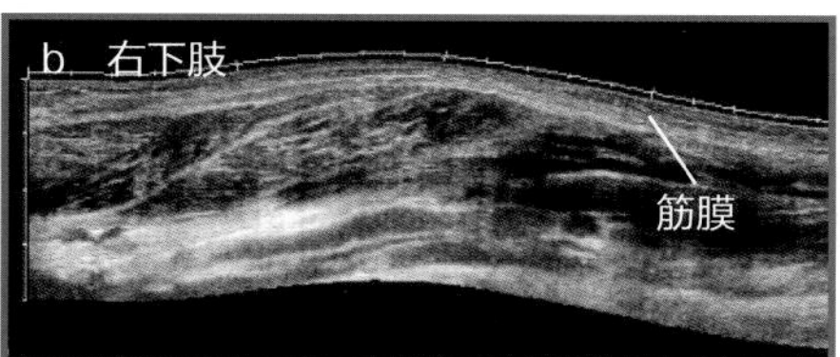


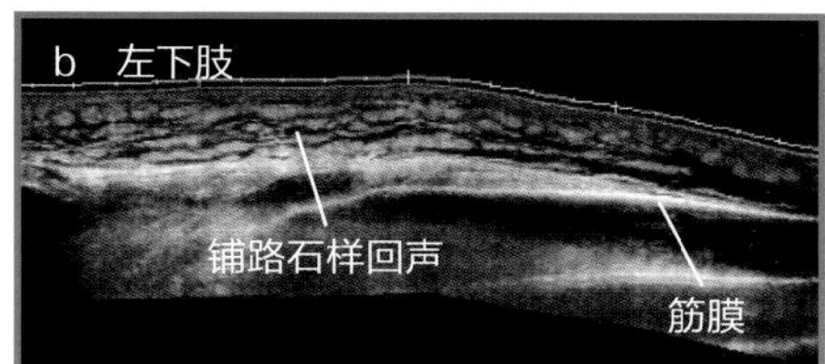


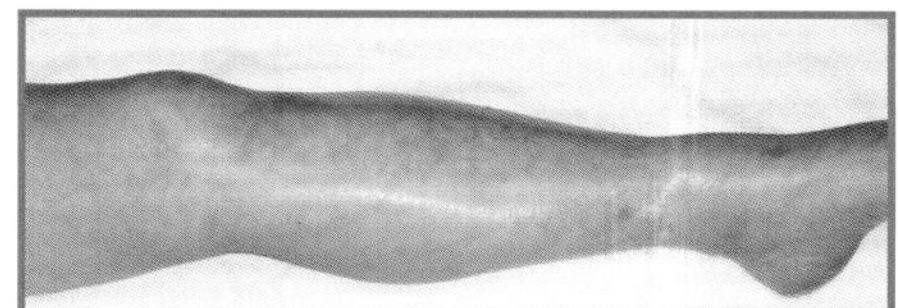

图3.8　全景成像的作用

# 超声在检查水肿中的临床应用

## 心功能不全导致的下肢水肿的特点及其鉴别要点

心功能不全导致的水肿多为全身性的凹陷性水肿，且发病早期水肿仅限于双下肢。若不同时存在导致水肿的其他病因，一般来说双侧无明显差异。利尿剂一般对液体成分较多的液体型有效，且能获得良好的治疗效果（图 3.9）。

一般来说，单纯左心衰不会引起下肢水肿，而伴有静脉压上升的全心衰及右心衰会引起下肢水肿。所以在行心脏超声检查时，与其他疾病的鉴别要点是，下腔静脉是否扩张及随呼吸的波动性是否减弱等（图 3.10）。若下腔静脉未见扩张，则下肢水肿多非心功能不全所致。此外，下肢水肿程度往往不与心衰的严重程度成正比。

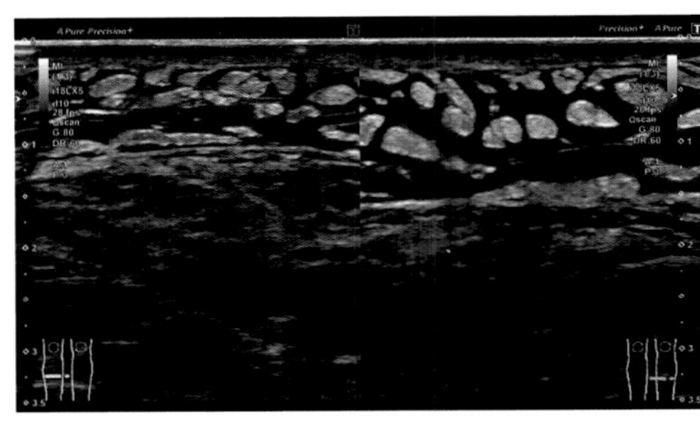

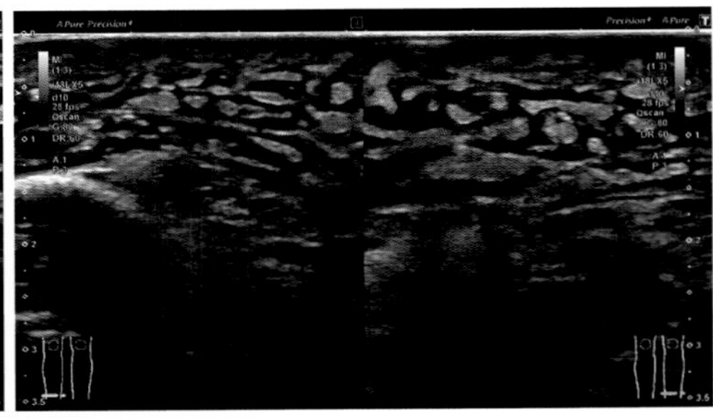

图3.9　重度心衰导致的下肢水肿

双小腿周径最长处及踝关节处皮下组织明显增厚，且双侧无明显差异。皮下组织呈液体成分较多的液体型，估计预后良好

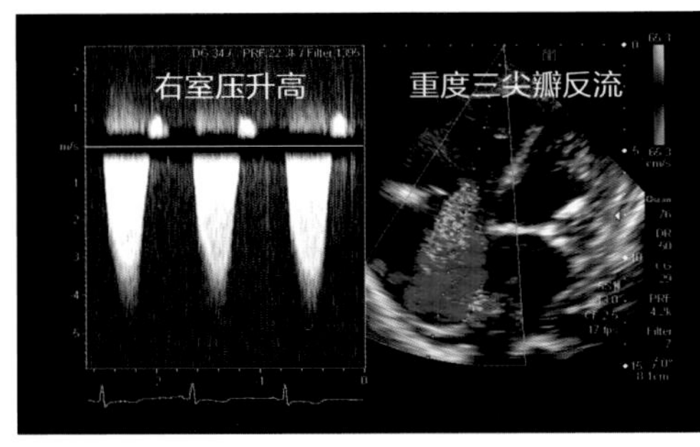


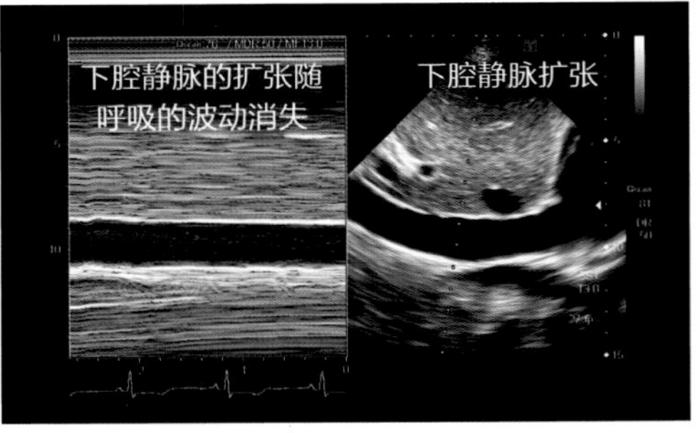


图3.10　心衰导致的水肿的判定

见重度三尖瓣反流及右室压升高，且见下腔静脉扩张及其随呼吸的波动消失

## 静脉性水肿的观察方法

导致静脉性水肿的原因有深静脉血栓及浅静脉曲张，有时两者同时存在。

### 深静脉血栓（DVT）的评估[4]

检查步骤在紧急状态及非紧急状态有所不同。紧急情况下应遵循治疗优先的原则，不应行腹部到下肢的全程，而应检查有症状一侧的近心端至出现症状的部位，判定水肿是否是深静脉血栓所致（图 3.11）。而在非紧急情况下，可按照常规步骤进行检查[5]。具体观察及评估方法请参考第 2 章的内容。

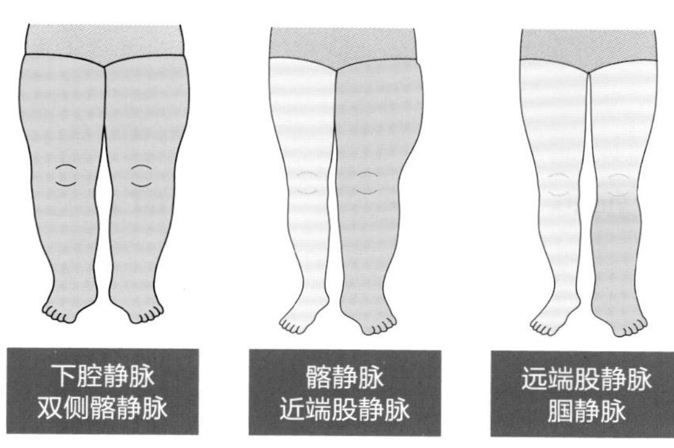


图3.11　寻找下肢水肿病因时的检查部位

自出现症状的近心端检查至出现症状的部位，判断下肢水肿是否是血栓所致。但为完全排除DVT，需要日后复查全下肢超声

### 静脉曲张的评估

若患者无法取立位或者坐位，则无法对静脉曲张进行正确的评估。所以针对长期卧床患者及在床旁进行静脉曲张评估的情况极少。瓣膜功能不全可通过挤压小腿并解除挤压状态后，出现持续时间较长的逆行性血流来判定。通常，静脉曲张单靠视诊即可确诊，但对重度水肿及肥胖患者通过单纯视诊无法进行明确诊断。此时超声检查有助于确切诊断静脉曲张（图 3.12）。具体观察及评估方法请参考第 2 章的内容。

### 血栓性静脉炎

血栓性静脉炎为非感染性的、局限型静脉炎症，累及部位会出现红肿及疼痛，并可触及索条状硬结。超声检查可见红肿部位的浅静脉内有低回声血栓影像（图 3.13）。探头压迫时无法被完全压缩，彩色多普勒下静脉内多无法检测出血流信号。

**要点提示**

**淋巴水肿的确诊**

确诊淋巴水肿，需要使淋巴管显影的影像诊断技术。目前有淋巴管闪烁现象及使用吲哚菁绿（ICG）的荧光淋巴管造影术。这些均是特殊检查，只有一部分医疗机构才能开展。而超声检查虽然无法单独确诊淋巴水肿，但可以有效排除其他疾病，且可以很简便地观察皮下组织的性质。所以超声检查也不失为诊断淋巴水肿的有效手段。

## 淋巴水肿的观察方法

### 淋巴水肿与 DVT

大多情况下淋巴水肿仅通过查体就可以进行诊断，但合并蜂窝织炎时易与 DVT 相混淆。淋巴水肿与静脉性水肿的鉴别要点是，确认是否存在 DVT 及静脉回流障碍。也就是说，仅凭查体及皮下组织的性质无法完全排除 DVT，必须行深静脉的检查（表 3.2）[6]。

【患　　者】男性，54岁。
【主　　诉】右下肢红肿。
【现 病 史】19个月前，在某院诊断为“淋巴水肿”，并接受保守治疗。因症状未见缓解，遂来我院就诊。
【既 往 史】高血压、左室肥大。
【超声所见】超声波断层成像可见右小腿及足部的皮下组织明显增厚，内部可见“铺路石”样改变，且见大量液体成分潴留。此外可见体表无法观察到的曲张静脉。右下肢存在重度静脉曲张。

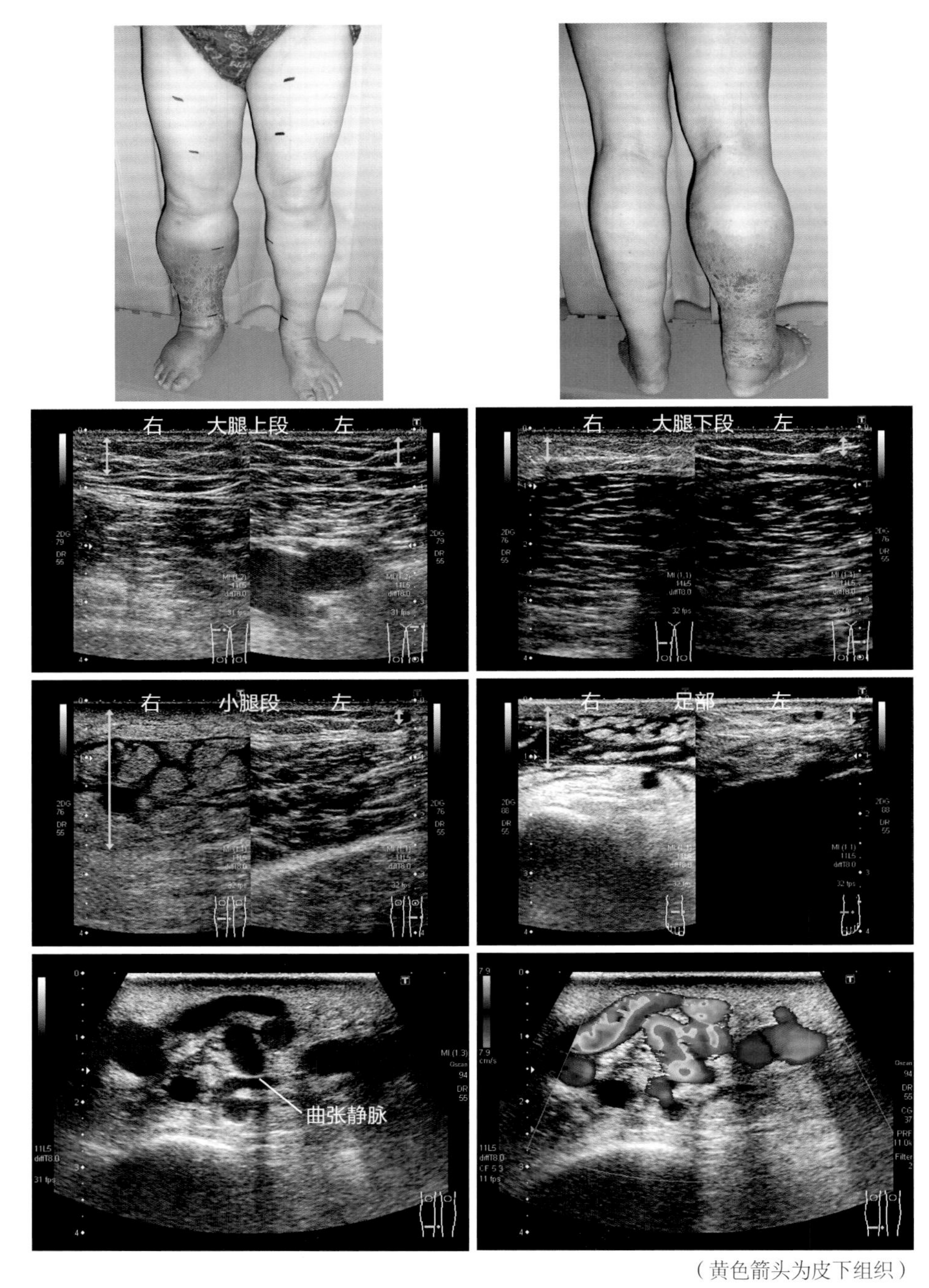


（黄色箭头为皮下组织）

图3.12　静脉性水肿与淋巴水肿病例

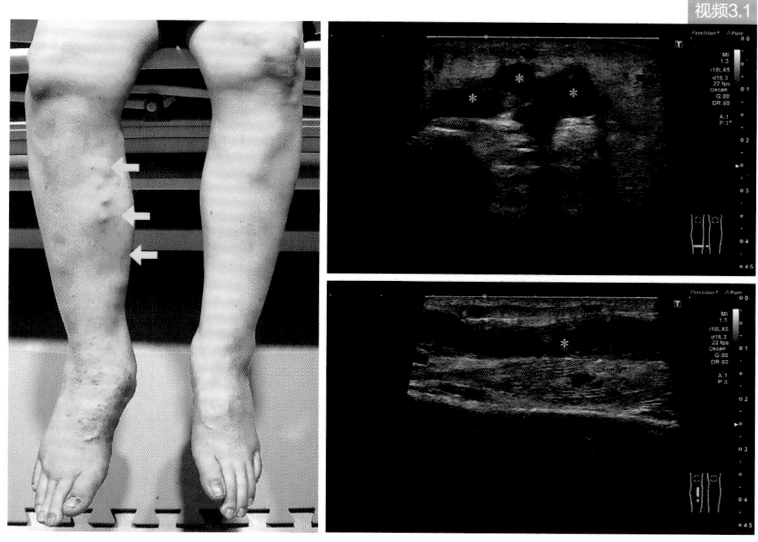


图3.13 血栓性静脉炎
超声下红肿、疼痛的浅静脉内可见低回声血栓影像（ * 为血栓）

表 3.2 淋巴水肿、静脉性及低蛋白性水肿的特点[6]

| | 淋巴水肿 | 静脉性水肿 | 低蛋白性水肿 |
|---|---|---|---|
| 患肢 | 左右一定存在差异 | 单侧（血栓侧） | 双侧 |
| 发病 | 发病迟缓，伴有蜂窝织炎时也可急症发病 | 发病多急骤 | 中等 |
| 皮肤颜色 | 无明显变化 | 暗红色（淤滞） | 白色 |
| 皮肤硬度 | 早期质地软，随后慢慢变硬 | 中等 | 柔软、发亮 |
| 疼痛 | 仅有不适感 | 有 / 无 | 无 |
| 静脉怒张 | 无 | 有 | 无 |
| 硬毛、多毛 | 有 | 无 | 无 |
| 蜂窝织炎 | 多见 | 少见 | 少见 |
| 并发症 | 淋巴漏、疣状赘生物 | 溃疡 | 淋巴漏 |

## 淋巴水肿的种类及其特点

淋巴水肿分为原发性和继发性。先天性或者是不明原因的淋巴水肿称为原发性淋巴水肿；淋巴管的炎症、癌细胞浸润及淋巴管损伤引起的淋巴管阻塞导致的水肿称为继发性淋巴水肿（图 3.14）。淋巴水肿的特点是发病者中 90% 以上为女性，下肢多于上肢，80% 以上为继发性，且发病年龄通常在 50 岁左右。一般来讲，原发性常始于远心端，继发性多始于肢体近心端（上臂内侧及大腿内侧）[7]。

## 淋巴水肿的分期与严重程度等级

（1）淋巴水肿的分期

各国对淋巴水肿的分期有所不同。表 3.3 中描述了目前在日本广泛使用的国际淋巴学会（International Society of Lymphology，ISL）分期。

【患　　者】男性，68岁。
【主　　诉】左下肢水肿。
【现 病 史】1周前出现左侧腰痛，并逐渐发觉左下肢水肿。下肢存在沉重感，但未感局部发热及疼痛。
【既 往 史】直肠癌（左下腹结肠造瘘术后）、多发淋巴结转移。
【超声所见】超声波断层成像可见，整个左下肢的皮下组织较右下肢增厚，以远心端为著。自小腿段至足部可见“铺路石”样改变，并见液体成分潴留。探头压迫后留下压痕。

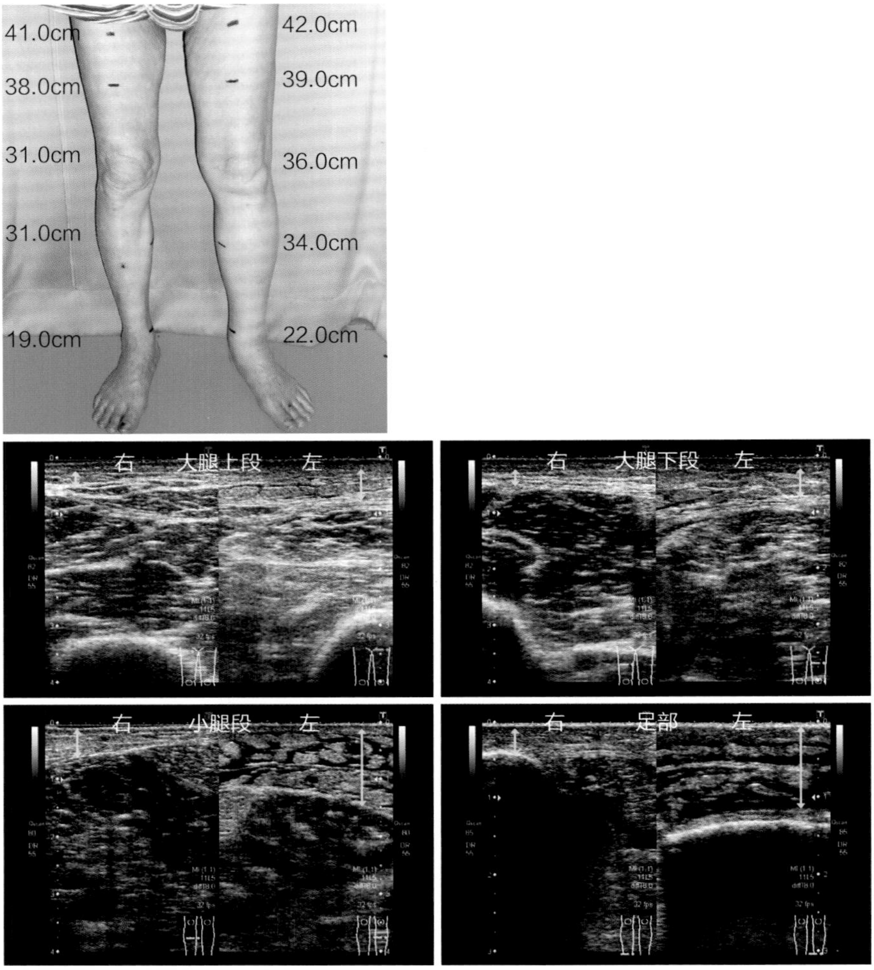

图3.14　继发性淋巴水肿病例
黄色箭头为皮下组织

表 3.3　淋巴水肿的分期（ISL）[6]

| | |
|---|---|
| 0 期 | 淋巴循环出现障碍，但水肿不明显。处于潜在的或者是无症状阶段 |
| Ⅰ期 | 虽有富含蛋白质的组织间液潴留，但仍属于早期，单纯抬高患肢可消除症状。偶见凹陷性 |
| Ⅱ期 | 抬高患肢不能改善组织肿胀，呈明显的凹陷性 |
| Ⅱ期后期 | 可见组织纤维化，不再出现凹陷性 |
| Ⅲ期 | 非凹陷性，除淋巴液淤滞性象皮肿外，还可出现皮肤肥厚、脂肪沉积等皮肤变化 |

（2）严重程度等级

目前尚无针对双侧淋巴水肿官方的严重程度分级。而针对单侧肢体的淋巴水肿有根据双侧体积差异进行的分级（表 3.4）。但这种分级法只考虑了患肢肿胀，所以不适用于双侧。

表 3.4 单侧淋巴水肿的严重程度等级 [6]

| | |
|---|---|
| 轻度 | <20%的水肿 |
| 中度 | 20% ~ 40%的水肿 |
| 重度 | >40%的水肿 |

## 陷 阱

**淋巴水肿与淋巴结肿大（图 3.15）**

淋巴水肿的病例大概率伴有淋巴结肿大。但淋巴结肿大并非淋巴水肿的特征性表现。起源于淋巴结的疾病、感染及肿瘤等其他疾病都可导致淋巴结肿大。如果在检查过程中发现肿大的淋巴结，可能会发现意想不到的病变，所以应将其进行记录。

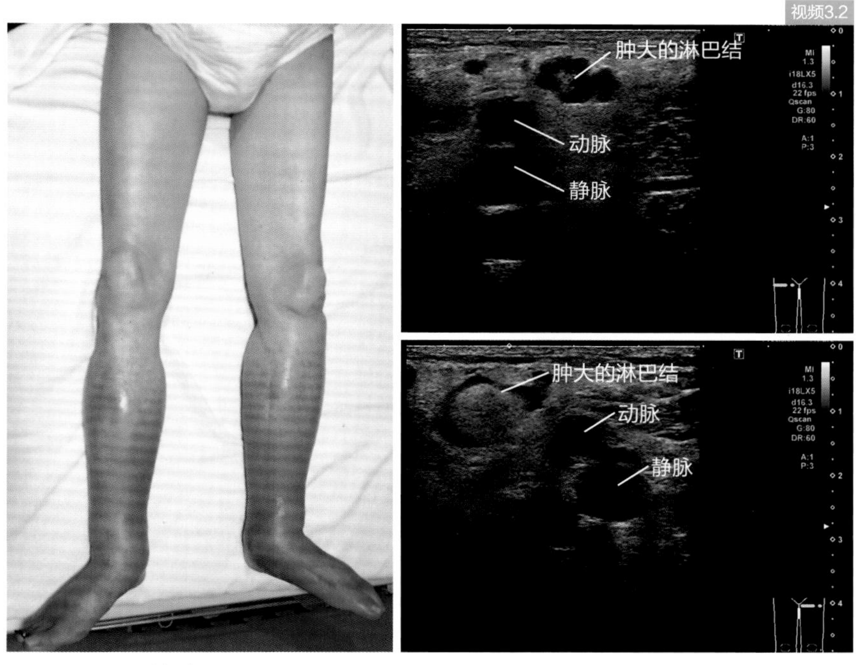


图3.15 淋巴结肿大

淋巴水肿合并蜂窝织炎的病例。双侧腹股沟可见肿大的淋巴结

### 药物性水肿

出现不明原因的水肿时，应考虑药物性水肿。特别是开始服药后出现的水肿应高度怀疑为药物性水肿。这些大多都可从服药史中确认。药物（非甾体抗炎药、钙通道阻滞剂、ACEI 抗生素、抗癌药等）引起水肿的机制多种多样，而且有很多药物引起水肿的报道，想全部记住这些药物比较困难。

### 废用性水肿（图 3.16）

在临床工作中最常见的废用性水肿，是因脑血管疾病导致的瘫痪及运动功能障碍后出现的膝关节远心端、小腿后外侧水肿。多见于高龄及长时间保持坐位的人群。应留意的是瘫痪肢体易合并 DVT。

【患　　者】男性，87岁。
【主　　诉】双下肢水肿。
【现 病 史】脑梗死后长时间保持坐位，大腿及小腿肌力减弱、双小腿逐渐出现水肿。
【既 往 史】脑梗死。
【超声所见】小腿段皮下组织大范围增厚。见皮下组织大量液体成分潴留，且见“铺路石”样改变。

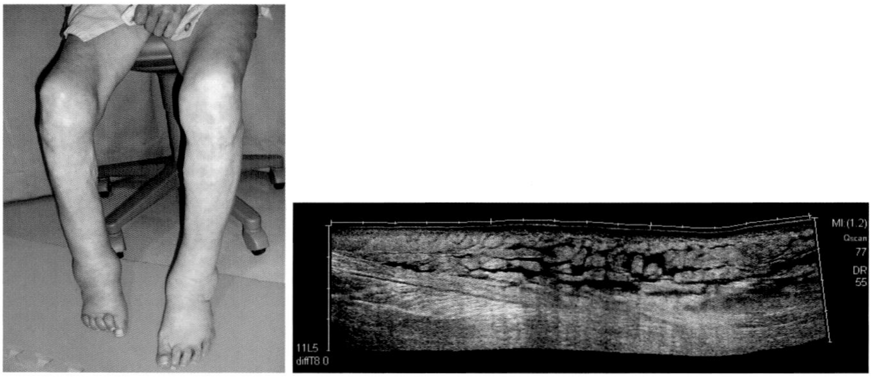

图3.16　废用性水肿病例
大腿及小腿肌肉松弛，双侧仅见膝下水肿

### 脂肪性水肿

脂肪性水肿的特点是双侧大腿及小腿肿胀，但足部未出现肿胀。多见于肥胖的女性，且疾病的进展较缓慢。相较于其他水肿，脂肪性水肿质地较硬，且压迫后无法迅速恢复到原来状态。有时会出现疼痛或压痛。

# 超声在水肿诊治过程中的重要性

## 超声在早期诊断中的作用（图3.17）

【患　　者】女性，70余岁。
【主　　诉】左下肢水肿、子宫癌术后复发。
【现 病 史】为排除水肿左下肢的DVT进行了超声检查。
【既 往 史】子宫癌、左下肢DVT。
【超声所见】经下肢静脉超声检查后排除了静脉性水肿。超声见双下肢皮下组织见增厚，并确认右下肢亦存在水肿。患者因体形肥胖，未自觉右下肢水肿。在诊断右下肢早期水肿的过程中超声发挥了作用。

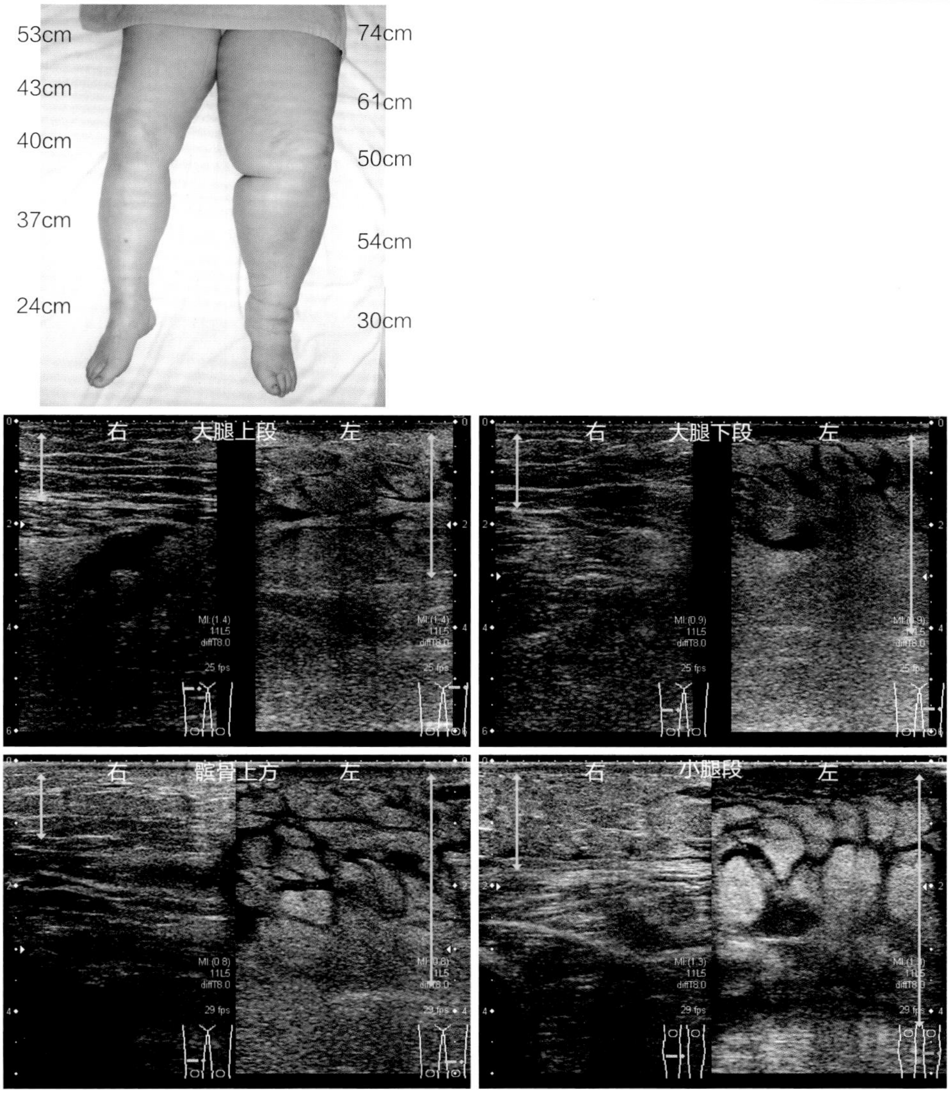

图3.17　超声在早期诊断中的作用：左下肢水肿病例

黄色箭头为皮下组织

## 超声对治疗效果的预测（图3.18）

【患　　者】女性，70余岁。
【主　　诉】劳累后气短、双下肢水肿。
【现 病 史】6个月前开始自觉劳累后气短。2个月前出现双下肢水肿。随后气短、心悸、下肢水肿症状逐渐加重，为求进一步诊断来我院就诊。为排除DVT进行了超声检查。
【既 往 史】高血压。
【超声所见】经下肢静脉超声检查后排除了静脉性水肿。超声见双下肢皮下组织明显增厚，皮下组织富含液体成分，且呈“铺路石”样改变。皮下组织增厚程度及其性质双侧无明显差异。另外，探头压迫双下肢后均出现压痕，判定为凹陷性水肿。同时进行的心脏超声检查中，见三尖瓣重度关闭不全、肺动脉高压、下腔静脉扩张及其随呼吸波动消失，怀疑存在重度心衰。使用利尿剂1周后水肿明显减轻。

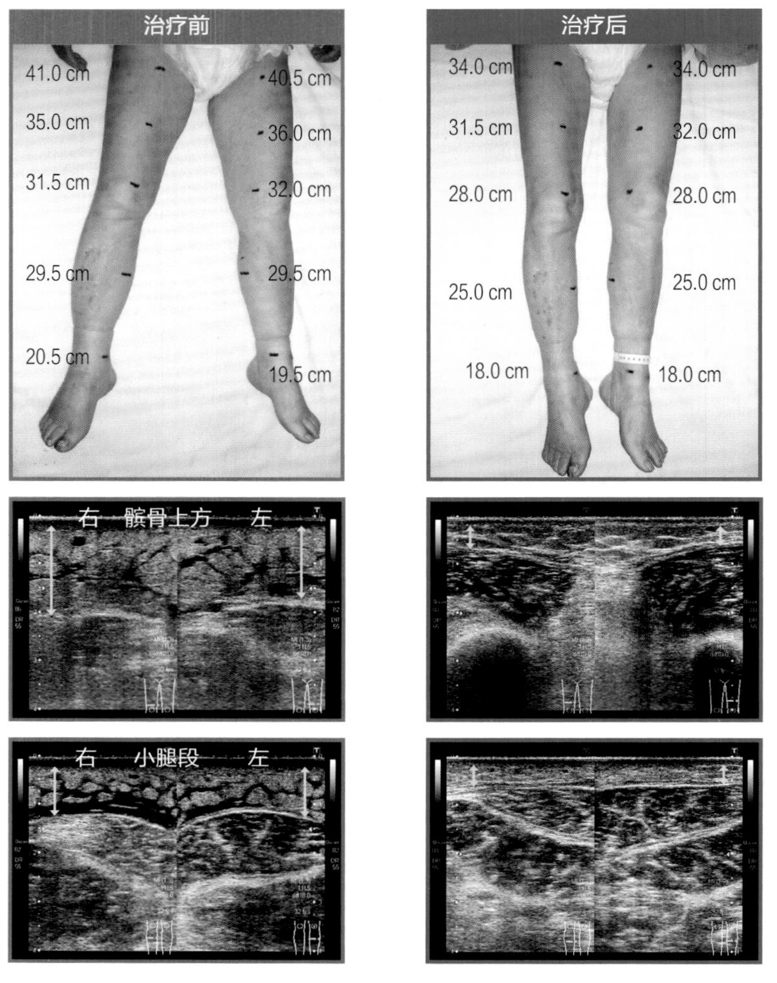


图3.18　超声对治疗效果的预测：重度心衰病例

双下肢水肿，且双侧未见明显差异。使用利尿剂1周后，肢体周径及皮下组织性质明显改善

# 参考文献


[1] リンパ浮腫診療ガイドライン作成委員会編. “総論”. リンパ浮腫診療ガイドライン 2008 年度版. 東京，金原出版，2009，1-6.

[2] 山本哲也ほか. “下肢浮腫で依頼された時のポイント”. 心エコーベッドサイド検査. Medical Technology 別冊. 東京，医歯薬出版，2015，92-101.（超音波エキスパート 16）.

[3] 小川佳宏. “リンパ浮腫”. 超音波検査テクニックマスター：腹部・下肢編. Vascular Lab 増刊. 大阪，メディカ出版，2013，250-8.

[4] 山本哲也 “下肢動脈エコー”. めざせ！血管エコー職人. 東京，中外医学社，2013. 150-92.

[5] 松尾汎ほか. 超音波による深部静脈血栓症・下肢静脈瘤の標準的評価法. 日本超音波医学会. 2017. http://www.jsum.or.jp/committee/diagnostic/pdf/deep_vein_thrombosis.pdf（2018 年 3 月閲覧）

[6] 日本リンパ浮腫学会ホームページ. http://www.js-lymphedema.org/?page_id=848（2018 年 3 月閲覧）

[7] 松尾汎. “浮腫の診療：概論”. むくみの診かた. 東京，文光堂，2010，1-9.

# 第 4 章

# 超声报告的写作策略

# 理想的超声报告

## 何谓超声报告

超声报告是总结和传达检查者通过检查所获得的信息的文件。超声报告作为检查的最后环节，需将“针对检查要求的超声所见”及“针对检查所见的总结”等最为关键的内容用简洁的语言表达出来[1]。即使超声检查再细致入微、再完美无缺，若无法将得到的信息准确无误地传达，辛苦进行的检查将成为徒劳。此外，若超声报告传达了错误信息，倒不如不进行该项检查。

## 理想的超声报告

理想的超声报告为能使疾病的整体情况一目了然，并用简洁的语言记录“申请医生所需的信息”及“检查者想传达的信息”。此外，理想的影像根据各医疗机构及其临床科室的实际情况有所不同。应查看平时超声报告的内容、文本、图表及插图，确认其是否符合医生心中理想的超声报告的标准。

## 高水平超声报告的写作技巧

申请检查的主治医生在报告内容的基础上对疾病进行诊断，制订治疗方案，并决定是否进行其他检查。超声报告能为下一步治疗提供重要依据。超声报告不仅要包括重要的超声影像的描述、测量值、对病变的诊断及严重程度的评估，还要记录有关治疗方法的内容及针对治疗效果的解析等含金量高的信息。若能做到以上几点，就可以称为高水平的超声报告。

## 我院超声报告系统的特点

我院使用的超声报告系统是“CardioAgent™ Pro”。此系统的特点是可根据需要自由变更报告的格式，并可参考其他的影像诊断结果及既往的数据。在血管领域，首先分为动脉系统及静脉系统，并根据部位再细分为颈部、上肢、腹部及下肢。此系统最大特点是“超声所见”一栏无固定格式，而留有空白。这些空白提供了检查者根据自身能力自由发挥的空间[2]（图 4.1）。

**末梢血管（静脈）超音波検査報告書**

| 検査日 | | | | 臨床診断 |
|---|---|---|---|---|
| 患者ID | | 依頼科 | | |
| かな | | 外来・病棟 | | |
| 患者氏名 | | 依頼医 | | |
| 生年月日 | | 年齢 | | |

臨床経過/検査目的

エコー所見

診断医コメント

実施者　ダブルチェック　承認医　承認日

**末梢血管（静脈）超音波検査報告書**

| 検査日 | | | | 臨床診断 |
|---|---|---|---|---|
| 患者ID | | 依頼科 | | 高血圧症、深部静脈血栓症。 |
| かな | | 外来・病棟 | | |
| 患者氏名 | | 依頼医 | | |
| 生年月日 | | 年齢 | | |

臨床経過/検査目的
IVCフィルター後右下肢DVT.

エコー所見
【所見】
▼IVCフィルター
・フィルター部に血流あり。
・血栓は検出されません。

▼右下肢
・外腸骨静脈から浅大腿静脈にかけて血栓が残存しています。
外腸骨静脈から総大腿静脈に血流の再開通が見られます。
浅大腿静脈に血流信号検出されず、ほぼ閉塞しています。
側副血行路の発達があります。
・膝窩静脈、前脛骨静脈、後脛骨静脈、腓骨静脈、筋肉枝には血栓検出されません。

▽左下肢
・見える範囲で深部静脈に明らかな血栓は検出されません。

【計測値】
(Rt) CIV 血栓(-) 血流信号(+)
EIV 血栓(+) 血流信号(+)
CFV 血栓(+) 血流信号(+) 血管径11.7×11.6mm
SFV 血栓(+) 血流信号(-) 血管径10.7×11.9mm
PV 血栓(-) 血流信号(+) 血管径 6.9×10.1mm
PTV 血栓(-) PEV 血栓(-)
腓腹静脈 血栓(-)　ヒラメ静脈 血栓(-)

(Lt) CIV 血栓(-) 血流信号(+)
EIV 血栓(-) 血流信号(+)
CFV 血栓(-) 血流信号(+) 血管径12.4×11.7mm
SFV 血栓(-) 血流信号(+) 血管径11.6×10.6mm
PV 血栓(-) 血流信号(+) 血管径 7.0× 8.5mm
PTV 血栓(-) PEV 血栓(-)
腓腹静脈 血栓(-)　ヒラメ静脈 血栓(-)

【血管名略語一覧】
CIV：総腸骨静脈　IIV：内腸骨静脈
EIV：外腸骨静脈　CFV：（総）大腿静脈
SFV：（浅）大腿静脈　PV：膝窩静脈
ATV：前脛骨静脈　PTV：後脛骨静脈
PEV：腓骨静脈



診断医コメント

実施者 山本 智也　ダブルチェック 山本 智也　承認医　承認日

**末梢血管（静脈）超音波検査報告書**

| 検査日 | | | | 臨床診断 |
|---|---|---|---|---|
| 患者ID | | 依頼科 | | 下肢静脈瘤。 |
| かな | | 外来・病棟 | | |
| 患者氏名 | | 依頼医 | | |
| 生年月日 | | 年齢 | | |

臨床経過/検査目的
術前検査。

エコー所見
【所見】
▽右下肢
・大伏在静脈の下腿下部で軽度逆流しています。静脈の拡大なし。
鼠径部から下腿上部に拡大、逆流ありません。
・小伏在静脈の拡大、逆流ありません。

▼左下肢：大伏在静脈由来のVarixと考えられます。
・大伏在静脈は鼠径部から下腿部まで拡大し、逆流しています。
・下腿部では後弓状静脈が屈曲蛇行し瘤状に観察されます。
・足部上方に不全穿通枝二ヶ所確認され、静脈瘤と交通しています。
・小伏在静脈の拡大、逆流ありません。

▽表在静脈、深部静脈に明らかな血栓は検出されません。
但し、下腿深部静脈は著明にうっ滞しています。ヒラメ静脈径16mm

【計測値】
(FV) Rt径 14 mm 逆流(-) 血栓(-)
(GSV(合流部)) Rt径 3 mm 逆流(-) 血栓(-)
(GSV(大腿部)) Rt径 3 mm 逆流(-) 血栓(-)
(GSV(下腿部)) Rt径 3 mm 逆流(+) 血栓(-)
(SSV(合流部)) Rt径 3 mm 逆流(-) 血栓(-)
(SSV(末梢部)) Rt径 2 mm 逆流(-) 血栓(-)

(FV) Lt径 15 mm 逆流(-) 血栓(-)
(GSV(合流部)) Lt径 8 mm 逆流(+) 血栓(-)
(GSV(大腿部)) Lt径 7 mm 逆流(+) 血栓(-)
(GSV(下腿部)) Lt径 6 mm 逆流(+) 血栓(-)
(SSV(合流部)) Lt径 3 mm 逆流(-) 血栓(-)
(SSV(末梢部)) Lt径 2 mm 逆流(-) 血栓(-)
(穿通枝P1) Lt径 4 mm 逆流(+)
(穿通枝P2) Lt径 6 mm 逆流(+)

【血管名略語一覧】
GSV：大伏在静脈　SSV：小伏在静脈
FV：大腿静脈



診断医コメント

実施者 山本 智也　ダブルチェック 山本 智也　承認医　承認日

图4.1　我院的超声报告

# 超声报告的写作

## 超声报告记录的项目及内容

超声报告的内容主要由检查者记录的“超声所见”及诊断医生记录的“超声诊断”两部分组成。“所见”栏中主要记录检查过程中观察到的重要影像内容、测量值、图表及代表性图像。此外，最好根据需要记录检查时的具体情况、检查时的体位及肢体位置、画质等内容[3]。

### 检查时的具体情况

如果由于某种原因（如避开手术切口、导管的插入部位、外伤部位进行了检查，或者因患者一般状态较差，中途不得不停止检查等）无法进行完整的检查时，应详细记录检查时的具体情况。

### 检查时的体位及肢体位置

如因体位及肢体位置不同而得到的影像不同时，应予以注明，特别是在进行静脉检查时。比如，卧位下进行静脉超声检查时，较坐位静脉管径相对细，不易识别小腿深静脉，容易漏诊血栓。此外，卧位时看似血栓阻塞静脉管腔，但换到坐位时可能为漂浮性血栓。若存在骨折等病变，改变肢体位置比较困难时，经常无法进行充分检查（图 4.2）。

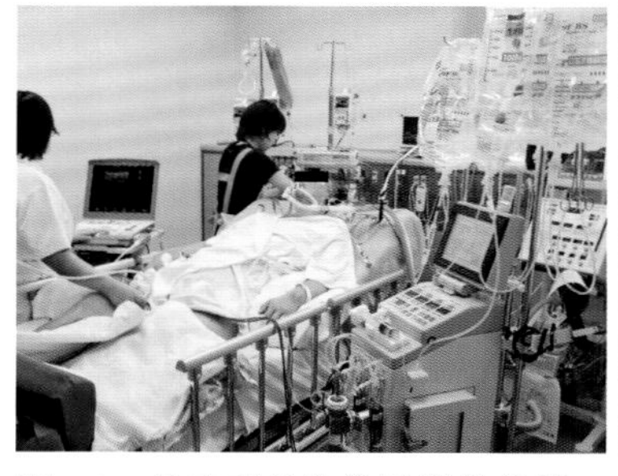
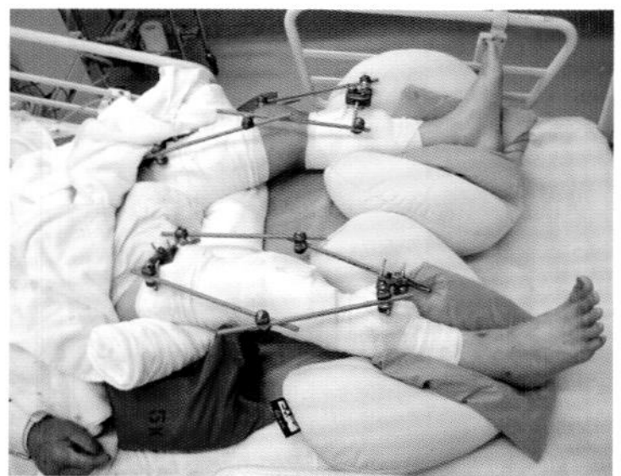
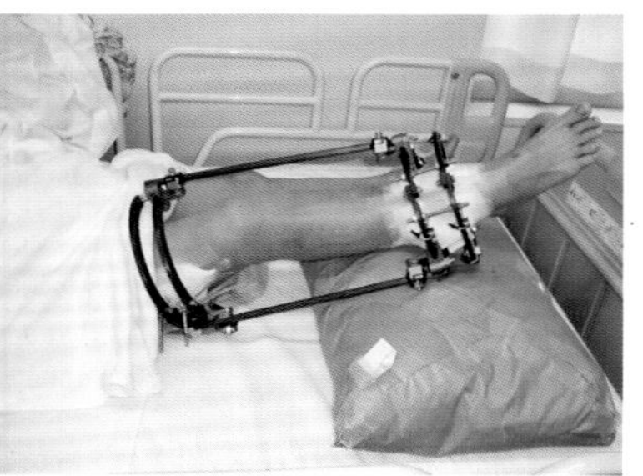

图4.2　检查时的体位及肢体位置
经常存在卧床静息体位及变换肢体位置比较困难的情况。无法进行充分检查时，应在报告中予以注明

我院将“体位变换困难，在卧床的静息状态下进行检查”“因保持坐位困难，卧位下进行检查”“因改变肢体位置困难，小腿段评估不充分”等制作成了模板，可根据需要进行添加。

### 画质

一般来讲，申请检查的主治医生不太了解报告内容的可靠性。画质的清晰程度表明对影像描述的可靠性，所以成为反映报告可靠性的珍贵的判断材料。画质清晰时无需特殊记录，但出现画质不清晰的情况时，应注明其原因。

在我院，“画质不清晰”提示“评估不充分”，“画质极不清晰”提示“评估困难，参考影像描述”。此外，明确记录画质不良的原因，会成为主治医生申请复查时的参考理由。比如，术后早期画质不清晰时，可数日后进行复查；受消化道胀气影响时，可限制其饮食；重度肥胖及超声波穿透不良时，有必要申请其他影像学检查（表 4.1）。

表 4.1　画质不清晰的原因及其应对策略

| 画质不清晰的原因 | | 临床应对策略 |
|---|---|---|
| 术后早期画质不清晰 | ➡ | 数日后申请复查 |
| 消化道胀气的影响 | ➡ | 限制饮食 |
| 重度肥胖及超声波穿透性差 | ➡ | 申请其他影像学检查 |

◦画质不清晰 ➡ 评估不充分　　◦画质极不清晰 ➡ 评估困难、参考影像描述

### 超声断层成像

即使是正常情况，也应记录每个部位的血管腔内情况、血管壁性质及血管周围的信息。叙述病变情况及其诊断标准，我院目前遵循日本超声医学会公示的各类评估法及标准术语。如果这些无法明确表达，则使用检查者自己的语言来描述。当无法判定正常或异常时，应予以注明。

### 血流信息

记录下用彩色多普勒观察到的血流信息。当在应有血流的部位未检测到血流时（闭塞），当在不应存在血流的部位检测到血流时（假性动脉瘤、渗漏等），当血流方向异常时（反流），当检测到马赛克样血流时（狭窄或动静脉瘘），须在报告中明确记录。此外，血流信息也是反映血管状态是否正常的重要指标。

### 测量值

不管测量值是否存在异常，每个血管应记录相应数值。若未能进行测量，应详细注明其原因。测量值是判断血管病变严重程度和治疗效果时的客观指标。静脉血管应根据需要测量血管管径及反流时间等。书写报告时，若检查在不同于常规的检查体位及肢位下进行，应予以注明。

## 超声报告的书写要点

### 掌握申请报告的目的

书写超声报告前，应获得患者的基本信息，并明确检查目的。当无法明确检查目的时，应直接联系主治医生，并确认检查目的。检查者绝对不能自行判断，并选择性进行检查。若

不能明确检查目的，就无法向申请医生提供充分、有用的信息。

## 强调只能通过超声检查获得的信息

超声检查的优势是，可以实时获得动态信息及血流信息（有无血流信号、血流方向及血流速度），并可简便地观察到病变处的形态及性质（图 4.3）。因这些信息优于其他影像学检查，所以报告中应重点强调。

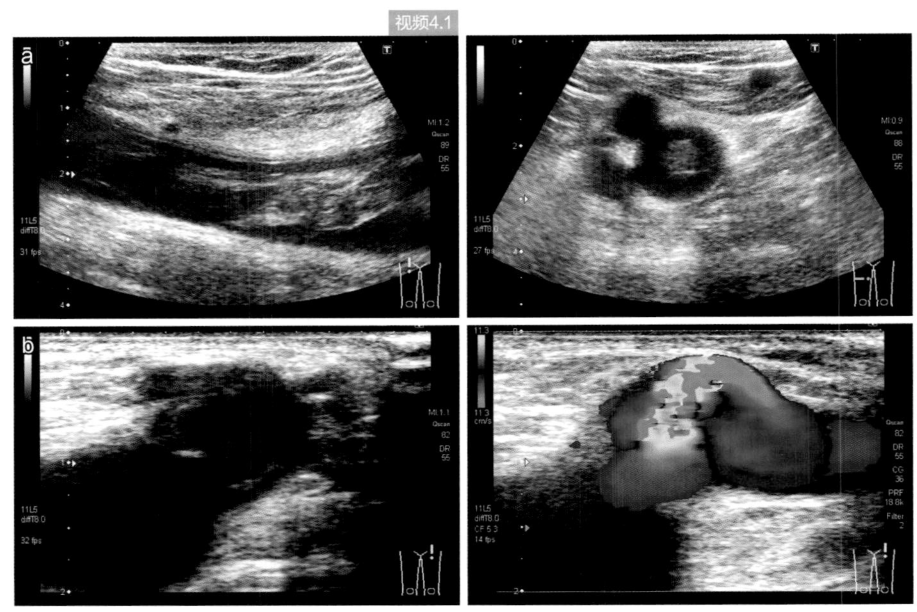


图4.3　应强调的超声影像

a. 股静脉见杆状血栓影像，且见血栓未完全固定于血管壁，存在活动性。b. 大隐静脉与股静脉汇合处的静脉窦扩张，出现伴有瓣膜肥厚及短缩的关闭不全，彩色多普勒检查出持续时间较长的有意义的反流

## 记录与上一次检查的对比结果

进行随访检查时，最好加上与上一次检查进行对比的结果。比如进行 DVT 随访时，若将“较上一次增大”或者“与上一次相比无明显改变”等内容写进报告中，会对临床诊疗工作有很大帮助（图 4.4）。

## 以双屏画面记录图像（图4.5）

一般来讲，即使记录的是动态影像，在报告中也只是显示为静态图像。双屏（DUAL 图像）显示，可将动态影像以静态图像的方式传达给临床医生。DVT 检查中将压迫时与未压迫时的影像、静脉曲张检查中将挤压肢体前后的彩色多普勒影像均以双屏格式显示于同一幅图像中。此外，在进行左右对比时其优势更加明显。进行左右对比时，双侧应在同一条件、同一部位进行检查。

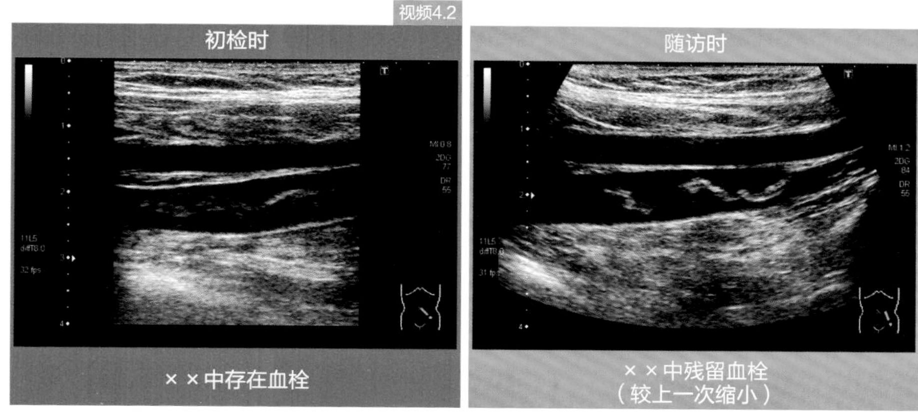


图4.4　记录与上一次检查的对比结果

随访时，稍微改变措辞，即可表达出血栓在上次检查时已经存在的信息。并通过记录与上一次检查结果的对比，反映其治疗效果

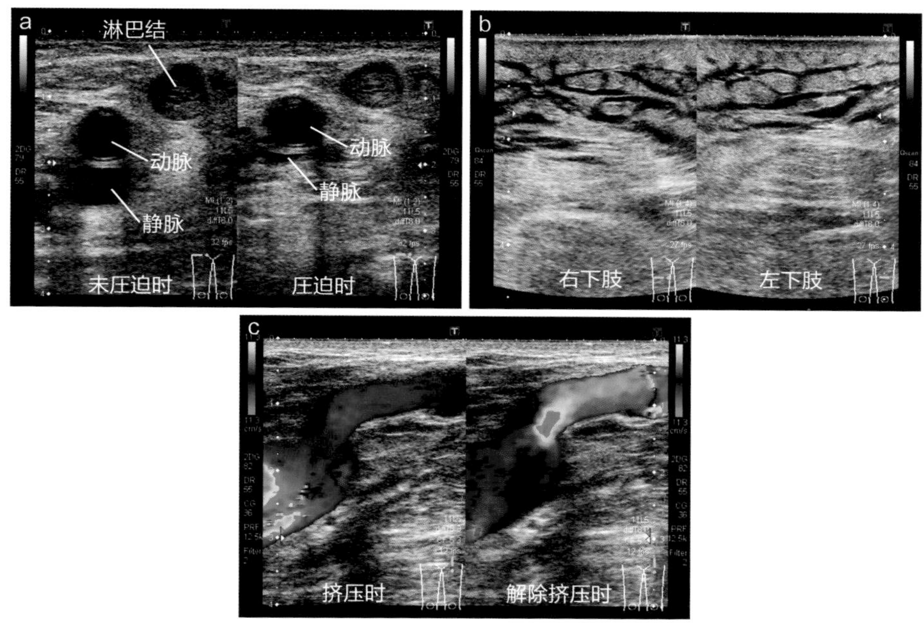


图4.5　以双屏画面记录图像

a. 以压迫法确认血栓，记录未压迫及压迫时的图像。b. 确认皮下组织的性质，双侧应在同一部位、同一比例下检查。c. 确认瓣膜反流，记录挤压肢体及解除挤压状态时的图像

## 多使用图表

相较于其他影像检查，超声检查存在难以捕捉整体影像的缺点。为弥补此缺点，有必要使用使整体影像一目了然的图表记录。图表记录不是用来反映局部病变，而是将局部病变作为整体的一部分来进行表述。

## 缩短记录时间

一般情况下，较其他超声检查，血管超声检查要耗费更长时间。所以不应在书写超声报告上耗费时间。已配备电子报告系统的医疗机构，应多使用复制、粘贴，将典型疾病的超声所见及各种图表制作成模板，可使记录更加简便，缩短记录时间（图 4.6）。

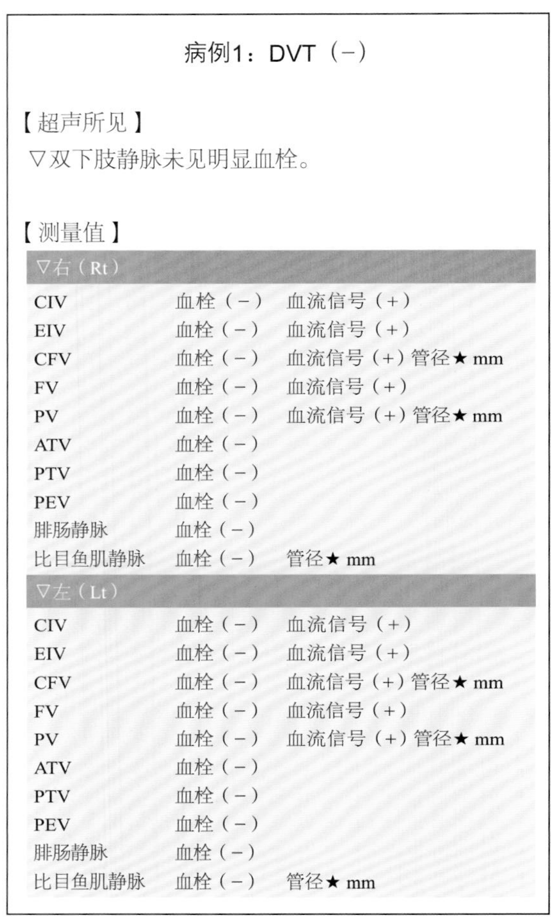

病例1：DVT（-）

【超声所见】

▽双下肢静脉未见明显血栓。

【测量值】

| ▽右（Rt） | | |
|---|---|---|
| CIV | 血栓（-） | 血流信号（+） |
| EIV | 血栓（-） | 血流信号（+） |
| CFV | 血栓（-） | 血流信号（+）管径★ mm |
| FV | 血栓（-） | 血流信号（+） |
| PV | 血栓（-） | 血流信号（+）管径★ mm |
| ATV | 血栓（-） | |
| PTV | 血栓（-） | |
| PEV | 血栓（-） | |
| 腓肠静脉 | 血栓（-） | |
| 比目鱼肌静脉 | 血栓（-） | 管径★ mm |
| ▽左（Lt） | | |
| CIV | 血栓（-） | 血流信号（+） |
| EIV | 血栓（-） | 血流信号（+） |
| CFV | 血栓（-） | 血流信号（+）管径★ mm |
| FV | 血栓（-） | 血流信号（+） |
| PV | 血栓（-） | 血流信号（+）管径★ mm |
| ATV | 血栓（-） | |
| PTV | 血栓（-） | |
| PEV | 血栓（-） | |
| 腓肠静脉 | 血栓（-） | |
| 比目鱼肌静脉 | 血栓（-） | 管径★ mm |

图4.6　缩短记录时间

图中所示为DVT及静脉曲张的模板，每个病例只需进行少许修改，在★处添加数值，即可在几分钟内完成书写

### 病例2：DVT Rt比目鱼肌静脉血栓

【超声所见】

▼右下肢

- 比目鱼肌静脉的内侧支及外侧支可见血栓。
  血栓近心端未见活动性。
  血栓呈杆状、均匀的中等回声。
  可见血流信号，血栓未完全堵塞管腔。
  血栓未进展至腓静脉。
- 余处深静脉未检查出明显血栓。

▽左下肢

- 深静脉未检查出明显血栓。

【测量值】

| ▽右（Rt） | | |
|---|---|---|
| CIV | 血栓（－） | 血流信号（＋） |
| EIV | 血栓（－） | 血流信号（＋） |
| CFV | 血栓（－） | 血流信号（＋）管径★ mm |
| FV | 血栓（－） | 血流信号（＋） |
| PV | 血栓（－） | 血流信号（＋）管径★ mm |
| ATV | 血栓（－） | |
| PTV | 血栓（－） | |
| PEV | 血栓（－） | |
| 腓肠静脉 | 血栓（－） | |
| 比目鱼肌静脉 | 血栓（＋） | 管径★ mm |
| ▽左（Lt） | | |
| CIV | 血栓（－） | 血流信号（＋） |
| EIV | 血栓（－） | 血流信号（＋） |
| CFV | 血栓（－） | 血流信号（＋）管径★ mm |
| FV | 血栓（－） | 血流信号（＋） |
| PV | 血栓（－） | 血流信号（＋）管径★ mm |
| ATV | 血栓（－） | |
| PTV | 血栓（－） | |
| PEV | 血栓（－） | |
| 腓肠静脉 | 血栓（－） | |
| 比目鱼肌静脉 | 血栓（－） | 管径★ mm |

### 病例3：DVT Lt 髂总静脉血栓

【超声所见】

▽右下肢

- 深静脉未检查出明显血栓。

▼左下肢

- 髂总静脉至小腿深静脉形成血栓。
  血栓呈均匀低回声。
  血管管径较对侧扩张，管腔内充满血栓。
  未见血流信号，血栓完全堵塞管腔。
- 血栓进展至大隐静脉。
- 血栓未进展至下腔静脉。

【测量值】

| ▽右（Rt） | | |
|---|---|---|
| CIV | 血栓（－） | 血流信号（＋） |
| EIV | 血栓（－） | 血流信号（＋） |
| CFV | 血栓（－） | 血流信号（＋）管径★ mm |
| FV | 血栓（－） | 血流信号（＋） |
| PV | 血栓（－） | 血流信号（＋）管径★ mm |
| ATV | 血栓（－） | |
| PTV | 血栓（－） | |
| PEV | 血栓（－） | |
| 腓肠静脉 | 血栓（－） | |
| 比目鱼肌静脉 | 血栓（－） | 管径★ mm |
| ▽左（Lt） | | |
| CIV | 血栓（＋） | 血流信号（－） |
| EIV | 血栓（＋） | 血流信号（－） |
| CFV | 血栓（＋） | 血流信号（－）管径★ mm |
| FV | 血栓（＋） | 血流信号（－） |
| PV | 血栓（＋） | 血流信号（－）管径★ mm |
| ATV | 血栓（＋） | |
| PTV | 血栓（＋） | |
| PEV | 血栓（＋） | |
| 腓肠静脉 | 血栓（＋） | |
| 比目鱼肌静脉 | 血栓（＋） | 管径★ mm |

图4.6（续）　缩短记录时间

病例4：双下肢GSV静脉曲张

【超声所见】

▼右下肢：考虑大隐静脉的静脉曲张。

- 见腹股沟至小腿段大隐静脉扩张，并存在反流。
- 见小腿段前弓静脉及后弓静脉迂曲扩张。
- 大隐静脉通过侧支与小隐静脉相交通，并见侧支静脉曲张。
- 小隐静脉未见扩张及反流。

▼左下肢：考虑大隐静脉的静脉曲张。

- 见腹股沟至小腿段大隐静脉扩张，并存在反流。
- 见小腿段前弓静脉及后弓静脉迂曲扩张。
- 大隐静脉通过侧支与小隐静脉相交通，并见侧支静脉曲张。
- 小隐静脉未见扩张及反流。

▽双下肢深、浅静脉均未检出血栓。

【测量值】

| 右（Rt） | 管径（mm） | 有意义反流 | 血栓 |
|---|---|---|---|
| FV | ★ | − | − |
| GSV（汇合处） | ★ | + | − |
| GSV（大腿段） | ★ | + | − |
| GSV（小腿段） | ★ | − | − |
| SSV（汇合处） | ★ | − | − |
| SSV（远心端） | ★ | − | − |
| 左（Lt） | 管径（mm） | 有意义反流 | 血栓 |
| FV | ★ | | |
| GSV（汇合处） | ★ | + | − |
| GSV（大腿段） | ★ | + | − |
| GSV（小腿段） | ★ | + | − |
| SSV（汇合处） | ★ | − | − |
| SSV（远心端） | ★ | − | − |

病例5：右下肢SSV静脉曲张

【超声所见】

▼右下肢：考虑小隐静脉的静脉曲张。

- 见小隐静脉于腘窝汇入处扩张，并存在反流。
- 小隐静脉至小腿中段附近存在反流。
- 大隐静脉未见有意义的反流及扩张。
- 未检查出存在瓣膜功能不全的交通静脉。
- 深、浅静脉均未检出明显血栓。

▽左下肢

- 隐静脉未见扩张及反流。

【测量值】

| 右（Rt） | 管径（mm） | 有意义反流 | 血栓 |
|---|---|---|---|
| FV | ★ | − | − |
| GSV（汇合处） | ★ | − | − |
| GSV（大腿段） | ★ | − | − |
| GSV（小腿段） | ★ | − | − |
| SSV（汇合处） | ★ | + | − |
| SSV（远心端） | ★ | − | − |
| 左（Lt） | 管径（mm） | 有意义反流 | 血栓 |
| FV | ★ | − | − |
| GSV（汇合处） | ★ | − | − |
| GSV（大腿段） | ★ | − | − |
| GSV（小腿段） | ★ | − | − |
| SSV（汇合处） | ★ | − | − |
| SSV（远心端） | ★ | − | − |

图4.6（续） 缩短记录时间

## 书写超声报告的注意事项

### 检查后第一时间记录

为不遗漏检查中所获得的任何信息，应在检查完成后第一时间书写报告。此外，为应对复杂多变的情况，可以通过提前准备简单的备忘录，边检查边记录以防遗漏。

**要点提示**

**应该记录的图像**

因为所记录的图像在日后能成为重要的证据，所以无论是否存在病变都应保存。在 DVT 检查中至少要记录下腔静脉及髂总静脉区域的彩色多普勒影像、腹股沟、大腿段、腘窝及小腿段的未压迫及压迫时的 B 超双屏图像；静脉曲张检查中至少要记录大隐静脉的 SFJ、大腿段、小腿段、小隐静脉的 SPJ 及小腿段的挤压远端肢体前后的彩色多普勒图像。存在病变时，应追加记录可以证明其诊断的纵断面及横断面的 B 超及彩色多普勒影像。此外，有些病变须记录血流波形。

当画面不清晰时，有些检查者有意不进行记录。但无法清楚观察到的部位往往隐含着重要信息。所以医疗机构所规定的必须图像，即使是画质不清晰也要进行记录。

**要点提示**

**“所扫描范围内，……”**

超声报告中所用的文字越少越易读、易懂。比如，“未见血栓”比“所扫描范围内，未检出明显血栓”更容易理解，诊断时更有说服力。对自己检查的准确性有 100% 的信心时可以用前者表达。但哪怕有一点点的不确定性时，也不必勉强。有些措辞可能给临床医生带来困惑，但表达自己不确定性的勇气比起纸面上的完美更加重要。要时刻记住，检查不是为了医生，而是为了患者！

## 注意表达方式

应再三确认平时习惯的表达方式。比如在下肢静脉超声报告中若记录成“未见血栓”则意味着“没有血栓”，可完全排除 DVT。然而，记录成“未检出血栓”则意味着“超声检查未检查出血栓”,但仍存在通过其他检查检出血栓的可能性。所以有必要根据具体情况区别使用。此外，对血栓进行随访时，“×× 中残留血栓”要比“×× 中存在血栓”更加合理（图 4.4）。

## 避免书写错误

经验非常丰富的检查者，即使检查得非常精确，在报告中也有可能出现书写错误。所以，应提前采取一些预防措施。在我院，会再次核对记录内容与所记录的图像是否一致。“左”与“右”的一字之差，看起来似乎是很小的错误，但会带来一系列严重的后果。

**要点提示**

**不混淆左右的方法**

在我院记录左右的超声影像时，无论是否存在异常，一定以从右到左的顺序来进行记录。此外，因“右”“左”为形近字，所以可以使用“Rt”“Lt”来记录。另外，存在异常一侧的句首添加“▼”，正常一侧的句首添加“▽”，可以进一步进行区分。

## 避免使用缩写

同样的缩写不同临床科室对其有不同的理解。比如“PV”可代表 popliteal vein（腘静脉）、peripheral vein（周围静脉）、perforating vein（交通静脉）、pulmonary vein（肺静脉）、pulmonary valve（肺动脉瓣）、portal vein（门静脉）、peak velocity（峰值速度）等多种含义，容易混淆。所以使用缩写时，应添加其注解（表 4.2）。

表 4.2 血管名称缩写一览

| | |
|---|---|
| · CIV：髂总静脉 | |
| · IIV：髂内静脉 | · EIV：髂外静脉 |
| · FV：股静脉 | · PV：腘静脉 |
| · ATV：胫前静脉 | · PTV：胫后静脉 |
| · PEV：腓静脉 | |
| · GSV：大隐静脉 | · SSV：小隐静脉 |

### 陷　阱

**经常犯的错误**

错别字在手写报告中不易出现，在电子报告系统中却经常出现。导致这些错别字出现的原因多为打字错误，很多时候只有仔细审核才能发现。以下是易出现错别字的几组单词。

抹消→末梢、肠间→肠管、著名→注明、颈骨→胫骨、侧腹→侧副、右→左、动脉→静脉、分枝→分支。

### 要点提示

**应统一表示血管位置的术语**

有很多相似的表示血管位置的术语，如近端与近心端，基底与起始段，中段、中心段与中间，远端与远心端等。所以应充分理解术语含义，并区别使用。

### 要点提示

**下肢水肿**

以下肢水肿为主诉的病例，除 DVT 及静脉曲张超声所见之外，若能明确水肿的范围，就会对早期诊断及治疗有很大帮助。此外，通过描述皮下组织的性质，可以判断是否能够获得良好的治疗效果；通过描述皮下水肿的最大皮下厚度，可以判断治疗效果。除从超声影像中得到的信息外，检查时获得的体征记录也能成为诊断水肿的有用信息。

## 参考文献

[1] 山本哲也ほか. 表在静脈エコーの撮り方と報告書の記入. 心エコー. 6，2005，920-34.

[2] 山本哲也. “かゆいところに手が届く検査レポートテクニック”. 血管エコー達人養成講座. 大阪，メディカ出版，2009，62-70.

[3] 松村誠. わかりやすいレポートの書き方入門. 診断につながる血管検査の基本テクニック. Vascular Lab 增刊. 8，2011，122-30.

# 第 5 章

# 一起来实践吧！典型病例合集

学习书本上的知识及技术后应切身体验很多真实病例。本章记录了一些典型病例。这本书上的影像是在教科书上绝对见不到的，所以浏览影像时，希望站在检查者的角度思考，并书写报告。相信以下 10 个病例，能显著提高检查者的实力。

一起来实践吧！

典型病例

| | |
|---|---|
| 深静脉血栓 | （病例 1 ～ 4） |
| 静脉曲张 | （病例 5 ～ 6） |
| 血栓性静脉炎 | （病例 7） |
| 水肿 | （病例 8 ～ 9） |
| 其他 | （病例 10） |

※ 若静态图像无法进行诊断，请参考视频

# 病例1

视频5.1

【患者】
男性，75岁。

【临床诊断】
右髋关节脱位。

【病史/检查目的】
右髋关节术后，右下肢肿胀。
D−二聚体升高。
怀疑DVT。

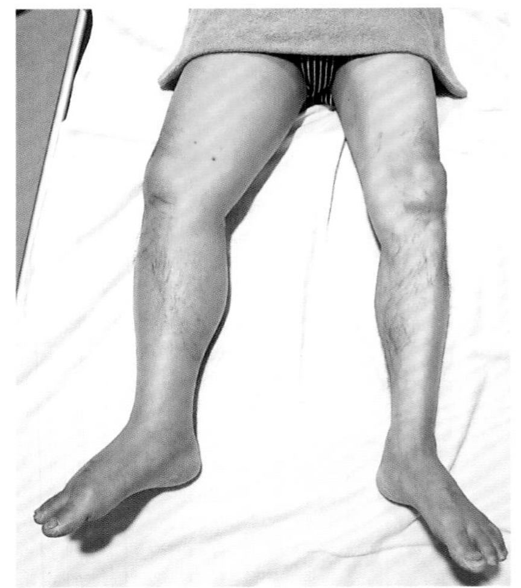

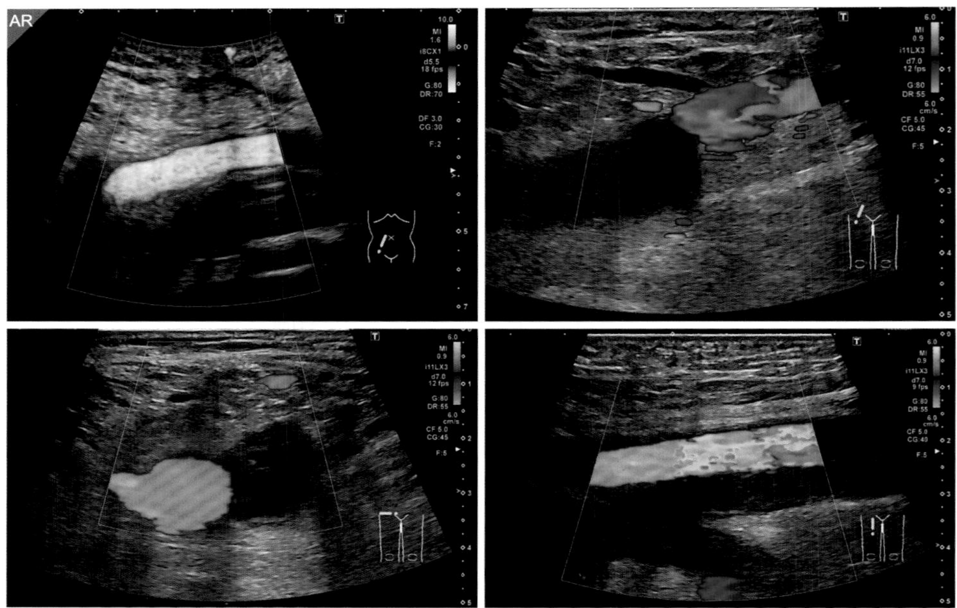

整个右下肢出现红肿，怀疑髂静脉区域出现血栓闭塞。检查肿胀部位即可判断其是否由血栓引起。存在血栓时静脉扩张，管腔内充满血栓，无法检测出血流信号

| 检查日期：＊＊＊ | 年龄：75 岁　性别：男 | 临床诊断： |
|---|---|---|
| 患者 ID：＊＊＊ | 申请科室：心血管外科 | 右髋关节脱位 |
| 姓名：＊＊＊ | 门诊/病房：门诊 | 检查目的： |
| 出生日期：＊＊＊ | 申请医生：＊＊＊ | 右髋关节术后，右下肢肿胀、D-二聚体升高、怀疑DVT |

【超声所见】

▽下腔静脉

- 未检查出明显血栓影像。

▼右（Rt）下肢：明显红肿

- 髂外静脉至小腿深静脉存在血栓。
  血栓呈均匀低回声，无活动型。
  管腔内充满血栓，管腔内未见血流信号，管腔完全闭塞。
- 血栓未进展至浅静脉。
- 因超声波穿透性差，髂总静脉显示不清。

▽左（Lt）下肢

- 深静脉未检查出明显血栓影像。

【详细情况】（-）：未检查

| 评估 | 右（Rt） | 左（Lt） |
|---|---|---|
| 下腔静脉 | 无 | |
| 髂总静脉 | – | – |
| 髂外静脉 | 有（完全闭塞） | 无 |
| 股静脉 | 有（完全闭塞） | 无 |
| 腘静脉 | 有（完全闭塞） | 无 |
| 胫后静脉 | 有（完全闭塞） | 无 |
| 腓静脉 | 有（完全闭塞） | 无 |
| 胫前静脉 | 有（完全闭塞） | 无 |
| 比目鱼肌静脉 | 有（完全闭塞） | 无 |
| 腓肠静脉 | 无 | 无 |
| 大隐静脉 | 无 | 无 |
| 小隐静脉 | 无 | 无 |

【血管名称缩写一览表】

CIV：髂总静脉　IIV：髂内静脉　EIV：髂外静脉
ATV：胫前静脉　FV：股静脉　PV：腘静脉
GSV：大隐静脉　PTV：胫后静脉　PEV：腓静脉
SSV：小隐静脉

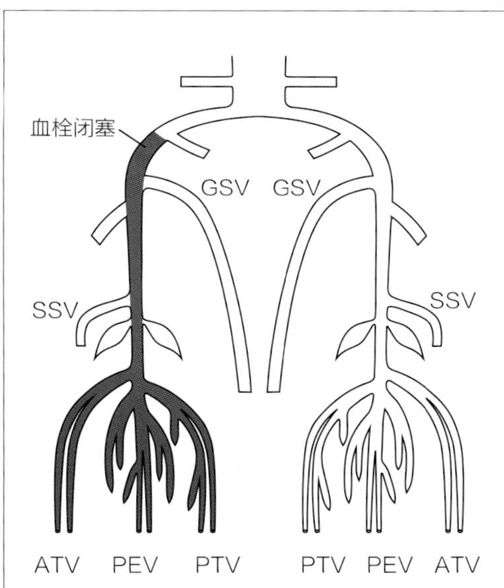


临床诊断

- 右下肢深静脉血栓　右髂静脉至小腿深静脉血栓闭塞

检查者：山本哲也　复核者：＊＊＊　审核医生：＊＊＊　审核日期：＊＊＊

# 病例2 视频5.2

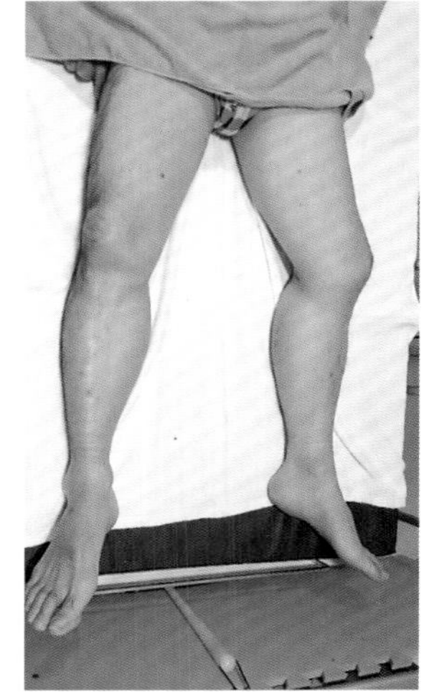

【患者】
男性，58岁。

【临床诊断】
肺栓塞。

【病史/检查目的】
肺栓塞术后。
详细复查DVT。

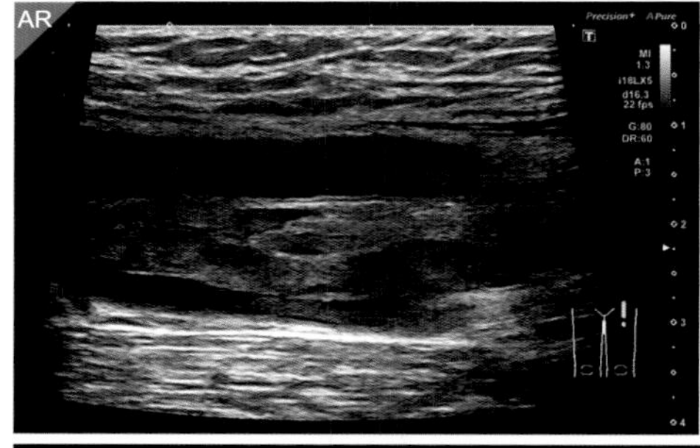


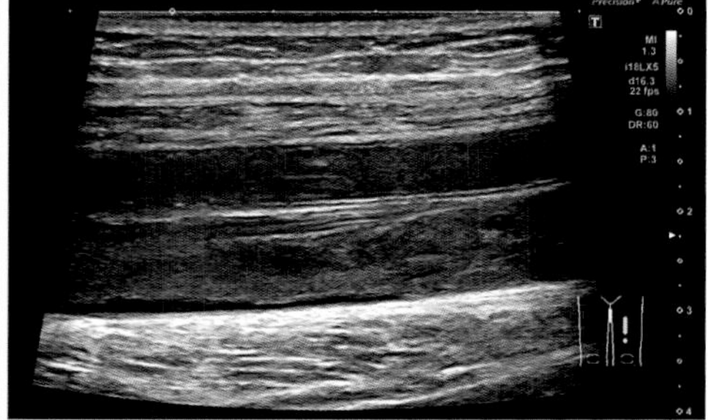

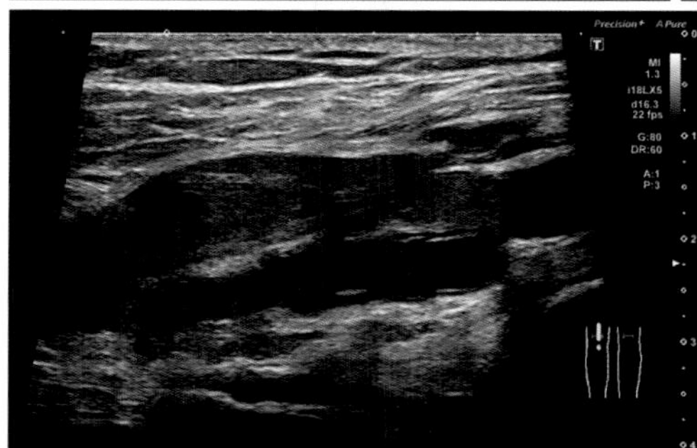

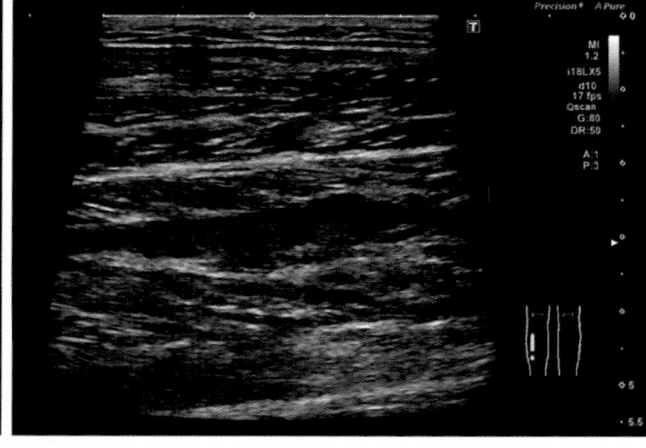

无下肢症状的肺栓塞患者，应留意残存血栓向近心端进展。应注意血栓近心端与血管壁固定是否牢靠。与血管壁贴合面积较小的漂浮血栓，应留意肺栓塞复发

| 检查日期：＊＊＊ | 年龄：58岁　性别：男 | 临床诊断： |
| --- | --- | --- |
| 患者ID：＊＊＊ | 申请科室：心血管外科 | 肺栓塞 |
| 姓名：＊＊＊ | 门诊/病房：A栋4楼病房 | 检查目的： |
| 出生日期：＊＊＊ | 申请医生：＊＊＊ | 肺栓塞术后、详细复查DVT |

【超声所见】

▽右（Rt）下肢

- 深静脉未检查出明显血栓影像。

▼左（Lt）下肢

- 股静脉至腘静脉检查出血栓。
  血栓近心端在SFJ附近。
  血栓近心端呈杆状、未固定于血管壁，漂浮于管腔内。
  深呼吸时其活动性未见明显增强。
  血栓呈均匀中等回声。
- 腘静脉远端部分节段未检查出血栓。
- 比目鱼肌静脉、腓静脉及胫后静脉存在附壁血栓。
- 余处深静脉未检查出血栓影像。

【详细情况】

| 评估 | 右（Rt） | 左（Lt） |
| --- | --- | --- |
| 下腔静脉 | 无 | |
| 髂总静脉 | 无 | 无 |
| 髂外静脉 | 无 | 无 |
| 股静脉 | 无 | 有（漂浮型） |
| 腘静脉 | 无 | 有（不全闭塞） |
| 胫后静脉 | 无 | 有 |
| 腓静脉 | 无 | 有 |
| 胫前静脉 | 无 | 无 |
| 比目鱼肌静脉 | 无 | 有 |
| 腓肠静脉 | 无 | 无 |
| 大隐静脉 | 无 | 无 |
| 小隐静脉 | 无 | 无 |

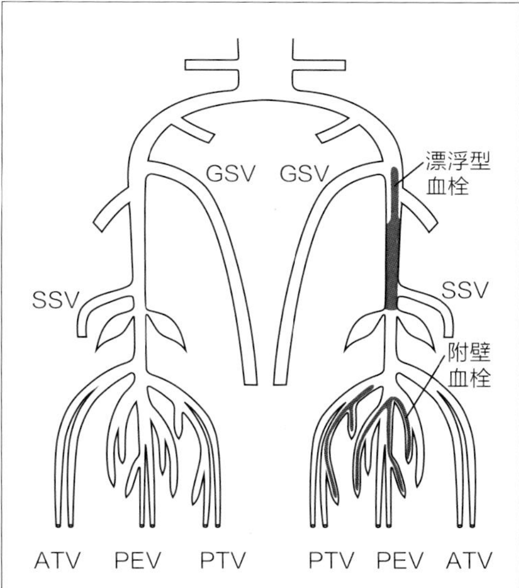


【血管名称缩写一览表】

CIV：髂总静脉　IIV：髂内静脉　EIV：髂外静脉
ATV：胫前静脉　FV：股静脉　PV：腘静脉
GSV：大隐静脉　PTV：胫后静脉　PEV：腓静脉
SSV：小隐静脉

临床诊断

- 左下肢深静脉血栓　股静脉至腘静脉漂浮型血栓、
  比目鱼肌静脉、腓静脉及胫后静脉附壁血栓

检查者：山本哲也　　复核者：＊＊＊　　审核医生：＊＊＊　　审核日期：＊＊＊

# 病例3 视频5.3

【患者】
女性，74岁。

【临床诊断】
疑似下肢深静脉血栓。

【病史/检查目的】
长期卧床。
怀疑下肢深静脉血栓。

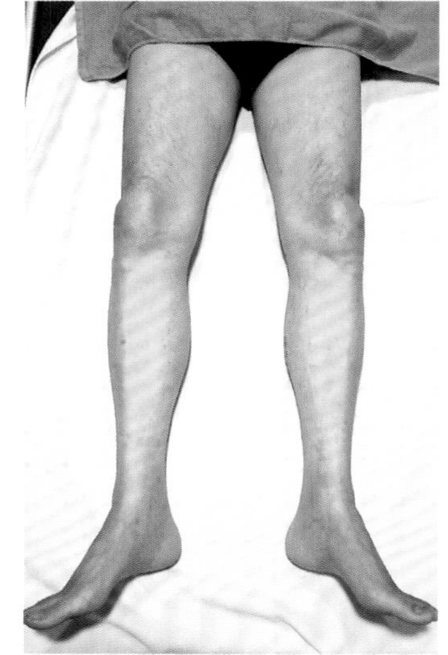

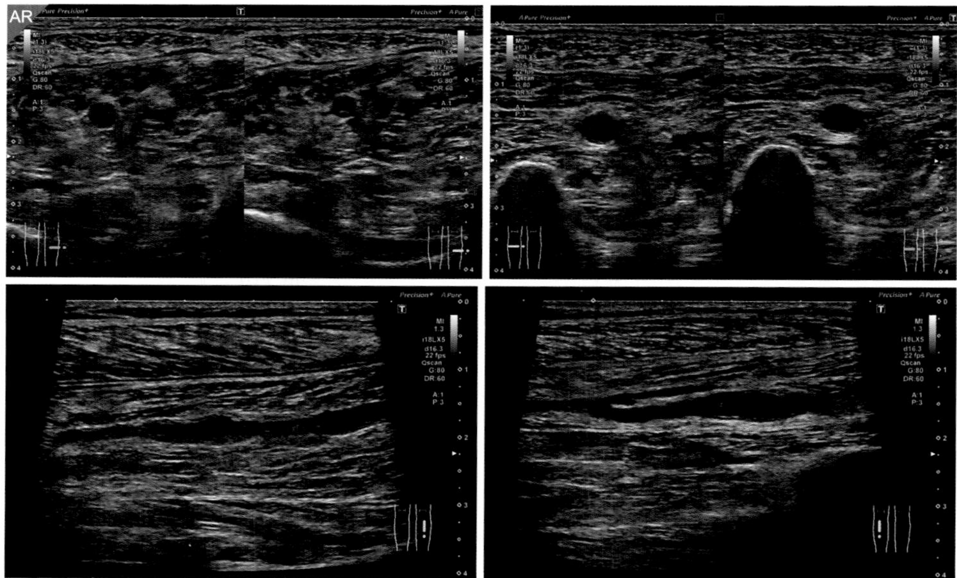

长期卧床的患者即使没有下肢症状也怀疑存在下肢局限性血栓。特别是那些变换体位及肢体位置困难的患者，患血栓的风险较高。检查时，应从直径粗的血管开始

| 检查日期：＊＊＊ | 年龄：74 岁 性别：女 | 临床诊断： |
| --- | --- | --- |
| 患者 ID：＊＊＊ | 申请科室：呼吸病中心 | 疑似下肢DVT |
| 姓名：＊＊＊ | 门诊/病房：病房 | 检查目的： |
| 出生日期：＊＊＊ | 申请医生：＊＊＊ | 长期卧床、怀疑下肢DVT |

【超声所见】

※卧床、静息状态下接受检查，变换体位及肢体位置困难。

▽下腔静脉

- 下腔静脉扩张，但未检查出明显血栓影像。

▼右（Rt）下肢

- 比目鱼肌静脉（中央支）的一部分存在血栓。无活动性。血栓呈均匀低回声，部分节段可见流动回声。
- 余处深静脉未检查出血栓影像。

▼左（Lt）下肢

- 比目鱼肌静脉（中央支）的一部分存在血栓。无活动性。血栓呈均匀低回声，部分节段可见流动回声。
- 余处深静脉未检查出血栓影像。

【详细情况】

| 评估血栓 | 右（Rt） | 左（Lt） |
| --- | --- | --- |
| 下腔静脉 | 无 | |
| 髂总静脉 | 无 | 无 |
| 髂外静脉 | 无 | 无 |
| 股静脉 | 无 | 无 |
| 腘静脉 | 无 | 无 |
| 胫后静脉 | 无 | 无 |
| 腓静脉 | 无 | 无 |
| 胫前静脉 | 无 | 无 |
| 比目鱼肌静脉 | 有（不全闭塞） | 有（不全闭塞） |
| 腓肠静脉 | 无 | 无 |
| 大隐静脉 | 无 | 无 |
| 小隐静脉 | 无 | 无 |

【血管名称缩写一览表】

CIV：髂总静脉　IIV：髂内静脉　EIV：髂外静脉
ATV：胫前静脉　FV：股静脉　PV：腘静脉
GSV：大隐静脉　PTV：胫后静脉　PEV：腓静脉
SSV：小隐静脉

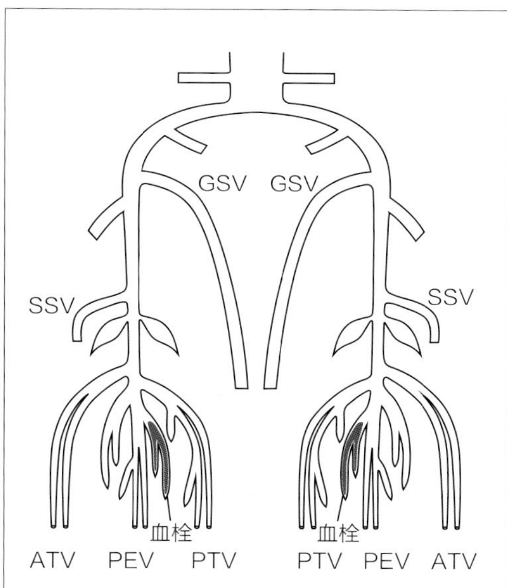


临床诊断

- 双下肢　小腿局限性深静脉血栓（比目鱼肌静脉中央支）

检查者：山本哲也　复核者：＊＊＊　审核医生：＊＊＊　审核日期：＊＊＊

# 病例4

视频5.4

【患者】
女性，57岁。

【临床诊断】
子宫癌、下肢深静脉血栓。

【病史/检查目的】
左下肢DVT既往史。
止血药服药史。
逐渐出现右下肢肿胀及疼痛。
浅静脉变得明显。
感到焦虑，来我院就诊。

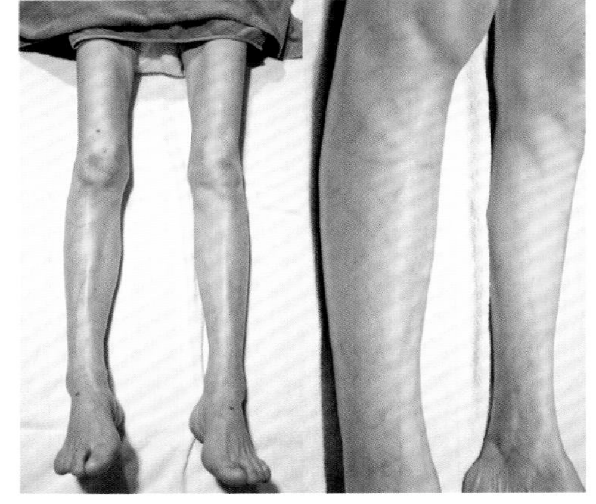

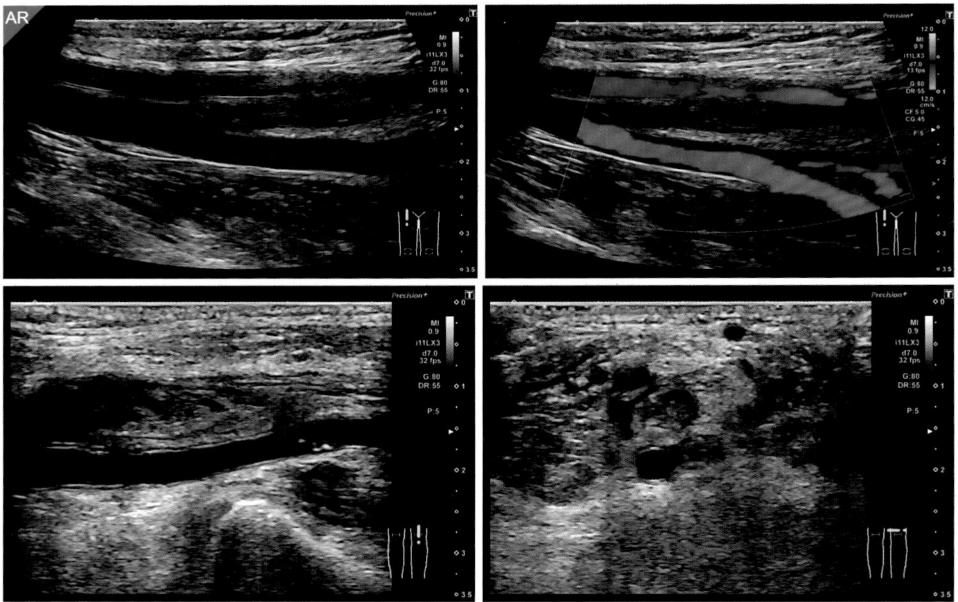

出现肿胀及疼痛，且较健侧浅静脉变得明显时，怀疑深静脉血栓。检查肿胀部位的近心端至肿胀部位，则可判定深静脉血栓的存在与否

| 检查日期：＊＊＊ | 年龄：57 岁 性别：女 | 临床诊断： |
|---|---|---|
| 患者 ID：＊＊＊ | 申请科室：妇科肿瘤科 | 子宫癌、下肢DVT |
| 姓名：＊＊＊ | 门诊/病房：门诊 | 检查目的： |
| 出生日期：＊＊＊ | 申请医生：＊＊＊ | 左下肢DVT既往史，口服止血药后出现右下肢肿胀及疼痛。确认下肢DVT是否复发 |

【超声所见】

▼右（Rt）下肢

- 自股静脉起始段至腘静脉及小腿深静脉见多发血栓。
  血栓呈均匀中等回声，无活动性。
  腘静脉扩张，管腔内充满血栓。腘静脉至其远心端血栓完全堵塞管腔。
- 余处深静脉未检查出血栓影像。

▼左（Lt）下肢

- 胫后静脉及比目鱼肌静脉血栓复发。
  血栓呈均匀中等回声，无活动性。
  探头压迫时可被压缩、见流动回声，判定血栓未完全堵塞管腔。
- 余处深静脉未检查出血栓影像。

【详细情况】

| 评估血栓 | 右（Rt） | 左（Lt） |
|---|---|---|
| 下腔静脉 | 无 | |
| 髂总静脉 | 无 | 无 |
| 髂外静脉 | 无 | 无 |
| 股静脉 | 有（不全闭塞） | 无 |
| 腘静脉 | 有（完全闭塞） | 无 |
| 胫后静脉 | 有（完全闭塞） | 有 |
| 腓静脉 | 有（完全闭塞） | 无 |
| 胫前静脉 | 有（完全闭塞） | 无 |
| 比目鱼肌静脉 | 有（完全闭塞） | 有 |
| 腓肠静脉 | 有（完全闭塞） | 无 |
| 大隐静脉 | 无 | 无 |
| 小隐静脉 | 无 | 无 |

【血管名称缩写一览表】

CIV：髂总静脉 IIV：髂内静脉 EIV：髂外静脉
ATV：胫前静脉 FV：股静脉 PV：腘静脉
GSV：大隐静脉 PTV：胫后静脉 PEV：腓静脉
SSV：小隐静脉

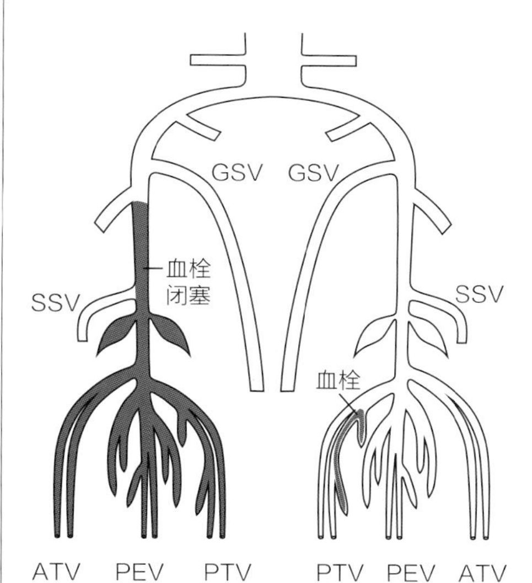


临床诊断

- 双下肢深静脉血栓
  右下肢（股静脉至小腿深静脉）
  左下肢（比目鱼肌静脉、胫后静脉）

检查者：山本哲也 复核者：＊＊＊ 审核医生：＊＊＊ 审核日期：＊＊＊

# 病例5

视频5.5

【患者】
女性，68岁。

【临床诊断】
静脉曲张。

【病史/检查目的】
左下肢水肿。
详细检查左下肢静脉曲张。

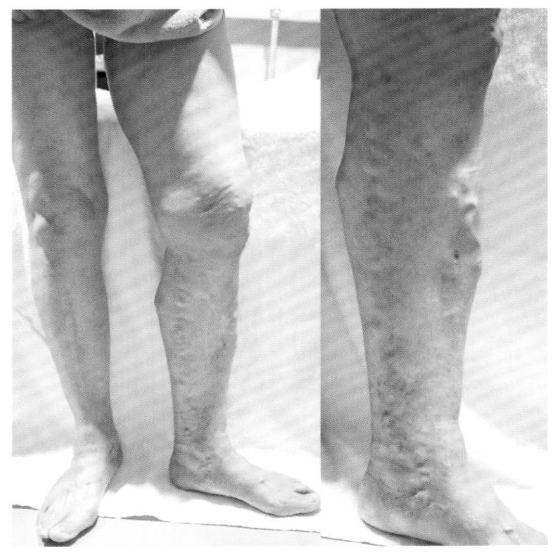

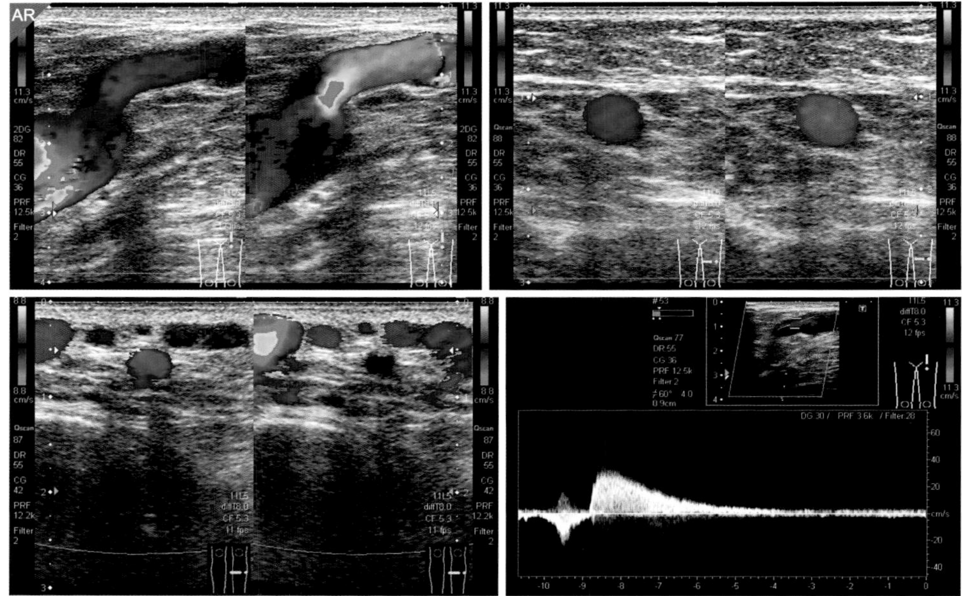

左下肢内侧可见明显迂曲扩张的血管，怀疑大隐静脉导致的原发性静脉曲张

| 检查日期：＊＊＊<br>患者 ID：＊＊＊<br>姓名：＊＊＊<br>出生日期：＊＊＊ | 年龄：68 岁　性别：女<br>申请科室：心血管外科<br>门诊/病房：门诊<br>申请医生：＊＊＊ | 临床诊断：<br>静脉曲张<br>检查目的：<br>左下肢水肿，详细检查左下肢静脉曲张 |
|---|---|---|

【超声所见】

▽右（Rt）下肢

- 大隐静脉未见扩张及有意义反流。
- 小隐静脉未见扩张及有意义反流。
- 未检出静脉曲张。

▼左（Lt)下肢：考虑大隐静脉导致的静脉曲张。

- 大隐静脉自腹股沟韧带至大腿上段轻度扩张，并存在反流。
- 小腿段见侧支静脉迂曲扩张。最大管径8 mm。
- 腹壁浅静脉通畅。
- 小腿段大隐静脉未见扩张及反流。
- 小隐静脉未见扩张及反流。
- 深、浅静脉未检出明确血栓影像。

【详细情况】

| 右（Rt）下肢 | 管径（mm） | 有意义反流 | 血栓 |
|---|---|---|---|
| 股静脉 | 16 | 无 | 无 |
| 大隐静脉与股静脉汇合处 | 5 | 无 | 无 |
| 大腿段 | 5 | 无 | 无 |
| 小腿段 | 3 | 无 | 无 |
| 腘静脉 | 6 | 无 | 无 |
| 小隐静脉与腘静脉汇合处 | 4 | 无 | 无 |
| 小腿段 | 3 | 无 | 无 |
| 交通静脉 | 无扩张 | 无 | 无 |
| **左（Lt）下肢** | **管径（mm）** | **有意义反流** | **血栓** |
| 股静脉 | 14 | 无 | 无 |
| 大隐静脉与股静脉汇合处 | 6 | 有 | 无 |
| 大腿段 | 6 | 有 | 无 |
| 小腿段 | 3 | 无 | 无 |
| 腘静脉 | 6 | 无 | 无 |
| 小隐静脉与腘静脉汇合处 | 5 | 无 | 无 |
| 小腿段 | 3 | 无 | 无 |
| 交通静脉 | 无扩张 | 无 | 无 |

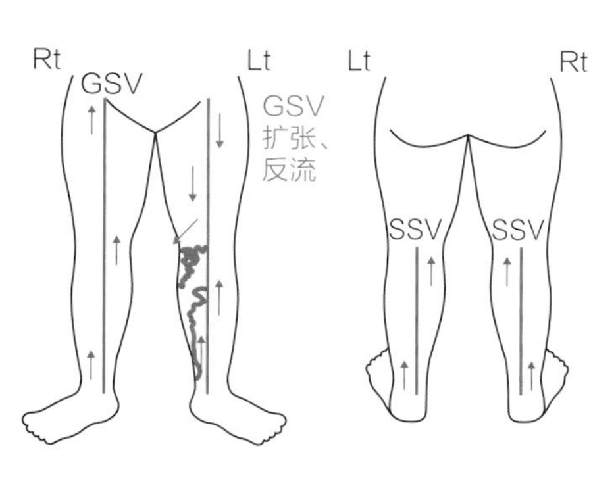


※有意义反流的判定标准

深静脉超过1.0秒，浅静脉超过0.5秒的反流

交通静脉超过0.5秒的反流

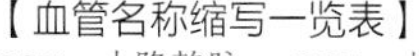

【血管名称缩写一览表】

GSV：大隐静脉　SSV：小隐静脉

临床诊断

- 左下肢静脉曲张（大隐静脉导致）

检查者：山本哲也　　复核者：＊＊＊　　审核医生：＊＊＊　　审核日期：＊＊＊

# 病例6

视频5.6

【患者】
女性，76岁。

【临床诊断】
升结肠癌。
下肢静脉曲张。

【病史/检查目的】
结直肠癌。
胃癌术前。
确认血栓存在与否。

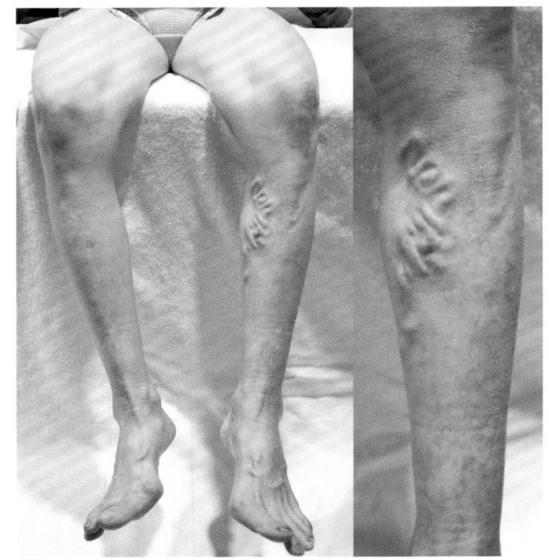

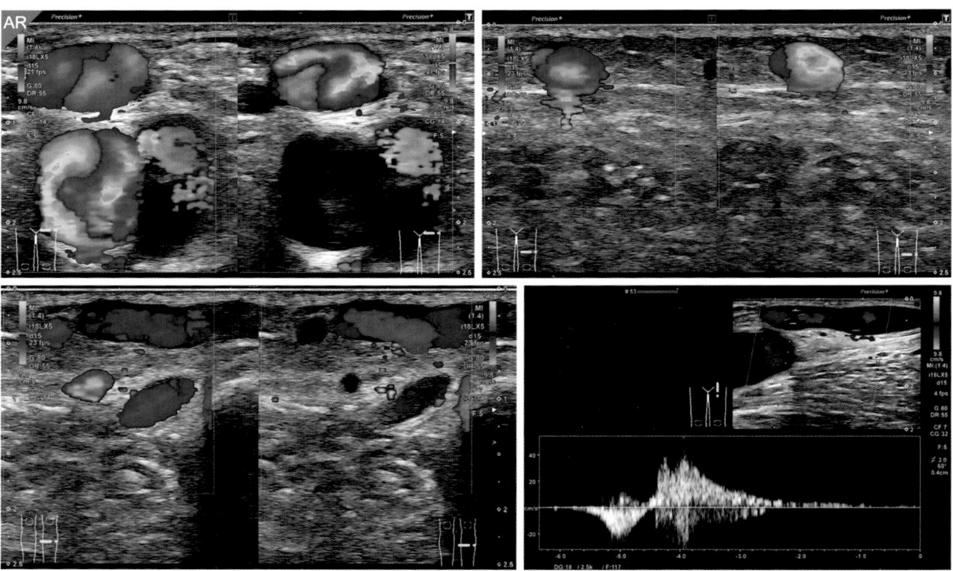

左小腿内侧可见迂曲扩张的血管。从血管的走行怀疑曲张血管为大隐静脉的侧支。小腿段大隐静脉主干未见异常

| 检查日期：＊＊＊ | 年龄：76 岁 性别：女 | 临床诊断： |
| --- | --- | --- |
| 患者 ID：＊＊＊ | 申请科室：消化病中心 | 升结肠癌、下肢静脉曲张 |
| 姓名：＊＊＊ | 门诊/病房：门诊 | 检查目的： |
| 出生日期：＊＊＊ | 申请医生：＊＊＊ | 详细检查左下肢静脉曲张、术前确认血栓存在与否 |

【超声所见】

▽右（Rt）下肢

- 深、浅静脉未检出血栓影像，未见静脉曲张。

▼左（Lt)下肢

- 确认大隐静脉导致的静脉曲张。
- 大隐静脉轻度扩张，检查出有意义的逆行血流。
  自腹股沟至小腿上段存在逆行血流。
  小腿段大隐静脉主干未见扩张及反流。
- 小腿段侧支静脉迂曲、扩张。
- 未检查出有意义的瓣膜功能不全交通静脉。
- 深、浅静脉未检出血栓影像。

【详细情况】

| 右（Rt）下肢 | 管径（mm） | 有意义反流 | 血栓 |
| --- | --- | --- | --- |
| 股静脉 | 7 | 无 | 无 |
| 大隐静脉与股静脉汇合处 | 8 | 无 | 无 |
| 大腿段 | 5 | 无 | 无 |
| 小腿段 | 2 | 无 | 无 |
| 腘静脉 | 5 | 无 | 无 |
| 小隐静脉与腘静脉汇合处 | 5 | 无 | 无 |
| 小腿段 | 2 | 无 | 无 |
| 交通静脉 | 无扩张 | 无 | 无 |
| **左（Lt）下肢** | **管径（mm）** | **有意义反流** | **血栓** |
| 股静脉 | 9 | 无 | 无 |
| 大隐静脉与股静脉汇合处 | 4 | 有 | 无 |
| 大腿段 | 4 | 有 | 无 |
| 小腿段 | 2 | 无 | 无 |
| 腘静脉 | 6 | 无 | 无 |
| 小隐静脉与腘静脉汇合处 | 3 | 无 | 无 |
| 小腿段 | 3 | 无 | 无 |
| 交通静脉 | 无扩张 | 无 | 无 |

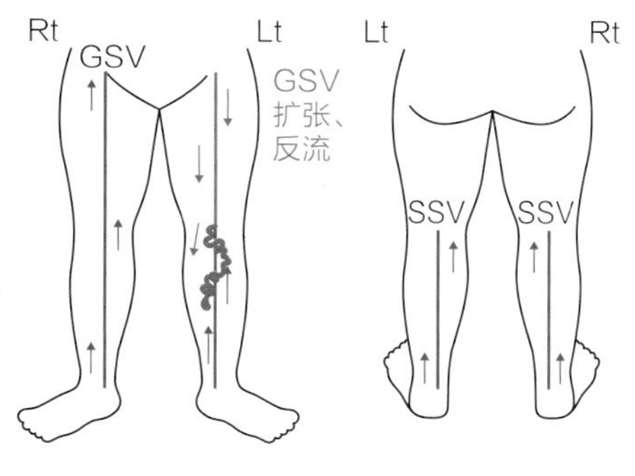


※有意义反流的判定标准
深静脉超过1.0秒，浅静脉超过0.5秒的反流
交通静脉超过0.5秒的反流

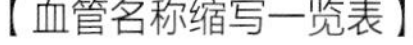

【血管名称缩写一览表】

GSV：大隐静脉 SSV：小隐静脉
IP：瓣膜功能不全交通静脉
FV：股静脉 PV：腘静脉

临床诊断

- 左下肢静脉曲张（大隐静脉导致）

检查者：山本哲也 复核者：＊＊＊ 审核医生：＊＊＊ 审核日期：＊＊＊

# 病例7 视频5.7

【患者】
女性，73岁。

【临床诊断】
静脉曲张。

【病史/检查目的】
怀疑血栓性静脉炎。

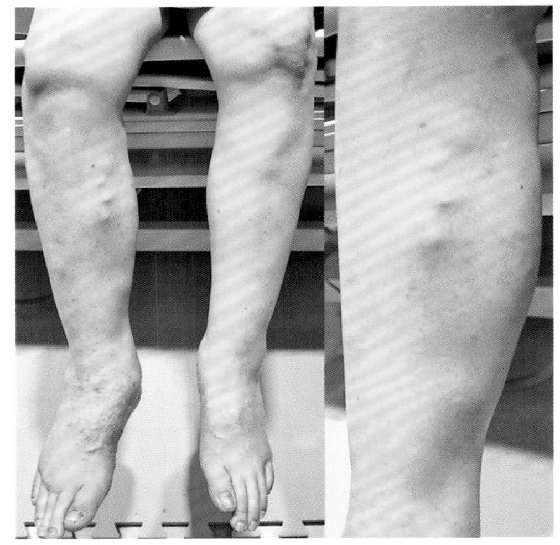

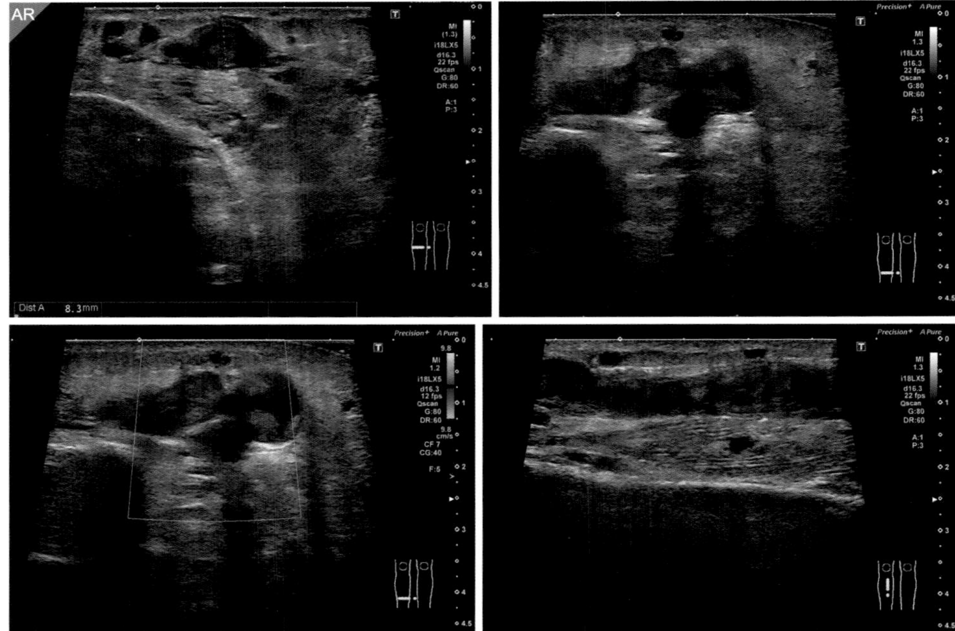

当出现局限性红肿及疼痛时怀疑血栓性静脉炎。同时若在红肿处可触及硬结时，血栓性静脉炎的可能性增加

| | | |
|---|---|---|
| 检查日期：＊＊＊ | 年龄：73 岁　性别：女 | 临床诊断： |
| 患者 ID：＊＊＊ | 申请科室：心内科 | 下肢静脉曲张 |
| 姓名：＊＊＊ | 门诊/病房：门诊 | 检查目的： |
| 出生日期：＊＊＊ | 申请医生：＊＊＊ | 怀疑血栓性静脉炎 |

【超声所见】

▼右（Rt）下肢：怀疑血栓性静脉炎。

- 小腿内侧浅静脉见大范围血栓影像。
- 血栓呈均匀低～中等回声，未见活动型。
- 皮下组织增厚，无法明确表皮/真皮层及皮下组织的性质（＋）。
- 血栓进展至后弓静脉，未向深静脉进展。
- 大隐静脉导致的静脉曲张，足踝周围见明显曲张的侧支静脉。
- 深静脉未检出明显血栓影像。

▽左（Lt）下肢

- 大隐静脉未见扩张及有意义的反流。
- 深、浅静脉未检出明显血栓影像。

【详细情况】（－）：未检查

| 右（Rt）下肢 | 管径（mm） | 有意义反流 | 血栓 |
|---|---|---|---|
| 股静脉 | 8 | 无 | 无 |
| 大隐静脉与股静脉汇合处 | 7 | 有 | 无 |
| 大腿段 | 6 | 有 | 无 |
| 小腿段 | 8 | 无 | 有 |
| 腘静脉 | 7 | 无 | 无 |
| 小隐静脉与腘静脉汇合处 | － | 无 | 无 |
| 小腿段 | － | 无 | 无 |
| 交通静脉 | 无扩张 | 无 | 无 |
| **左（Lt）下肢** | **管径（mm）** | **有意义反流** | **血栓** |
| 股静脉 | 10 | 无 | 无 |
| 大隐静脉与股静脉汇合处 | 7 | 有 | 无 |
| 大腿段 | 5 | 无 | 无 |
| 小腿段 | 3 | 无 | 无 |
| 腘静脉 | 6 | 无 | 无 |
| 小隐静脉与腘静脉汇合处 | － | 无 | 无 |
| 小腿段 | － | 无 | 无 |
| 交通静脉 | 无扩张 | 无 | 无 |

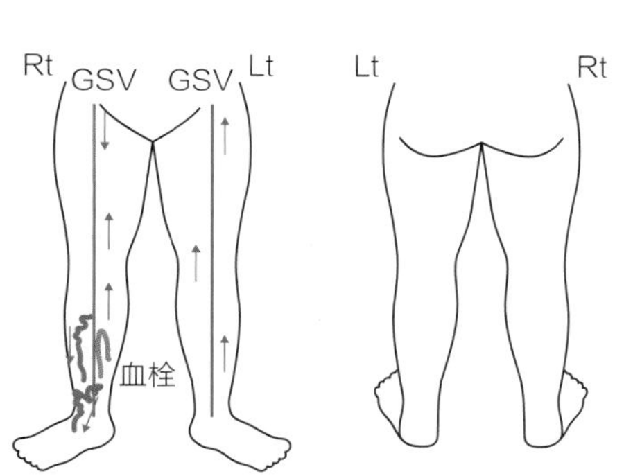


※有意义反流的判定标准

深静脉超过1.0秒，浅静脉超过0.5秒的反流

交通静脉超过0.5秒的反流

【血管名称缩写一览表】

GSV：大隐静脉　SSV：小隐静脉

IP：瓣膜功能不全交通静脉

FV：股静脉　PV：腘静脉

临床诊断

- 右下肢血栓性静脉炎
- 右下肢静脉曲张（大隐静脉导致）

检查者：山本哲也　复核者：＊＊＊　审核医生：＊＊＊　审核日期：＊＊＊

# 病例8 视频5.8

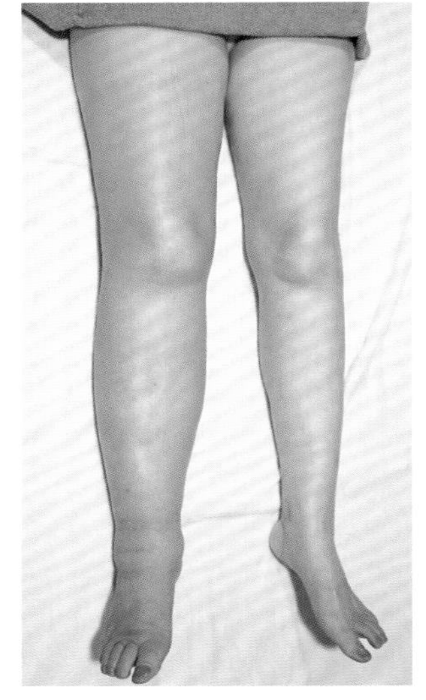

【患者】
女性，70岁。

【临床诊断】
卵巢癌。
下肢淋巴水肿。
疑似下肢静脉血栓。

【病史/检查目的】
卵巢癌术后、腹膜后淋巴结转移。
出现右小腿淋巴水肿、需排除下肢DVT。
详细检查水肿。

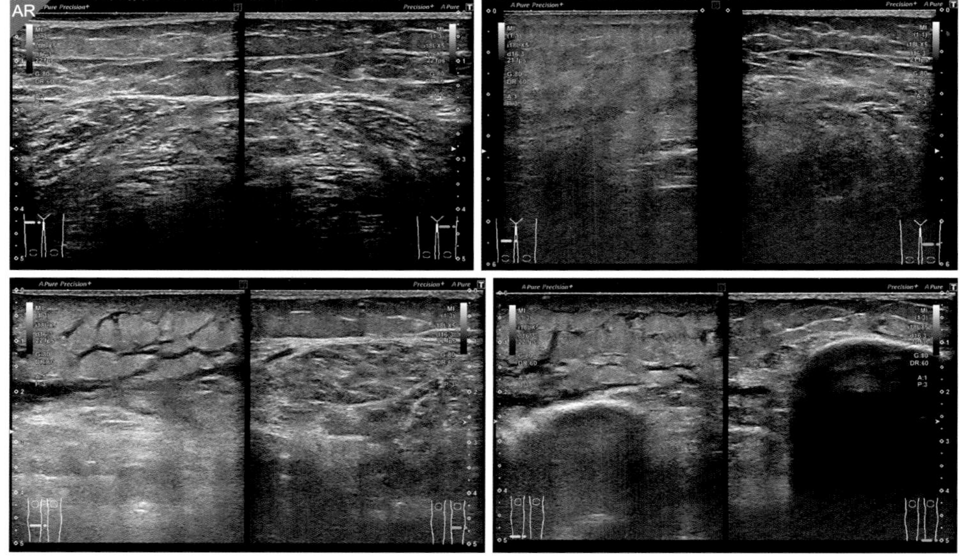

下肢水肿的病例，首先要判断全身性还是局限性，并检查左右差异。其次要区分凹陷性和非凹陷性，借此大致推测原发病。超声检查排除静脉性水肿

| | | |
|---|---|---|
| 检查日期：＊＊＊<br>患者 ID：＊＊＊<br>姓名：＊＊＊<br>出生日期：＊＊＊ | 年龄：70 岁　性别：男<br>申请科室：＊＊＊<br>门诊/病房：门诊<br>申请医生：＊＊＊ | 临床诊断：<br>卵巢癌、下肢静脉曲张<br>检查目的：<br>卵巢癌术后，腹膜后淋巴结转移。出现右小腿淋巴水肿，需排除下肢 DVT、详细检查水肿 |

【超声所见】

▽双下肢深静脉：

- 深静脉未检查出血栓影像。

▼关于水肿

- 右下肢皮下组织增厚。
- 大腿段观察到纤维组织较少的均匀的脂肪层，并可见少量液体组织。
- 大腿段呈非凹陷性，小腿段呈轻度凹陷性。
- 未见肿大的淋巴结，皮肤颜色无明显变化。

▼下肢周径

| | | |
|---|---|---|
| ①大腿上段（髌骨上方　20 cm） | Rt：50 cm | Lt：43 cm |
| ②大腿下段（髌骨上方　12 cm） | Rt：44 cm | Lt：35 cm |
| ③髌骨上缘 | Rt：43 cm | Lt：26 cm |
| ④小腿最粗处 | Rt：39 cm | Lt：28 cm |
| ⑤踝关节 | Rt：28 cm | Lt：21 cm |

【详细情况】（－）：未检查

| 评估血栓 | 右（Rt） | 左（Lt） |
|---|---|---|
| 下腔静脉 | 无 | |
| 髂总静脉 | 无 | 无 |
| 髂外静脉 | 无 | 无 |
| 股静脉 | 无 | 无 |
| 腘静脉 | 无 | 无 |
| 胫后静脉 | 无 | 无 |
| 腓静脉 | 无 | 无 |
| 胫前静脉 | 无 | 无 |
| 比目鱼肌静脉 | 无 | 无 |
| 腓肠静脉 | 无 | 无 |
| 大隐静脉 | － | － |
| 小隐静脉 | － | － |

Rt　Lt　Lt　Rt

【血管名称缩写一览表】

CIV：髂总静脉　IIV：髂内静脉　EIV：髂外静脉
ATV：胫前静脉　FV：股静脉　PV：腘静脉
GSV：大隐静脉　PTV：胫后静脉　PEV：腓静脉
SSV：小隐静脉

临床诊断

- 右下肢水肿

检查者：山本哲也　　复核者：＊＊＊　　审核医生：＊＊＊　　审核日期：＊＊＊

# 病例9 视频5.9

【患者】
男性，77岁。

【临床诊断】
晚期胃癌。
多发淋巴结转移。

【病史/检查目的】
胃癌术后。
多发淋巴结转移加重。
双侧对称的下肢水肿。
D-二聚体升高。
需排除下肢DVT。

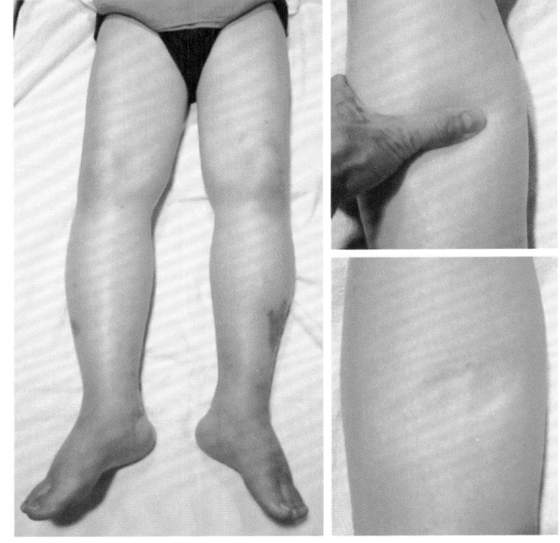

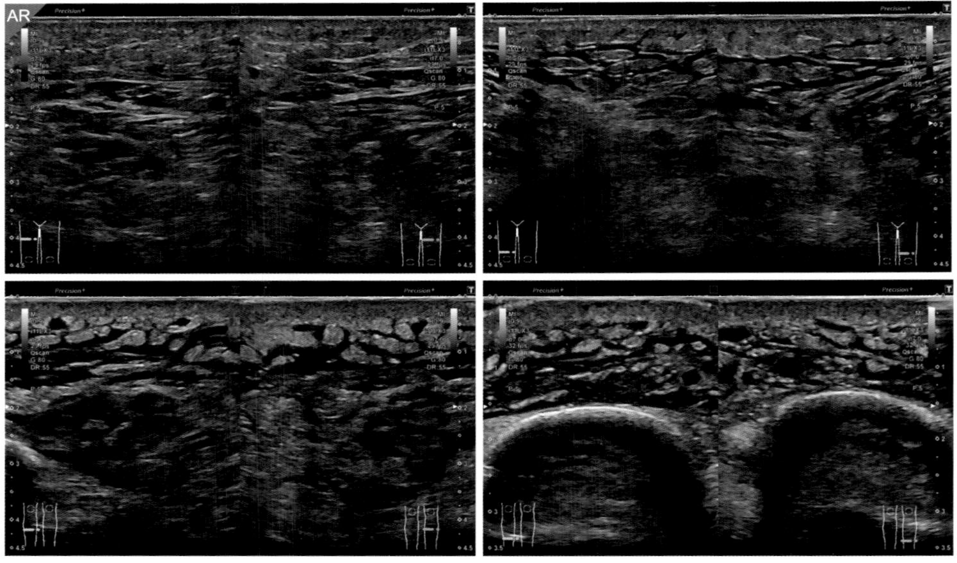

双侧对称的水肿，远心端为著。未见皮肤颜色变化及疼痛。此外，呈高度凹陷性，提示存在液体成分的潴留

| | | |
|---|---|---|
| 检查日期：＊＊＊<br>患者 ID：＊＊＊<br>姓名：＊＊＊<br>出生日期：＊＊＊ | 年龄：77 岁　性别：男<br>申请科室：＊＊＊<br>门诊/病房：门诊<br>申请医生：＊＊＊ | 临床诊断：<br>晚期胃癌、多发淋巴结转移<br>检查目的：<br>胃癌术后、多发淋巴结转移加重，双侧对称的下肢水肿，D-二聚体升高。需排除下肢DVT |

【超声所见】

▽双下肢

- 深、浅静脉未检查出血栓。
- 未检查出有意义的瓣膜功能不全。
  排除静脉性水肿。

▼关于水肿

- 双下肢均见大腿上段至其远心端的皮下组织增厚。远心端为著。
- 皮下组织的性质双侧无明显差异。
  大腿段纤维组织少，组织回声均匀。
- 髌骨上端至远心端皮下组织，回声均匀，且富含液体成分。
  液体成分远心端居多，小腿段则背侧居多。超声下呈“铺路石”样改变。
- 凹痕的持续时间长。
  左右对称的凹陷性水肿。

▼下肢周径

①大腿根部　Rt：50 cm　Lt：50 cm
②大腿下段　Rt：48 cm　Lt：47 cm
③髌骨上缘　Rt：45 cm　Lt：44 cm
④小腿最粗处　Rt：40 cm　Lt：40 cm
⑤踝关节　Rt：26 cm　Lt：27 cm
⑥足背　Rt：27 cm　Lt：26 cm

【详细情况】

| 评估血栓 | 右（Rt） | 左（Lt） |
|---|---|---|
| 下腔静脉 | 无 | |
| 髂总静脉 | 无 | 无 |
| 髂外静脉 | 无 | 无 |
| 股静脉 | 无 | 无 |
| 腘静脉 | 无 | 无 |
| 胫后静脉 | 无 | 无 |
| 腓静脉 | 无 | 无 |
| 胫前静脉 | 无 | 无 |
| 比目鱼肌静脉 | 无 | 无 |
| 腓肠静脉 | 无 | 无 |
| 大隐静脉 | 无 | 无 |
| 小隐静脉 | 无 | 无 |

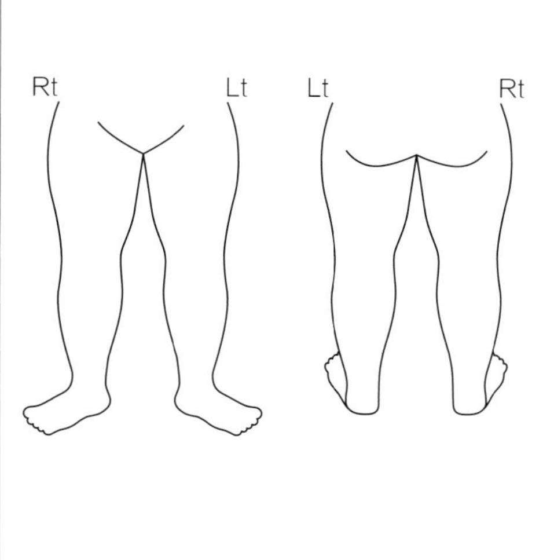


临床诊断

- 双下肢水肿

检查者：山本哲也　复核者：＊＊＊　审核医生：＊＊＊　审核日期：＊＊＊

# 病例10

视频5.10

【患者】
女性，87岁。

【临床诊断】
弥漫大B细胞淋巴瘤。

【病史/检查目的】
恶性淋巴瘤化疗后。
出现左下肢肿胀及疼痛。
D-二聚体未升高。
详细检查下肢DVT。

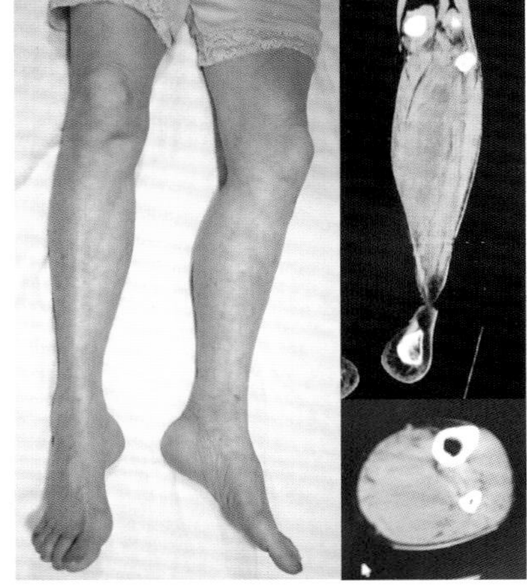

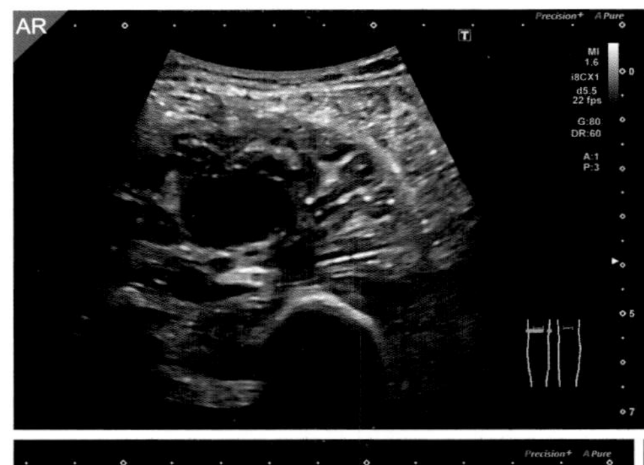


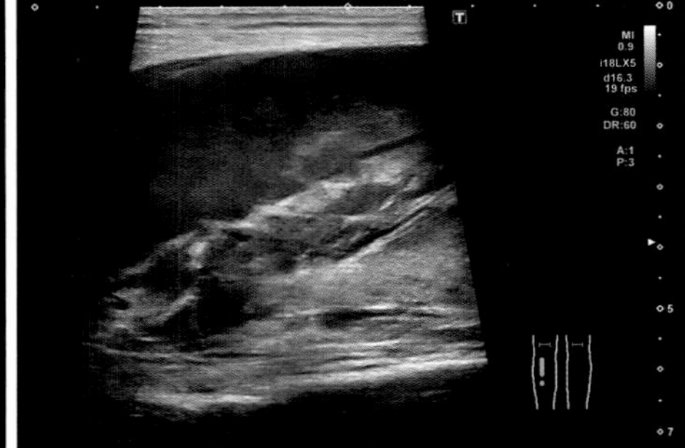

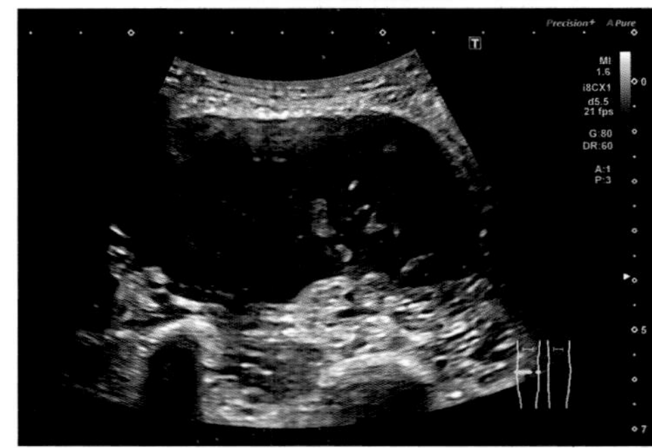

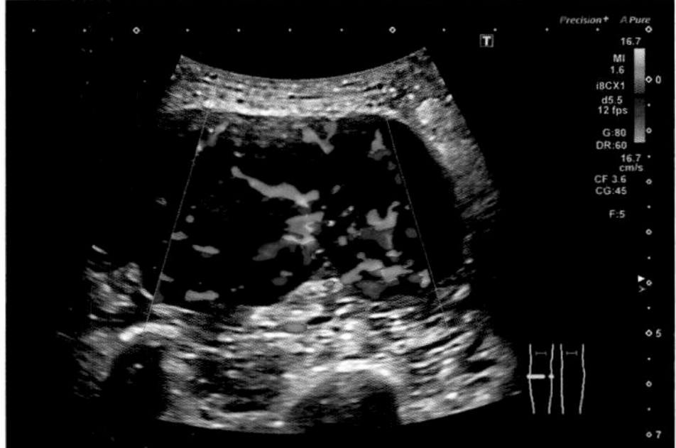

如果肿胀及疼痛仅限于小腿，检查时适当缩小检查范围。详细听取发病时的情况会有助于诊断，若D-二聚体未见升高，应怀疑非血栓的肿物样病变

| 检查日期：＊＊＊ | 年龄：87 岁　性别：女 | 临床诊断： |
|---|---|---|
| 患者 ID：＊＊＊ | 申请科室：＊＊＊ | 弥漫大B细胞淋巴瘤 |
| 姓名：＊＊＊ | 门诊/病房：门诊 | 检查目的： |
| 出生日期：＊＊＊ | 申请医生：＊＊＊ | 恶性淋巴瘤化疗后，出现左下肢肿胀及疼痛，D-二聚体未升高，详细检查下肢DVT |

【超声所见】

▽双下肢

- 深静脉未检查出血栓影像。

▼其他

- 左小腿后内侧见巨大的肿物影像。
  肿物影像边界清晰，呈大致均匀（一部分欠均匀）的低～中等回声。
  大小为80 mm×40 mm（大范围）。
  肿物影像的内部见搏动性血流信号。

【详细情况】

| 评估血栓 | 右（Rt） | 左（Lt） |
|---|---|---|
| 下腔静脉 | 无 | |
| 髂总静脉 | – | – |
| 髂外静脉 | – | – |
| 股静脉 | 无 | 无 |
| 腘静脉 | 无 | 无 |
| 胫后静脉 | 无 | 无 |
| 腓静脉 | 无 | 无 |
| 胫前静脉 | 无 | 无 |
| 比目鱼肌静脉 | 无 | 无 |
| 腓肠静脉 | 无 | 无 |
| 大隐静脉 | – | – |
| 小隐静脉 | – | – |

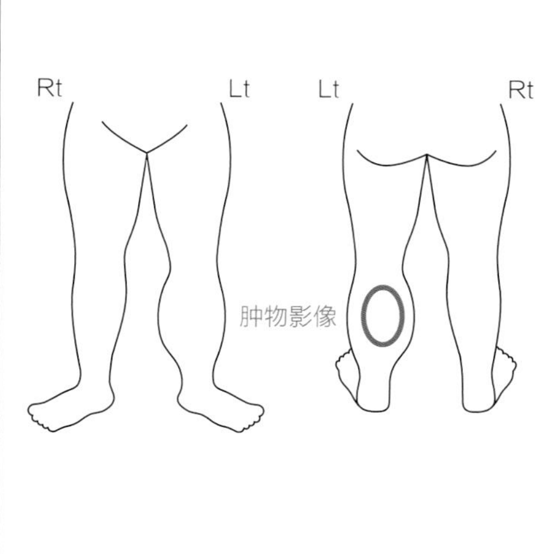


【血管名称缩写一览表】

CIV：髂总静脉　IIV：髂内静脉　EIV：髂外静脉
ATV：胫前静脉　FV：股静脉　PV：腘静脉
GSV：大隐静脉　PTV：胫后静脉　PEV：腓肠静脉
SSV：小隐静脉

临床诊断

- 左下肢肿物

检查者：山本哲也　复核者：＊＊＊　审核医生：＊＊＊　审核日期：＊＊＊

# 中英文术语对照一览

| | |
|---|---|
| 彩色多普勒成像 | Color Doppler imaging，CDI |
| 超微血管成像 | superb micro-vascular imaging，SMI |
| 大隐静脉 | great saphenous vein，GSV |
| 大隐静脉－股静脉汇合处 | sapheno-femoral junction，SFJ |
| 动静脉瘘 | arteriovenous fistula |
| 反常性脑栓塞 | paradoxical cerebral embolism |
| 房间隔缺损 | atrial septal defect，ASD |
| 肺栓塞 | pulmonary embolism，PE |
| 肺血栓栓塞症 | pulmonary thromboembolism，PTE |
| 高级动态血流成像 | Advance dynamic flow，ADF |
| 股静脉 | femoral vein |
| 股浅静脉 | superficial femoral vein |
| 冠脉搭桥术 | coronary artery bypass grafting，CABG |
| 交通静脉 | perforating communicating vein |
| 经食管超声心动图 | transesophageal echocardiography，TEE |
| 静脉性血管瘤 | venous aneurysm |
| 静脉血栓栓塞 | venous thromboembolism，VTE |
| 静脉压迫法 | compression ultrasonography，CUS |
| 卵圆孔未闭 | patent foramen ovale，PFO |
| 慢性静脉功能不全 | chronic venous insufficiency，CVI |
| 脑栓塞 | cerebral embolism |
| 皮下脂肪硬化症 | lipodermatosclerosis，LDS |
| 髂静脉压迫综合征 | iliac compression syndrome |
| 腔内激光闭合术 | endovenous laser ablation，EVLA |
| 射频闭合术 | radiofrequency segmental ablation，RFSA |
| 深静脉血栓 | deep vein thrombosis，DVT |
| 双腔导管 | double-lumen catheter，DLC |
| 静脉曲张 | varix, varicose vein |
| 先天性静脉畸形肢体肥大综合征 | Klippel-Trenaunay syndrome，KTS |

| | |
|---|---|
| 小隐静脉 | small saphenous vein，SSV |
| 小隐静脉－腘静脉汇合处 | sapheno-popliteal junction，SPJ |
| 胸廓内动脉 | internal thoracic artery，ITA |
| 血栓后遗症 | post-thrombotic syndrome，PTS |
| 腔内热损伤致血栓形成 | endovenous heat-induced thrombus，EHIT |

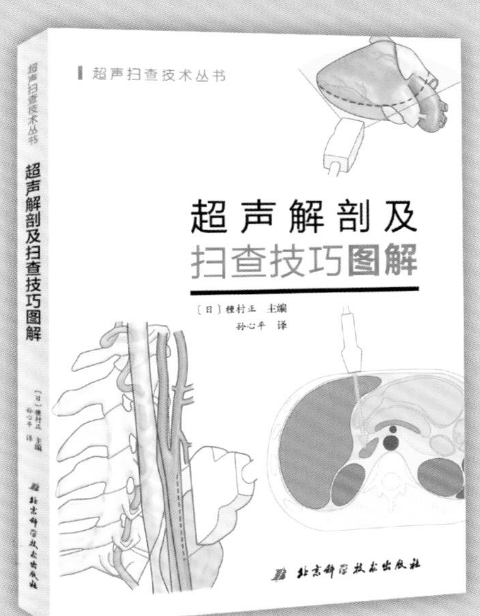
超声扫查技术丛书
超声解剖及
扫查技巧图解
〔日〕種村正 主编
孙心平 译
北京科学技术出版社

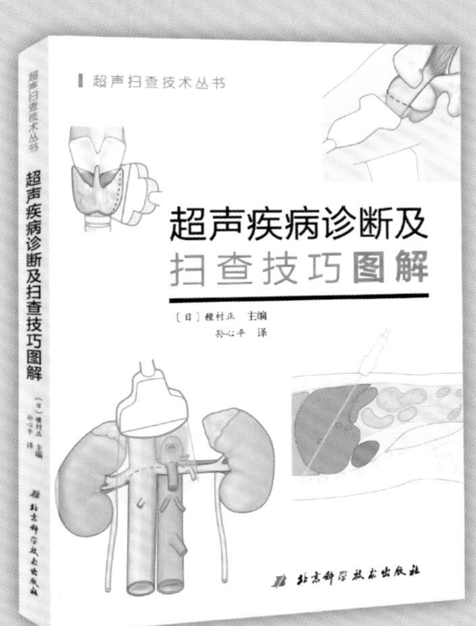
超声扫查技术丛书
超声疾病诊断及
扫查技巧图解
〔日〕種村正 主编
孙心平 译
北京科学技术出版社

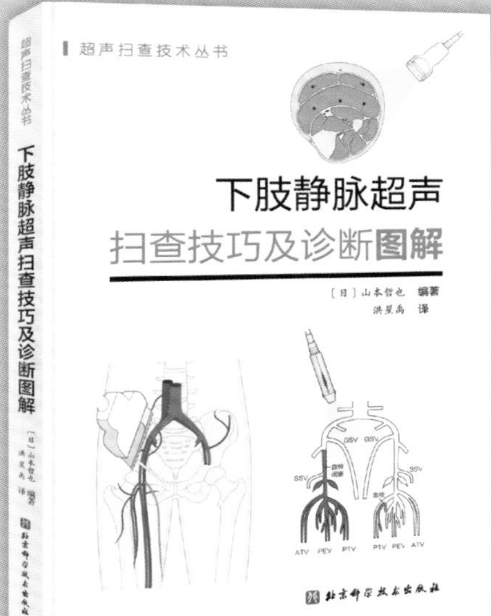
超声扫查技术丛书
下肢静脉超声
扫查技巧及诊断图解
〔日〕山本哲也 编著
洪显禹 译
北京科学技术出版社

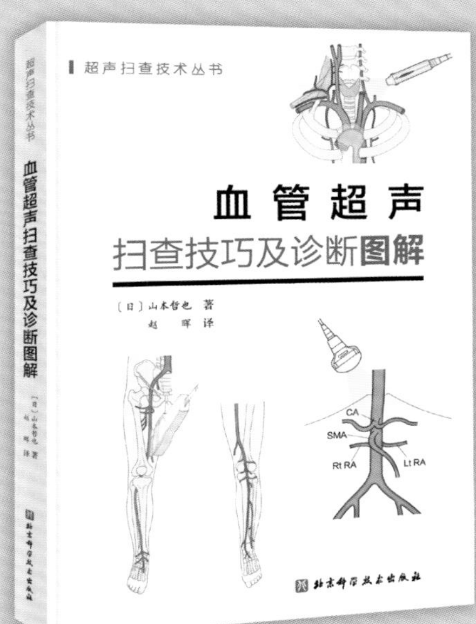
超声扫查技术丛书
血管超声
扫查技巧及诊断图解
〔日〕山本哲也 著
赵 晖 译
CA
SMA
Rt RA
Lt RA
北京科学技术出版社